Lars Lienhard

KRAFT BEGINNT IM GEHIRN

Bibliografische Information der Deutschen Nationalbibliothek
Die Deutsche Nationalbibliothek verzeichnet diese Publikation in der Deutschen Nationalbibliografie. Detaillierte bibliografische Daten sind im Internet über https://dnb.de abrufbar.

Für Fragen und Anregungen
info@m-vg.de

Wichtiger Hinweis
Dieses Buch ist für Lernzwecke gedacht. Es stellt keinen Ersatz für eine individuelle medizinische Beratung dar und sollte auch nicht als solcher benutzt werden. Wenn Sie medizinischen Rat einholen wollen, konsultieren Sie bitte einen qualifizierten Arzt. Der Verlag und der Autor haften für keine nachteiligen Auswirkungen, die in einem direkten oder indirekten Zusammenhang mit den Informationen stehen, die in diesem Buch enthalten sind.

Ausschließlich zum Zweck der besseren Lesbarkeit wurde auf eine genderspezifische Schreibweise sowie eine Mehrfachbezeichnung verzichtet. Alle personenbezogenen Bezeichnungen sind somit geschlechtsneutral zu verstehen.

Originalausgabe
3. Auflage 2026

Türkenstraße 89
80799 München
Tel.: 089 651285-0

Redaktion: Marion Schölzke
Umschlaggestaltung: Marc-Torben Fischer
Umschlagabbildungen vorn: Shutterstock/Admiral, Mihai Blanaru, Everyonephoto Studio, MDGRPHCS, OSTILL is Franck Camhi
Umschlagabbildungen hinten: Nils Schwarz, www.nilsschwarz.com
Layout: Katja Muggli, www.katjamuggli.de
Models: Isabel Carneiro, isabelcarneiro.com, Julian Burger von Elace Sportmodels, München
Satz: Jürgen Winnige, abavo GmbH, Buchloe
Druck: Balto Print UAB, Litauen
Printed in the EU

ISBN Print 978-3-7423-1135-1
ISBN E-Book (PDF) 978-3-7453-0792-4
ISBN E-Book (EPUB, Mobi) 978-3-7453-0793-1

Lars Lienhard

KRAFT BEGINNT IM GEHIRN

Mit **Neuroathletik** die Kraftentfaltung maximieren

riva

Inhalt

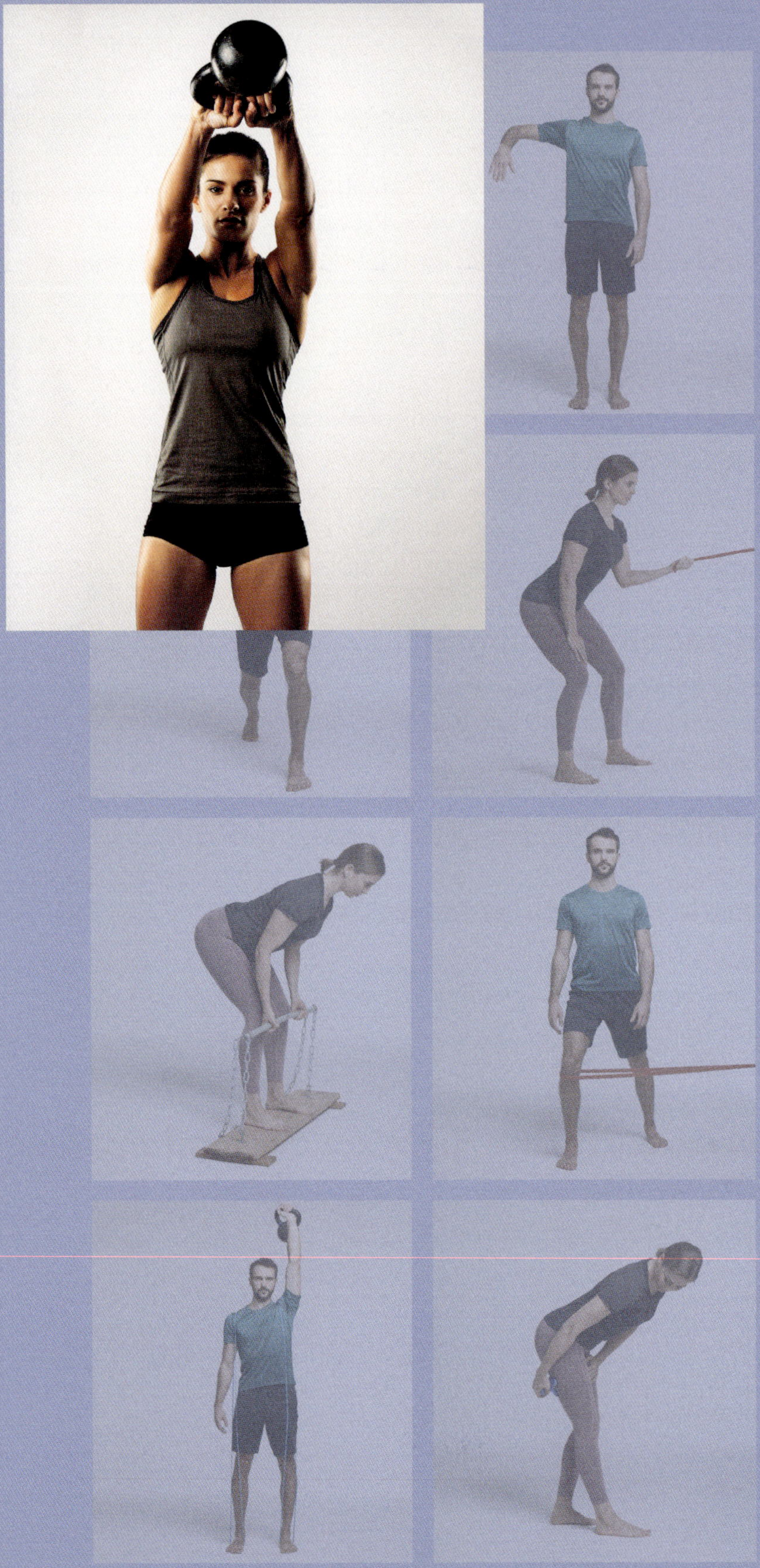

1 Was ist Kraft?

Die neuronalen Hintergründe der Kraftentfaltung

Krafttraining ist im Sport und in der Sportwissenschaft sicherlich das meisterforschte und am häufigsten studierte Phänomen. Die positiven Wirkungen von Krafttraining sind für nahezu alle Lebensbereiche des Menschen nachgewiesen. Warum also ein neues Buch über Krafttraining schreiben? Tatsächlich mag es stimmen, dass es zu jeder Erscheinungsform der Kraft ausreichend hochwertige Literatur auf dem Markt gibt. Egal ob es um den spezifischen Muskelaufbau im Bodybuilding, das gesundheitsorientierte Fitnesskrafttraining oder Fachbücher für sportartspezifisches Krafttraining geht – der Markt ist ziemlich gesättigt. Mit neuen Büchern verändert sich die Betrachtung meist nur um Nuancen.

Obwohl nun das Spektrum an Kraftliteratur so groß ist, haben fast alle diese Bücher jedoch eines gemeinsam: Sie betrachten Kraft als überwiegend körperliche Erscheinungsform. Das Anliegen des Buches, das Sie gerade in den Händen halten, ist es jedoch, Kraft durch eine neuronale Perspektive zu betrachten und nicht durch eine physisch-biomechanische.

Im Allgemeinen wird Kraft als Eigenschaft eines Menschen verstanden, der mithilfe seiner Muskeln hohe Lasten bewegen kann. Auch im wissenschaftlichen Verständnis wird körperliche Kraft als Fähigkeit eines Nerv-Muskel-Systems beschrieben, mit der durch Muskelkontraktion gegen Widerstände Spannung erzeugt wird – sie wird als dominant körperliche Eigenschaft, also als eine körperliche Fähigkeit beurteilt. Die körperliche Kraft ist in dieser Sichtweise an verschiedene körperliche Voraussetzungen geknüpft und wird von neuronalen, koordinativen oder mentalen Prozessen lediglich beeinflusst. Diese Betrachtungsart hat sicherlich auch dazu geführt, dass es sich bei den heute empfohlenen Methoden, Kraft zu verbessern, nahezu immer um »Muskeltraining« handelt, das zumeist externe Lasten (Gewichte) überwinden, ihnen entgegenwirken oder sie halten soll. So wird allgemein assoziiert, dass Training mit Gewichten – und sei es das eigene Körpergewicht – der Königsweg zur Kraftverbesserung sei.

Aus neuronaler Sicht ist Kraft jedoch kein überwiegend körperliches Merkmal, sondern die Fähigkeit des Gehirns und Nervensystems, im Muskel Spannung zu erzeugen. Der Muskel ist hier das ausführende Organ und nicht verantwortlich für die Menge an muskulärer Spannung, die erzeugt werden soll. Dem Begriff der »Fähigkeiten« entsprechend, geht es also um die Gesamtheit der individuellen Bedingungen, die das

Ausführen einer bestimmten Leistung ermöglichen. Wie stark Fähigkeitsausprägungen individuell vorhanden sind, ist Ergebnis eines komplexen Zusammenspiels, das über die Lebensgeschichte hinweg entstanden ist.

Das Erzeugen von Kraft beinhaltet alle Prozesse, die an der »Tätigkeit«, muskuläre Spannung zu erzeugen, beteiligt sind. Unabhängig von den individuellen, genetischen und konstitutionellen Voraussetzungen eines Menschen ist dieses Erzeugen von muskulärer Spannung aus neuronaler Sicht eine Fähigkeit des Gehirns und Nervensystems und wie jede andere Fähigkeit ist sie erlern- und trainierbar.

Wir benötigen Kraft, also muskuläre Spannung, um die an uns gestellten Aufgaben über Bewegung zu lösen. Ob es nun das Greifen nach einem Glas ist, das Lesen eines Buches, das Joggen oder das Heben von Gewichten im Fitnessstudio – all diese Aufgaben werden über die Regulierung und Koordination der muskulären Spannung innerhalb der jeweiligen Bewegungsaufgabe gelöst. So geht es also auch im klassischen Krafttraining mit Gewichten um das Lösen einer Bewegungsaufgabe, die hier jedoch unter Last beziehungsweise gegen Widerstand erfolgt. Krafttraining ist quasi Koordinationstraining unter Last und die damit erzeugte Kraft als Fähigkeit das spezifische Endprodukt eines hochkomplexen Zusammenspiels vieler Systeme, die alle von unserem zentralen Nervensystem koordiniert und gesteuert werden.

Kraft ist eine Entscheidung des Gehirns

Um Kraft als Endergebnis vieler Prozesse, die situationsbedingt koordiniert und gesteuert werden müssen, besser zu verstehen, werfen wir zuerst einen Blick auf die Aufgaben und Gesetzmäßigkeiten des Gehirns. Die Hauptaufgabe des Gehirns ist eigentlich ganz einfach: Das Gehirn ist dafür da, den Organismus vor Gefahren zu schützen. Um diese Aufgabe zu erfüllen, muss es für eine gute Vorhersehbarkeit sorgen, sodass es in einer bestimmten Situation immer adäquat agieren und schnell reagieren kann. Diese Vorhersehbarkeit erschafft sich das Gehirn mithilfe sensorischer Reize beziehungsweise über deren Analyse und Auswertung. Unser Nervensystem nimmt dabei über sensorische Organe wie die Augen, die Haut oder das Gleichgewichtssystem Informationen aus der Umwelt, dem Körperinneren und den eigenen Bewegungen auf. Die verschiedenen sensorischen Systeme senden dem Gehirn damit ein Abbild der jeweiligen aktuellen Situation. Auf der Basis des jeweiligen Status wird dann die nächste Handlung eingeleitet. Grob vereinfacht kann die Arbeitsweise des Gehirns in drei Phasen eingeteilt werden.

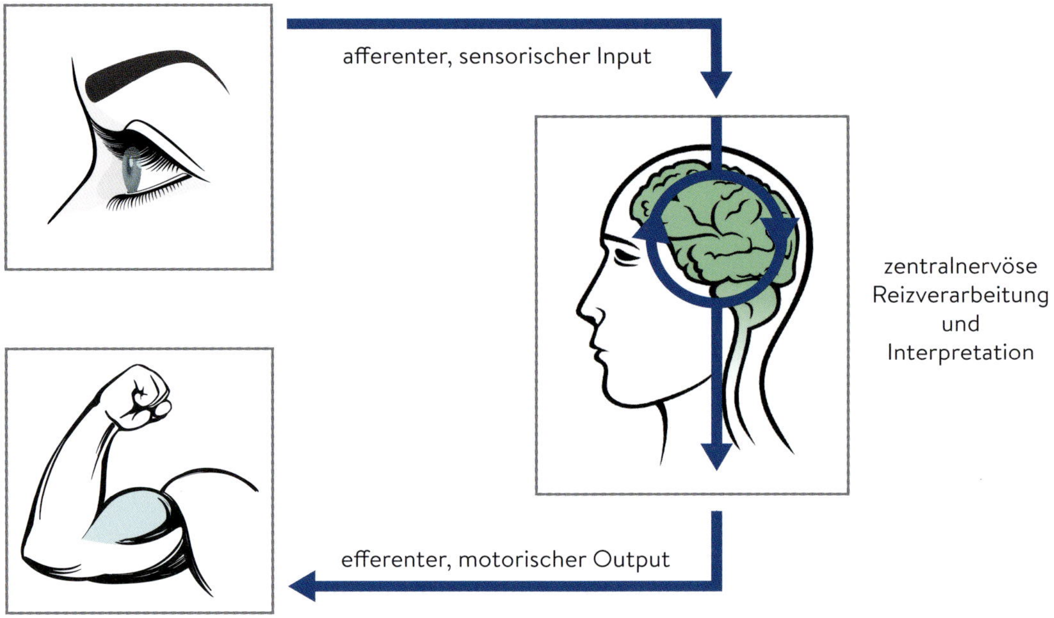

- **Schritt 1:** Das Nervensystem nimmt über die verschiedenen Sinnesorgane Informationen aus der Umwelt, aus den eigenen Bewegungen sowie aus den autonomen Prozessen im Körperinneren auf und leitet diese zum Gehirn weiter (Input).
- **Schritt 2:** Im Gehirn werden diese Informationen integriert, analysiert und miteinander abgeglichen (Interpretation).
- **Schritt 3:** Auf der Basis der ausgewerteten Informationen wird ein Programm für die nächste Handlung erstellt und zur Umsetzung in die verschiedenen Bereiche des Körpers gesendet (Output).

Der Gefahrenfilter – alle Informationen werden überprüft

Der zweite Schritt, also die Interpretation des sensorischen Inputs, fungiert als eine Art Gefahrenfilter. Hier werden alle eingehenden Informationen integriert, analysiert und abgeglichen. In diesem unbewussten und blitzschnell ablaufenden Prozess beurteilt das Gehirn, ob aufgrund der sensorischen Informationen eine klare Vorhersehbarkeit für die nächste Handlung besteht, am Beispiel des Bankdrückens hieße das: Alle kleinen Gelenke der Hand melden klare Informationen, die Weiterleitung der Informationen erfolgt reibungslos, die Orientierung und Ausrichtung im Raum sowie die Stabilität des Körpers sind hinreichend über die Informationen des visuellen und des vestibulären Systems gegeben, um nur ein paar Aspekte zu nennen. Eine gegebene Situation kann aber ebenfalls, aufgrund der sensorischen Informationen und der Qualität der verarbeitenden Prozesse, als nicht klar vorhersehbar erscheinen und damit aus neuronaler Sicht eine potenzielle Gefahr darstellen.

Was das Wort »Gefahr« in diesem Zusammenhang bedeutet, bedarf allerdings einer Erklärung. Gefahr bedeutet für das Gehirn nicht nur das rationale Wahrnehmen einer realen Gefahrensituation, wie das zum Beispiel bei folgender Einordnung der Fall ist: »Das Auto von rechts fährt viel zu schnell und ich muss mich beeilen, um von der Straße zu kommen.« Eine solche Art von Bedrohung wird im Kraftraum in der Tat selten wahrgenommen. Aus neuronaler Sicht ist jedoch jede Situation, die aufgrund der sensorischen Informationen unklar ist, eine potenzielle Bedrohung. Und solche Gegebenheiten können im Kraftraum nun in der Tat ohne Weiteres oft auftreten. Erinnern Sie sich: Unser Gehirn scannt zu jeder Millisekunde die Umwelt und unseren Körper. Stellen Sie sich dazu vor, Sie wollen eine Kniebeuge machen und Ihr Gehirn nimmt wahr, dass die Gelenke Ihres rechten Fußes kaum Informationen senden. Überdies liefert Ihr Gleichgewichtssystem auf der linken Seite ebenfalls kein klares Bild von der Situation. Ihre Wirbelsäule auf der linken Seite kann hierdurch nicht optimal stabilisiert werden. Zusätzlich sind vielleicht ein Auge und ein Ohr ebenfalls nicht in der Lage, optimale Informationen zu liefern. Es ist naheliegend, dass es aus neuronaler Sicht innerhalb dieser Situation keinen Sinn macht, viel muskuläre Spannung zu erzeugen.

Diese beschriebenen neuronalen Prozesse sind unabhängig von Ihrer persönlichen Muskelfaserverteilung, Ihrem Muskelquerschnitt oder der Tatsache, dass Sie vielleicht innerhalb Ihres Muskels oder zwischen den beteiligten Muskeln eine gute Koordination besitzen. Kraft ist eine Entscheidung des Gehirns. Es kann guten Gewissens behauptet werden: Hohe muskuläre Spannungen zu erzeugen, ist für den Organismus als ein auf Sicherheit angewiesenes System zunächst immer eine potenzielle Gefahr. Dieses entscheidenden Faktors müssen wir uns im Krafttraining bewusst werden und danach handeln.

Wie viel Kraft und damit wie viel muskuläre Spannung Sie in einer gegebenen Situation erzeugen können, basiert auf einer zentralnervösen Entscheidung, die auf das Engste mit der Qualität des Inputs und der Interpretation verbunden ist. Das Bewegungsprogramm, das an den Muskel gesendet wird, der Output, wird permanent durch die ein-

Aktuelle sensorische Informationen aus
- der Umgebung
- dem Körperinneren
- der Bewegung

- Erfahrung
- Erinnerung
- Erwartungen

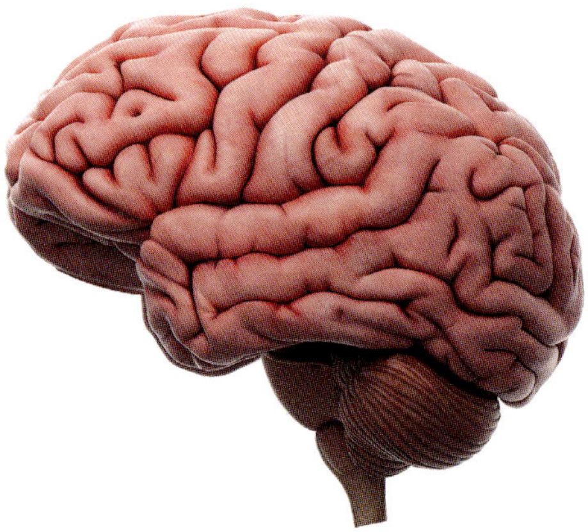

Sicher:
körperliche Leistungsfähigkeit wird zugelassen

Nicht sicher:
- Schutzmaßnahmen
- körperliche Leistungsfähigkeit wird reduziert

▶ *Man kann sich die Integration und Analyseprozesse der sensorischen Informationen als eine Art Gefahrenfilter vorstellen, der zu jedem Zeitpunkt überprüft, ob das, was ich gerade mache, sicher und die nächste Handlung vorhersehbar erscheint.*

gehenden sensorischen Informationen moduliert. In diesem durch sensorische Informationen modulierten Bewegungsprogramm ist festgehalten, wie viele und welche Muskelfasern angesteuert werden und wie stark diese kontrahieren sollen. Dieser Prozess ist dynamisch und wird gegebenenfalls in jeder Millisekunde verändert. Wir können daher die neuronale Betrachtung von Kraft erweitern und sagen, dass optimale muskuläre Spannungen zu erzeugen immer darauf basiert, ein sensorisches und motorisches Problem zu lösen – und zwar sowohl was die reflexive als auch die willkürliche Kraft anbelangt.

Reflexive und willkürliche Kraft

Betrachtet man die Neuroanatomie der Bewegungssteuerung, so veranlasst der rechte Kortex (Großhirnrinde) die willkürliche Bewegung Ihrer linken Körperhälfte, also die absichtlich und willentlich veranlassten Bewegungen dort. Außerdem sichert er, vereinfacht gesprochen, diese Bewegung, indem er gleichzeitig die rechte Seite stabilisiert. Umgekehrt initiiert und veranlasst der linke Kortex die willkürlichen Bewegungen der rechten Körperseite und sorgt für eine Stabilisierung der linken Körperhälfte.

Die wesentlich größere Aufgabe, die sich vonseiten des Gehirns zeigt, ist die Stabilisierung der jeweiligen Körperhälfte. Um diese Prozesse zu regulieren, werden 90 Prozent der Kommunikation zwischen Gehirn und Körper genutzt. Es liegt hier also ein Verhältnis von 90 : 10 vor, und zwar zugunsten der stabilisierenden Informationen und der Regulierung der autonomen Funktionen. Aus einer neuronalen Perspektive macht dies natürlich Sinn, da es primär immer um den Schutz des Organismus und die Aufrechterhaltung der lebenswichtigen Funktionen geht. Auch die Stabilisierung des Körpers kommt natürlich durch das Regulieren muskulärer Spannung zustande, hierbei handelt es sich ebenfalls um das Erzeugen von Kraft.

Um im Muskel Spannung und damit Kraft zu erzeugen, werden zwei unterschiedliche Wege beschritten. Zum einen kann das Gehirn die Kraft willkürlich und bewusst erzeugen, zum größeren Teil jedoch steuert es sie reflexiv und unbewusst. Die gängige Kraftliteratur beschäftigt sich fast ausschließlich mit dem willkürlichen Herstellen von Kraft. Ist jedoch die Fähigkeit, reflexiv muskuläre Spannung – also reflexiv gesteuerte Kraft – zu erzeugen, eingeschränkt, ist dies neuronal betrachtet die größere Bedrohung. Über die reflexiv oder autonom gesteuerten muskulären Spannungen wird der Körper während einer Bewegung stabilisiert, vor allem wird hierdurch die essenzielle Stabilisierung des Kopfes, der Augen und der Haltung gewährleistet.

Im Folgenden stelle ich Ihnen die wichtigsten neuroanatomischen Grundlagen und neuronalen Prozesse dar, die im Hintergrund ablaufen, bevor und während Ihr Muskel anspannt und hierdurch messbar Kraft erzeugt.

Ein erster Blick auf die Neurologie der Kraft

Grob vereinfacht, beginnt die Ausführung einer Bewegung in Ihrem Frontallappen mit der Entscheidung, ein gewisses Vorhaben zu planen und gegebenenfalls umzusetzen.

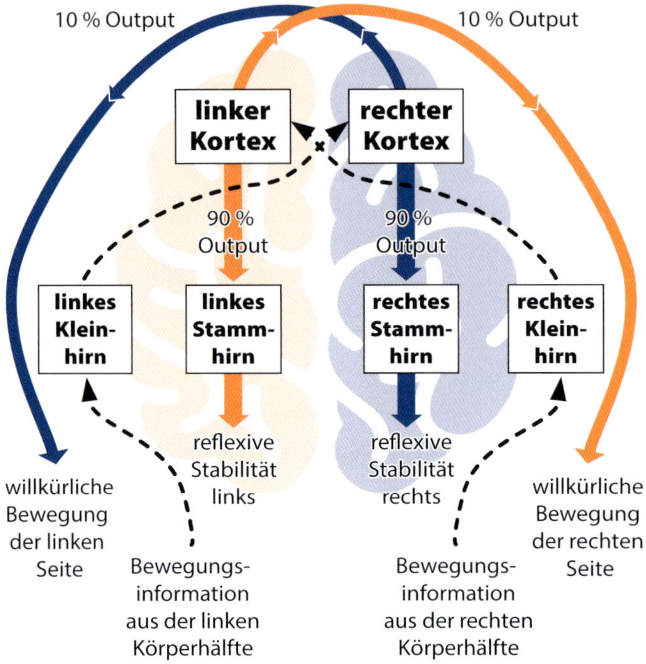

▶ *90 Prozent des kortikalen Outputs zielen darauf ab, den Körper während einer Bewegung zu stabilisieren und die autonomen Funktionen aufrechtzuerhalten, lediglich 10 Prozent enthalten die Informationen zur Ausführung der willkürlichen Bewegung.*

So können zum Beispiel körperliche Signale, die als Durst bewertet werden, zum Ergreifen eines Glases Wasser führen und dass dieses zum Mund gebracht wird.

Im Kraftraum kann die Absicht, eine Kurzhantel mit der linken Hand zu heben, in die Tat umgesetzt werden, indem der Frontallappen dieses Vorhaben zunächst den Basalganglien mitteilt. Die Basalganglien erstellen daraufhin einen exakten Bewegungsplan für das Vorhaben. Dieser Bewegungsplan wird in zweiter Instanz von dem Thalamus feinjustiert und im Anschluss zurück an den rechten Frontallappen gesendet. Von hier aus wird eine Kopie des Bewegungsplans über eine Stammhirnstruktur der Medulla zum linken Kleinhirn und eine zweite Kopie über eine weitere Stammhirnstruktur, den sogenannten Pons, ebenfalls an das Kleinhirn gesendet. Das Kleinhirn verfügt nun also über zwei Kopien des Bewegungsprogramms. Der Bewegungsbefehl für die geplante Bewegung wird nun durch den Tractus corticospinalis über die spinalen und peripheren Nerven an die Muskulatur gegeben. Indem Muskelspannungen erzeugt werden, wird die Bewegung dann ausgeführt. Die durch die Bewegung entstandenen Signale werden anschließend zum Kleinhirn gesendet. Dieses vergleicht die eingehenden Bewegungsinformationen mit den beiden ihm vorliegenden Kopien des Bewegungsentwurfs und überprüft, ob die Informationen aus der Bewegung deckungsgleich mit der ursprünglich geplanten Bewegung sind. Liegt für das Gehirn alles im grünen Bereich, läuft die Bewegung normal weiter. Sollten die Informationen zwischen der realen Bewegung und dem Plan nicht übereinstimmen, beantragt das Kleinhirn eine Bewegungskorrektur beim Frontallappen und der Prozess startet erneut. Dies alles geschieht in Bruchteilen von Sekunden und wird permanent moduliert und beeinflusst.

Zeitgleich werden durch die sensorischen Informationen, die die Grundlage des Bewegungsprogramms bilden, auch die zugehörigen Stabilisationsleistungen mitkoordiniert. Ein großer Teil der für diese autonome reflexive Stabilisierung notwendigen Informationen laufen über kortikoretikuläre Projektionen vom Frontal- und Parietallappen sowie den supplementär-motorischen Arealen in die Formatio reticularis im Hirnstamm. Diese hat großen Anteil an der autonomen Regulierung der Haltung und der Bewegung. Sie sorgt dafür, dass wichtige autonome Körperfunktionen während der Bewegung aufrechterhalten werden. Parallel dazu werden aufgrund der aktuellen sensorischen Informationen aus dem Körper, den Augen und dem Gleichgewichtssystem mittels Stammhirnreflexen der Körper, die Wirbelsäule, die Augen und der Kopf stabilisiert und der Bewegung angepasst. So vereinfacht dies auch dargestellt wurde, zeigt diese Beschreibung schon, dass das Erzeugen von Kraft ein komplexer Vorgang ist, an dem zahlreiche Systeme beteiligt sind. Jedes der genannten Systeme und jede involvierte Struktur haben Einfluss auf Ihre Fähigkeit, Spannung im Muskel zu erzeugen.

Betrachtet man Kraft isoliert als Endergebnis, so können aus dieser Perspektive nur selten die optimalen individuellen Trainingsempfehlungen erschlossen werden. Ist eine Struktur in ihrer Fähigkeit, Spannung zu erzeugen, reduziert, ist es leider in der Regel nicht ausreichend, sich auf das Krafttraining zu konzentrieren – dies gilt für einzelne Muskeln ebenso wie für Muskelgruppen. Allzu oft gibt es in den neuronalen Komponenten, die für das Zustandekommen der muskulären Spannung verantwortlich sind, eine Schwachstelle. Diese muss mit Blick auf die neuronalen Zusammenhänge zuerst aufgearbeitet werden, erst dann ist es sinnvoll, das Training der schwachen Muskeln oder Muskelgruppen zu beginnen. Oder um es technisch zu formulieren: Es ist häufig ein Softwareproblem, das unser Gehirn daran hindert, die bestmögliche Spannung zu erzeugen.

Kraft ist Koordination unter Last

Die adäquate Regulierung und Koordination der autonomen Prozesse und Reflexe können als Rahmenbedingungen bezeichnet werden, die notwendig sind, damit sich das Gehirn sicher genug fühlt, viel muskuläre Spannung zuzulassen. Sie bilden die Voraussetzungen der willkürlichen Bewegung und sind somit auch die Grundlage optimaler Muskelkontraktionen. Das Endergebnis ist von der Qualität der sensorischen Informationen und der zentralnervösen Steuerung jedes dieser Prozesse abhängig. Damit Sie in der Lage sind, bestmöglich muskuläre Spannung (Kraft) zu erzeugen, muss Ihr Gehirn also sowohl die willkürliche Bewegung ausführen und permanent korrigieren als auch die Voraussetzungen der Stabilisierung optimal koordinieren.

Die meisten Trainingsansätze, Methoden und Strategien im Krafttraining konzentrieren sich jedoch nur auf den Output, sprich: die am Ende resultierende und messbare Erscheinung der Kraft. Deren Zustandekommen wird dagegen nicht ausreichend beachtet. Die komplexe Wirklichkeit, in der verschiedene Systeme interagieren, wird auf wenige Parameter reduziert, ausgehend von diesen werden dann oft langfristige Trainingspläne erstellt. Dieses Prinzip hat selbstverständlich Grenzen, denn im Krafttraining geht es immer darum, ein aktuell bestehendes sensomotorisches Problem zu lösen.

Kraft ist spezifisch

Alle eben beschriebenen Abläufe geschehen immer absolut situationsspezifisch und sind von den individuellen Bedingungen der jeweiligen bewegungssteuernden Systeme des Sportlers und der aktuellen Situation abhängig. Das heißt, sobald ich meine Position ändere oder beginne, mich zu bewegen, gelten neue Bedingungen. Es werden andere sensorische Informationen an das Gehirn gesendet und es bestehen andere Stabilisationsanforderungen – das Erzeugen muskulärer Spannung wird also in neue Rahmenbedingungen gesetzt. Es ist, plakativ gesprochen, eine andere Software, die jetzt abläuft.

Jedes Equipment und Hilfsmittel, das Sie nutzen, hat Einfluss auf Ihren Körper, Ihr Nervensystem und Ihre Bewegungen, es formt diese in einer spezifischen Weise. Sobald Sie ein Gewicht heben, werden unzählige sensorische Informationen aufgenommen und verarbeitet. Muskeln, die sonst in Bewegungsaufgaben einbezogen werden, können dabei etwa zur Stabilisierung des Gewichts »gezwungen« werden. Gelenke, die im Sport eigentlich eher explosive und verschraubte Bewegungen vollziehen, können eventuell in einer fixen Position gehalten werden. Ihre Atmung wird dem Krafttraining angepasst, der Blutdruck erhöht sich und es werden besondere Anforderungen an Ihr visuelles System oder Ihr Gleichgewicht gestellt. Das Equipment bestimmt das Kontraktionsverhalten und die Kontraktionsspezifik der Muskulatur in hohem Maße.

Daher ist die Fähigkeit, muskuläre Spannung zu erzeugen, immer situationsabhängig und an die jeweiligen Bedingungen geknüpft, in denen sie erzeugt werden. Hier herrscht das Prinzip der Spezifität der Anpassung: Neuronen, die zusammen feuern, verbinden sich. Dies ist ein grundlegendes Prinzip neuroplastischer Adaptation und bildet die Basis aller Anpassungsvorgänge unseres Organismus und somit auch der Anpassungen auf externe Lasten. Letztlich ist Anpassung das Grundprinzip des Lebens und der Entwicklung. Muss Ihr Gehirn durch eine spezifische Kraftübung die Spannung eines Muskels den Anforderungen entsprechend spezifisch regulieren, bewirkt dies, dass das Gehirn neuronale Muster in und für diese gegebene Situation erzeugt. Diese gilt es durch gezieltes Training zu verbessern, um so die Kraftentfaltung zu maximieren, denn es herrschen allgemeine neuronale Rahmenbedingungen zur Kraftentfaltung, die individuell optimiert werden können und müssen. Diesem Aspekt widmet sich die erste Hälfte dieses Buches.

Das Wichtigste für optimale Kraftentfaltung – die Rahmenbedingungen

Wie im Verlauf dieses Kapitels schon beschrieben, ist als wichtigster Aspekt zu bedenken, dass das Gehirn immer nach Sicherheit und Vorhersehbarkeit verlangt. Dem sollte daher auch Ihr Krafttraining Rechnung tragen. Letztlich werden Sie immer nur Kraft in dem Umfang entfalten können, in dem sich Ihr Gehirn sicher fühlt – und zwar unabhängig von den individuellen, konditionellen und konstitutionellen anatomischen Voraussetzungen. Eine der effizientesten Methoden, mit der die Fähigkeit, viel muskuläre Spannung erzeugen zu können, angesprochen und gleichzeitig für Sicherheit gesorgt wird, ist daher, die verschiedenen Komponenten der reflexiven Stabilität und der unbewusst ablaufenden Regulierung der muskulären Spannungen zu verbessern. Um hierfür das Verständnis zu schärfen, lohnt sich ein Blick auf das Modell des pyramidalen motorischen Systems.

Das Modell des pyramidalen motorischen Systems veranschaulicht das Grundprinzip der menschlichen Bewegungssteuerung. Grob vereinfacht, haben wir – wie im Laufe des Kapitels schon angeschnitten – zwei verschiedene motorische Systeme, die sich natürlich ergänzen und ineinandergreifen: eines, mit dem die willkürlichen Ziel- und feinmotorischen Handlungen ausgeführt werden, das sogenannte pyramidale motorische System. Das zweite ist das sogenannte extrapyramidale motorische System. Dieses System ist für alle motorischen Prozesse verantwortlich, die nicht der willkürlichen Ziel- und Feinmotorik zuzuordnen sind – das System reguliert also alle autonom ablaufenden motorischen Prozesse und schafft den Rahmen, in dem die Ziel- und Feinmotorik und somit auch die willkürliche Kontraktion des Muskels stattfinden kann.

Der größte Teil des Buches widmet sich der Testung und dem Aufarbeiten wichtiger Komponenten der reflexiven Stabilisierung. Über diese Systeme werden die muskuläre Spannung und die Stabilität reguliert, während Sie sich bewegen. Es finden sich hier der Sitz der reflexiven Kraft sowie die Grundlage, auf der sich die Fähigkeit, willkürlich Kraft zu erzeugen, aufbaut.

Klarheit erzeugt Kraft

Unser Gehirn schafft über die eingehenden sensorischen Informationen innere Repräsentationen der Umwelt, des eigenen Körpers und der eigenen Bewegung. Die Qualität dieser Repräsentationen bestimmt zu nicht unerheblichen Anteilen die wahrgenommene Sicherheit immer mit. Sie können sich diese inneren Repräsentationen wie eine Art dreidimensionale Landkarte vorstellen. Es gibt also im Gehirn eine dreidimensionale Karte Ihrer eigenen Bewegung, die beständig durch die Informationen der bewegungswahrnehmenden Sensoren aktualisiert wird. Die dafür notwendigen Informationen stammen überwiegend aus den Bereichen der Gelenke und der gelenkumgebenden Strukturen. Das Kräftigen dieser Strukturen ist ein essenzieller Aspekt, den Ihr Gehirn braucht, um Kraft zu erzeugen.

Das Gehirn besitzt weiterhin eine Repräsentation der einzelnen Muskeln und registriert die Kontraktionsfähigkeit ihrer verschiedenen Abschnitte. Ihr Gehirn besitzt ähnlich der »Bewegungslandkarte«, die über die Gelenke bestimmt wird, auch so etwas wie eine Landkarte der Kontraktionsfähigkeit Ihrer Muskeln. Kann der Muskel nicht mit allen Anteilen kontrahieren, kann es für die Bewegung, in die der Muskel involviert ist, keine klare Vorhersehbarkeit erzeugen. Die Fähigkeit, Spannung in diesem Muskel zu erzeugen, muss dann aus Sicherheitsgründen reduziert werden. Es ist wichtig, zuerst zu lernen, alle Muskelbereiche in die Kontraktion zu integrieren, bevor man Krafttraining ausführt. Ist die »Kontraktionsrepräsentation« nicht ausreichend und umfassend, wird Ihr Gehirn im Krafttraining nur diejenigen Fasern in den Kontraktionsvorgang miteinbeziehen, die gut repräsentiert sind.

Grundlagenarbeit – für bessere Ergebnisse

Durch die Verbesserung der Rahmenbedingungen holen Sie das Beste aus Ihrem Krafttraining heraus – unabhängig von den jeweiligen Methoden oder Konzepten, die Sie hierbei nutzen – und optimieren die Fähigkeit, das Kraftpotenzial situationsunabhängig zu entfalten. Sie verbessern die Fähigkeit, die muskuläre Spannung besser zu koordinieren und schneller in jeder von Ihnen gewünschten Art zu nutzen. Das Buch zeigt Ihnen Wege und Möglichkeiten, diese Rahmenbedingungen zu optimieren und Ihre Kraft unabhängig von der Methode und Form Ihres Trainings zu verbessern, um ein bestmögliches Ergebnis zu erzielen. Zusätzlich werden Ihnen Anwendungsbeispiele vorgestellt, wie Sie Ihre Kraft bewegungs- und positionsspezifisch trainieren können.

Wie Sie dieses Buch nutzen sollten

Sie haben nun die grundlegenden Gesetzmäßigkeiten, nach denen Gehirn und Nervensystem arbeiten, kennengelernt. Diese Gesetzmäßigkeiten bilden die Grundlage des Trainings. In Kapitel 3 ab Seite 35 erfahren Sie, wie Sie die verschiedenen Komponenten der reflexiven Stabilität testen und trainieren können. Dies bildet den grundsätzlichen Rahmen für das weitere Training. Es folgt ein Kapitel über die neuronalen Hintergründe Ihrer Fähigkeit, willkürlich Kraft zu entwickeln. Hier lernen Sie, wie Sie diese Aspekte gezielt ansteuern und verbessern können.

Nach den Kapiteln, die sich den neuronalen Rahmenbedingungen widmen, folgen zwei Kapitel, die sich mit den Fähigkeiten, in den Muskeln und Gelenken Spannung zu erzeugen, befassen: Kapitel 5, *Isometrie – die Kunst, Spannung zu erzeugen* und Kapitel 6, *Loaded-Mobility-Training.* Ziel dieser Kapitel ist es, durch spezifisches isometrisches Kontraktionstraining und durch Loaded-Mobility-Übungen eine Verbesserung der Repräsentation des Muskels und der Gelenke im Gehirn zu erzeugen. Das Gehirn produziert über die sensorischen Informationen dreidimensionale Abbildungen Ihres Körpers. Hier lernen Sie, Ihren Muskel zu kontrahieren und die an der Bewegung beteiligten Gelenke unter Last zu kontrollieren.

Im Anschluss folgt in Kapitel 7 ein neuronaler Einblick in unilaterales und bilaterales Training und wie Sie dieses gezielt für sich nutzen und neuronal vorbereiten können. Zusätzlich wird Ihnen anhand leichter Tests gezeigt, wie Sie herausfinden können, welche Trainingsform für Sie derzeit die meisten Vorteile bringt und wie Sie die jeweiligen Trainingsformen bestmöglich umsetzen können.

Das abschließende Zusatzkapitel können Sie nutzen, um mit den verschiedenen Aspekten in diesem Buch Ihre individuellen Trainingsziele besser zu erreichen. Das Kapitel unterstützt Sie auch, Anforderungen, die das Training an Sie stellt, neuronal vorzubereiten. Hier werden Möglichkeiten aufgezeigt, mit denen Sie Ihr exzentrisches Training, Ihr Schnellkrafttraining und vieles mehr gezielt vorbereiten können.

Am Ende jedes Kapitels beziehungsweise zu jedem Aspekt finden Sie konkrete Trainingsempfehlungen und Anwendungsbeispiele sowie weitere Informationen. Zusätzlich ist dem Training ein Kapitel zum Thema Assessments vorangestellt, das Ihnen ermöglicht, gezielt die Wirkungen der Übungen auf Ihr individuelles Nervensystem zu überprüfen.

Die Struktur des Buches erfolgt nach einer neuronalen Hierarchie – jedes Kapitel baut aufeinander auf. So helfen Ihnen die in Kapitel 2 ab Seite 25 vorgestellten Assessments und in den nachfolgenden Kapiteln aufgeführten Tests, die bestmöglichen Startpunkte für Ihr Training zu finden. Ich empfehle Ihnen, dieses Buch von vorn nach hinten durchzuarbeiten und nicht, wie es bei Sport- und Fitnessratgebern häufig gemacht wird, direkt zu bestimmten Übungen zu springen.

Selbstverständlich kann jeder Aspekt gesondert und isoliert betrachtet werden, jedoch holen Sie so bei Weitem nicht das Beste aus Ihrem Training heraus. Individuelle Schwierigkeiten sollten tatsächlich von Kapitel zu Kapitel aufgearbeitet werden, so schaffen Sie sich eine solide Grundlage für das weitere Vorgehen – schließlich sind wir alle an die Gesetzmäßigkeiten des Gehirns und des zentralen Nervensystems gebunden. Nehmen Sie sich die Zeit, Ihre individuellen Schwachstellen zu identifizieren und aufzuarbeiten, denn diese sind der limitierende Faktor in Ihrem Trainingsfortschritt. Zusätzlich zeigen Ihnen die Assessments auch, welche Übungen bei Ihnen als Leistungsbooster wirken. Und genau diese können Sie dann zu einer schnellen Leistungsverbesserung einsetzen.

Dieses Buch steht für sich und kann ohne weitere Vorkenntnisse des neurozentrierten Trainings verwendet werden. Es ist jedoch immer möglich, dass durch Vorerkrankungen, Verletzungen sowie einseitiges Training oder Belastungen individuelle Schwierigkeiten vorhanden sind. Sollten daher aufgrund besonderer individueller Voraussetzungen einige Übungen nicht gut umsetzbar sein, bitte ich dies zu entschuldigen.

Das Gute jedoch ist, dass es möglich ist, jedes System, das hier in dem Buch adressiert wird, individuell und progressiv aufzubauen und zu optimieren. So holen Sie das Bestmögliche aus dem vorliegenden Buch heraus. Das Gehirn besitzt eine unglaubliche neuroplastische Anpassungsfähigkeit bis ins höchste Alter. Das bedeutet, dass auch die Fähigkeit, muskuläre Spannung zu erzeugen, bis ins höchste Alter optimiert und verändert werden kann. Freuen Sie sich auf den Weg, der vor Ihnen liegt!

Bleiben Sie locker und entspannt

Jede neuroplastische Verbindung, die wir im Gehirn erzielen, hat auch immer eine kognitive und emotionale Komponente. Daher ist es grundsätzlich ratsam, aber vor allem viel einfacher und nachhaltiger, jede Übung so entspannt, locker und fokussiert wie möglich anzugehen. Leider glauben viele Menschen immer noch, um hohe Leistung zu erbringen, müsse ihr Training sich hart und anstrengend anfühlen. Nein, das ist keine optimale Bewegung. Dies kann man sich bei den besten Sportlern der Welt abschauen – selbst wenn diese in extremen Stresssituationen sind. Genau diese Haltung sollte auch schon im Training immer wieder geübt werden. Genießen Sie jedes Training, arbeiten Sie clever und nach den Gesetzen und Prinzipien des Nervensystems – und große Dinge können passieren.

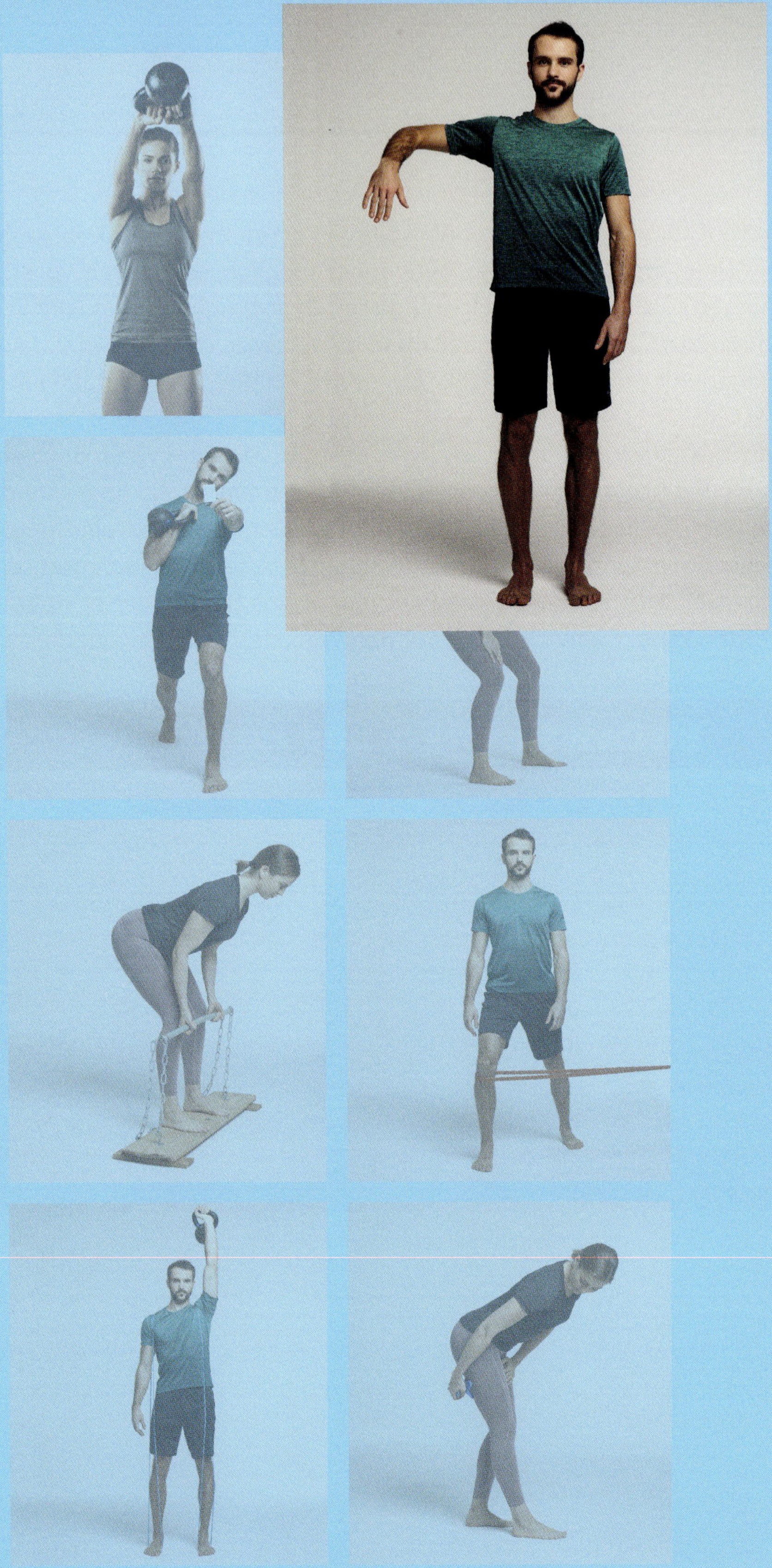

Assessments – kleine Tests zur Qualitätssicherung Ihres Trainings

2

Überprüfen Sie die Wirkung Ihres Trainings

Generell ist es wichtig, die Wirkungen der Trainingsinhalte zu überprüfen. Um das Training jedoch bestmöglich zu gestalten, ist es notwendig, den Einfluss der verschiedenen Übungen auf Ihr Gehirn und das zentrale Nervensystem direkt zu überprüfen. Beim Krafttraining hat dies noch mal besondere Bedeutung, da Sie hier Ihr System meist mit externen Lasten konfrontieren und Ihr Gehirn viel muskuläre Spannung erzeugen muss. Die Wirkung der einzelnen Übungen zu überprüfen und einzuordnen, hat daher eine spezielle Wichtigkeit.

Das zentrale Nervensystem reagiert unmittelbar auf jeden gegebenen Reiz – also auch auf jede Übung, die Sie ausführen. Eine Übung ist, vereinfacht gesprochen, als eine Veränderung des sensorischen Inputs anzusehen. Erinnern Sie sich? Ihr Gehirn erhält Informationen aus dem Körper und der Umgebung (Input), wertet diese aus und integriert sie (Integration). Auf der Basis dieser Auswertungs- und Integrationsvorgänge erfolgt dann der Output der Handlungsbefehle an die verschiedenen Systeme (siehe Kapitel 1, Seite 10). Diesen Output können Sie nun einfach über kleine Tests, sogenannte Assessments, überprüfen.

Der Ablauf ist denkbar einfach. Wählen Sie eines oder mehrere der in Folge vorgestellten Assessments und führen Sie diese vor und nach Ihrem Training aus. Über die Veränderung im Assessment können Sie die Wirkungen des jeweiligen Trainings beziehungsweise der Übung beurteilen. Das erste Assessment gibt Auskunft über den aktuellen Stand, wie er vor dem Training festzustellen ist; das zweite (Re-Assessment) erfasst die Auswirkungen, die durch die Übungen entstanden sind. Eine positive Veränderung des Assessments bedeutet, dass die Übung zu mehr Sicherheit und Vorhersehbarkeit geführt hat, die Leistungsfähigkeit wird hier also positiv beeinflusst. Ist das Re-Assessment jedoch schlechter, so hat der sensorische Input der Übung zu keiner verbesserten Vorhersehbarkeit geführt, das Gehirn reduziert aus Sicherheitsgründen die Leistungsfähigkeit.

Zur Leistungsoptimierung und um Ihrem Gehirn mehr Sicherheit zu geben, sollten Sie sich auf die Übungen konzentrieren, die ein positives Re-Assessment haben, beziehungsweise die Übungen so anpassen, dass Sie ein positives Re-Assessment erhalten. Variationsmöglichkeiten hierfür finden Sie in den verschiedenen Kapiteln.

Die Assessments – gewinnen Sie Informationen über die Trainingswirkung

Assessments dienen dazu, Informationen zu erhalten, wie das Gehirn und das zentrale Nervensystem auf einen Stimulus reagieren. Assessments beurteilen nicht die Qualität einer Übung, sondern nur deren Wirkung auf Ihr Gehirn und Ihr zentrales Nervensystem zum jetzigen Zeitpunkt. Dadurch helfen sie Ihnen, Ihr Training zu optimieren.

Es ist von essenzieller Bedeutung, wenn Sie wissen, ob eine Übung, die Sie eigentlich für wichtig und förderlich erachteten, tatsächlich in der beabsichtigten Weise wirkt. So hoffen Sie zum Beispiel vielleicht, dass eine Übung die Muskelgruppen beansprucht, die für Ihr Trainingsziel wichtig und hilfreich sind, stellen dann aber fest, dass sie negative Effekte auf Ihre Leistungsfähigkeit hat. Eigentlich sollten weder Übungen noch Bewegungen oder ganz natürliche sensorische Informationen negative Auswirkungen auf Ihr zentrales Nervensystem haben. Grundsätzlich sollte keine Muskel-, Gelenk-, Kopf- oder Augenbewegung dazu führen, dass Ihr Gehirn diese Informationen als unvorhersehbar einstuft und Ihre Leistungsfähigkeit einschränkt.

Assessments dienen zum Vergleich. Daher sollten Sie dafür sorgen, dass Ihre Assessments immer die jeweils gleichen Ausgangsbedingungen haben und Sie die Bewegung jeweils identisch ausführen. Kleine Veränderungen der Augenposition oder der Kopfstellung können die Ergebnisse bereits deutlich variieren. Nutzen Sie den im Folgenden vorgestellten neutralen Stand als die Grundstellung, in der Sie die meisten Assessments – und Übungen – beginnen. Durch den neutralen Stand schaffen Sie die Voraussetzung für bessere Trainingsergebnisse, denn er ist wichtig für eine gute Signalübertragung über das Rückenmark. Außerdem sorgt er als gemeinsame Grundbedingung für eine Vergleichbarkeit der Assessmentergebnisse.

Durch Assessments bekommen Sie immer nur Momentaufnahmen. Die Effekte des Trainings beziehungsweise der Übungen können variieren. Wie Gehirn und Nervensystem auf Reize reagieren, hängt von vielen Komponenten ab und ist situativ und veränderbar. Eine Übung, die gestern noch positiv gewirkt hat, kann sich morgen leistungsmindernd auswirken. Und umgekehrt kann ein Trainingsreiz, der heute noch zu schlechten Ergebnissen geführt hat, nächste Woche leistungsfördernd werden. Daher sollten Sie die Wirkung Ihres Trainings regelmäßig überprüfen. Mithilfe der Assessments kann das Training stets der jeweiligen Situation angepasst werden. Das ist eines der wichtigsten Gesetze, die Sie im Training beachten sollten. Sie trainieren immer nur optimal, wenn Sie wissen, wie Ihr Gehirn an diesem Tag auf das Training reagiert.

▶ Neutraler Stand

Stellen Sie sich hüftbreit hin, die Fußspitzen zeigen nach vorn, Ihre Wirbelsäule ist entspannt und lang nach oben aufgerichtet. Rollen Sie das Kinn leicht ein. Der Blick ist entspannt nach vorn gerichtet. Ihr Atem fließt normal.

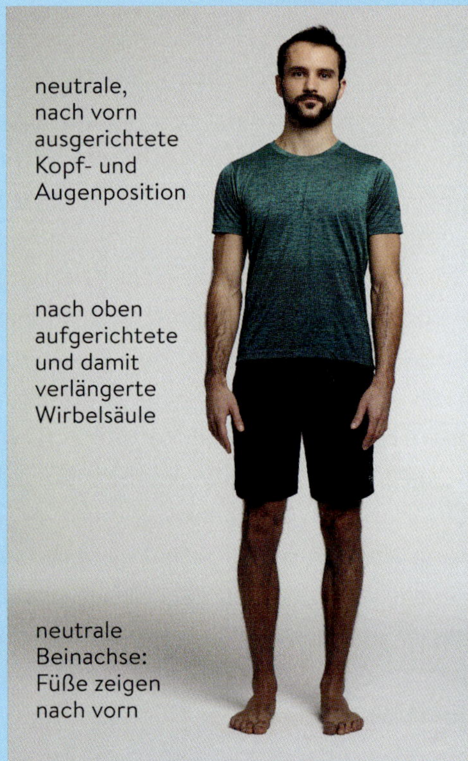
neutrale, nach vorn ausgerichtete Kopf- und Augenposition
nach oben aufgerichtete und damit verlängerte Wirbelsäule
neutrale Beinachse: Füße zeigen nach vorn

Hinweis: Halten Sie den neutralen Stand während der Ausführung immer mit so wenig Spannung wie möglich.

Assessment 1 – Beweglichkeit testen

Wenn innerhalb einer Übung etwas als unsicher wahrgenommen wird, gehört es zu den ersten Schutzmaßnahmen des Gehirns und zentralen Nervensystems, die Beweglichkeit einzuschränken. Beweglichkeitstests bieten sich daher an, um festzustellen, welche neuronalen Effekte Übungen haben.

Im Folgenden finden Sie drei Assessments, mit denen Sie Ihre Beweglichkeit vor und nach einer Übung testen können: die Rumpfbeuge, die Ganzkörperrotation sowie die Innen- und Außenrotation der Schulter. Sind Sie nach der Ausführung einer Übung im Assessment beweglicher und hat sich Ihre muskuläre Spannung verbessert, bedeutet dies, dass die ausgeführte Übung einen positiven Effekt hat. Im Umkehrschluss zeigen eine vermehrte Spannung und eine reduzierte Beweglichkeit, dass Ihr Gehirn »Schutzmaßnahmen« getroffen hat. Die Übung hat sensorische Informationen produziert, durch die – beziehungsweise durch deren unzureichende Integration und Verarbeitung – das Gehirn keine klare Vorhersehbarkeit der Situation entwickeln konnte.

▶ Rumpfbeuge

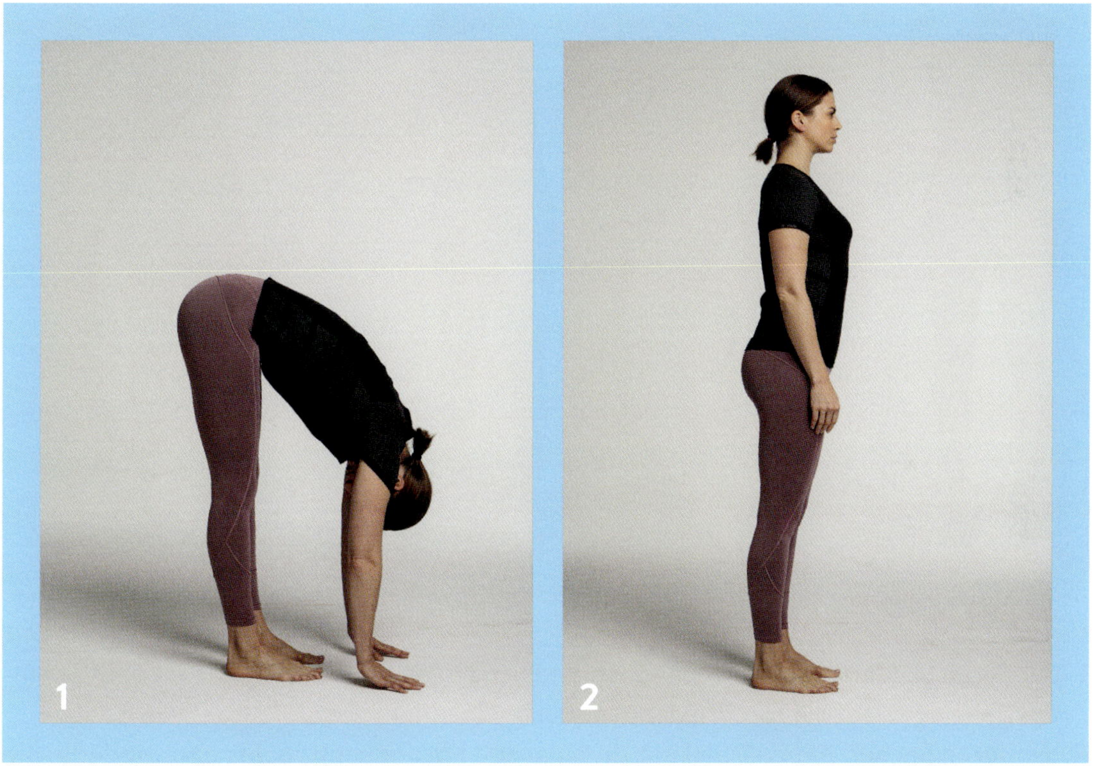

1. Nehmen Sie den neutralen Stand ein, Ihre Wirbelsäule ist entspannt und locker, der Blick ist geradeaus gerichtet.
2. Beugen Sie sich jetzt mit dem Oberkörper aus der Hüfte heraus nach vorn und versuchen Sie, mit den Fingerspitzen den Boden zu berühren. Führen Sie diese Bewegung zu Beginn 2- bis 4-mal hintereinander aus, um ein Gefühl für die Spannung im gesamten Körper und die Tiefe Ihrer Bewegung zu bekommen. Merken Sie sich die empfundene Spannung und die Bewegungsweite.

▶ Ganzkörperrotation

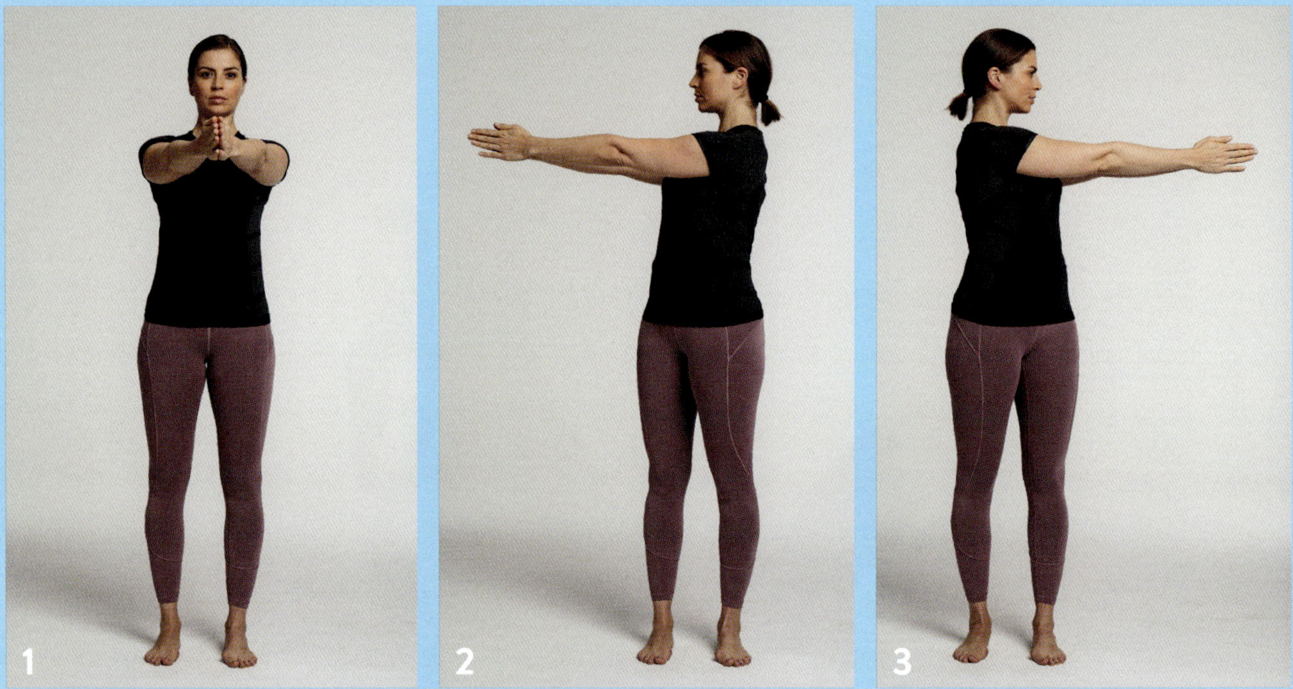

1. Nehmen Sie den neutralen Stand ein und halten Sie Ihre Arme gestreckt auf Schulterhöhe vor sich, die Handflächen liegen aneinander.
2. Rotieren Sie nun 3- bis 4-mal mit dem ganzen Körper nach rechts und wieder in die Mitte. Merken Sie sich, wie weit Sie Ihren Körper nach rechts rotieren können, indem Sie sich den Gegenstand merken, auf den die Finger am weitesten Punkt der Drehung ausgerichtet sind. Achten Sie während der Ausführung auf die Spannung im Körper.
3. Wechseln Sie nun die Seite und rotieren Sie nach links. Vergleichen Sie die Rotation nach rechts und links miteinander. Die Seite, auf der Sie unbeweglicher sind, eignet sich besonders gut zur Überprüfung des Trainings.

Hinweis: Wichtig ist, dass Ihre Handflächen aneinander und die Füße parallel nach vorn ausgerichtet und fest auf dem Boden bleiben, während Sie rotieren.

▶ Schulterbeweglichkeit

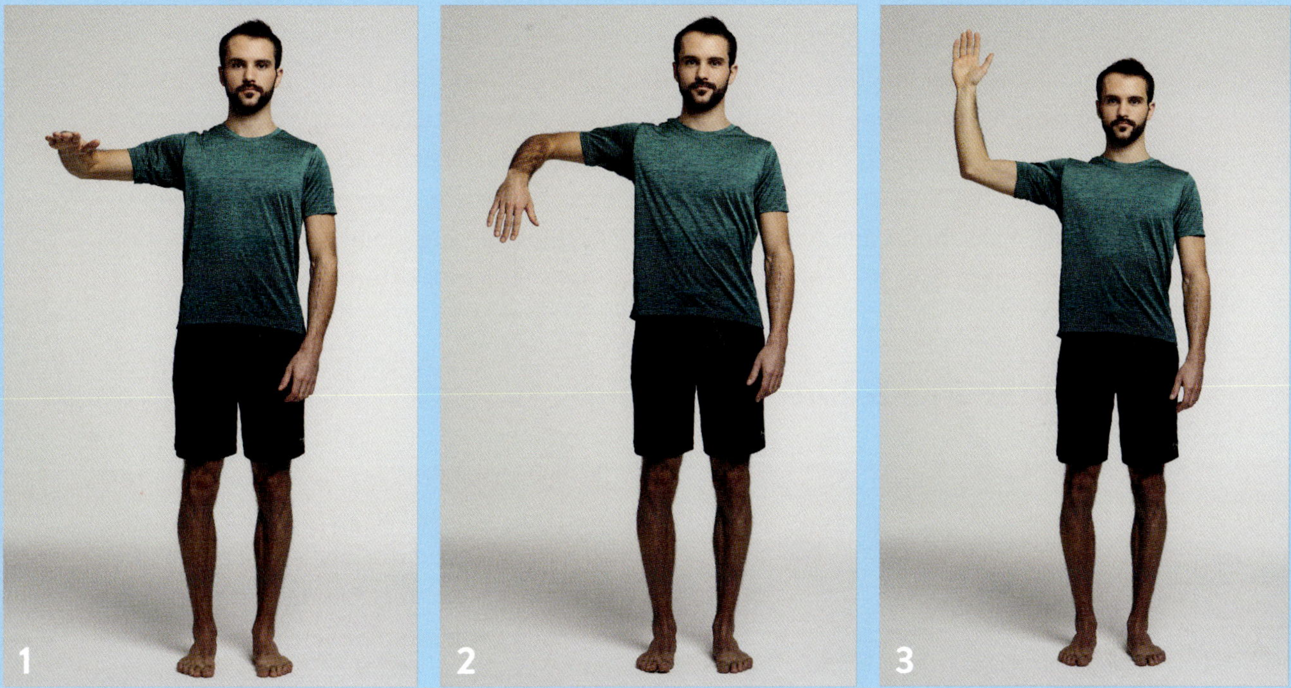

1. Nehmen Sie den neutralen Stand ein und heben Sie den gebeugten rechten Arm seitlich auf Schulterhöhe an.
2. Aus dieser Ausgangsposition rotieren Sie den Arm 2- bis 4-mal so weit wie möglich in die Innenrotation nach unten hinten.
3. Im Anschluss rotieren Sie den Arm aus der Ausgangsposition 2- bis 4-mal so weit wie möglich in die Außenrotation nach hinten oben. Wiederholen Sie die Übung im Anschluss mit dem linken Arm. Merken Sie sich, wie weit Sie Ihren Arm jeweils aus- und eindrehen konnten und wie intensiv die Spannung in der Schulter war. Vergleichen Sie beide Arme. Die Seite, auf der Sie unbeweglicher sind, eignet sich besonders gut zur Überprüfung des Trainings.

Hinweis: Achten Sie darauf, Ihren Oberarm während der gesamten Ausführung auf Schulterhöhe zu halten.

Assessment 2 – Kraft testen

Sämtliche Aspekte dieses Buches verbessern entweder wichtige Rahmenbedingungen der Kraftentfaltung oder stellen Strategien zur Kraftverbesserung dar. Sie sollten auch Ihre Fähigkeit, muskuläre Spannung zu erzeugen, verbessern. Auch die Krafttests werden vor und nach der zu überprüfenden Übung ausgeführt. Fällt Ihnen das Kraftassessment im Anschluss an eine Übung leichter als vor deren Ausführung, führten die Signale, die durch die Übung entstanden sind, zu mehr Vorhersehbarkeit und Sicherheit. Nur wenn sich das Gehirn sicher fühlt, lässt es zu, dass der Muskel viel Spannung erzeugen darf. Fällt Ihnen das Assessment im Anschluss an die Übung schwerer, bedeutet dies hingegen, dass Ihr Gehirn »Schutzmaßnahmen« getroffen hat.

▶ Kraft innerhalb einer Bewegung

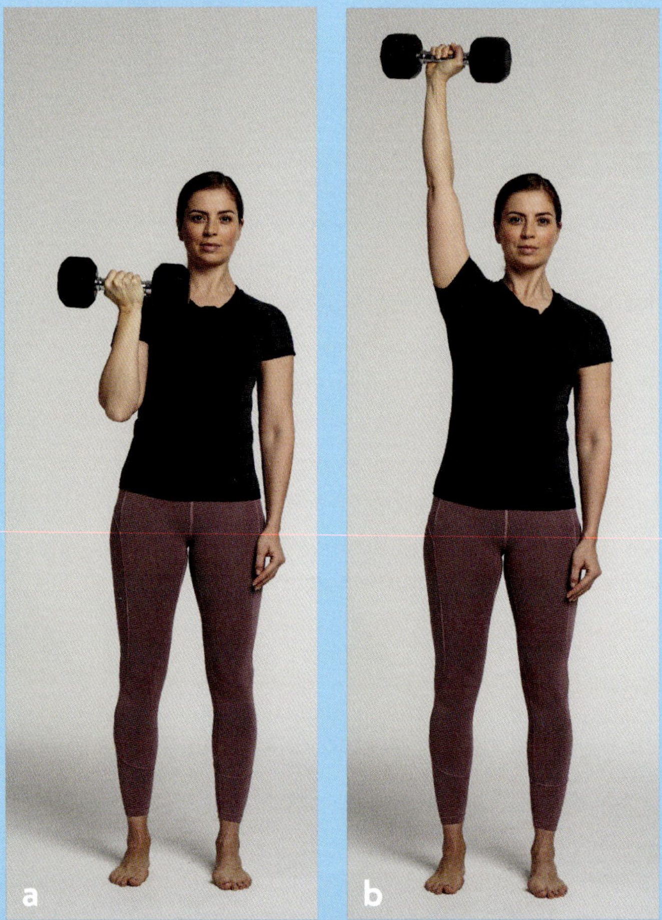

Um die Wirkung des Trainings zu testen, können Krafttests im mittleren Intensitätsbereich genutzt werden. Dafür wählen Sie eine Kraftübung aus – exemplarisch wird hier der Kettlebell Press dargestellt. Mit der Übung sollten Sie schon sehr vertraut sein, sodass Sie eine präzise Vorstellung haben, wie schwer Ihnen die Übung fällt. Wichtig hierbei ist, das Gewicht so zu wählen, dass Sie fünf bis sechs Wiederholungen gut und mit sauberer Technik schaffen können – Sie sollten also bei der Durchführung keine starke Ermüdung fühlen.

▶ *Um die Kraft innerhalb einer Bewegung zu überprüfen, eignen sich viele Übungen – der Kettlebell Press dient hier als Beispiel.*

▶ Griffkraft

Material: Handdynamometer

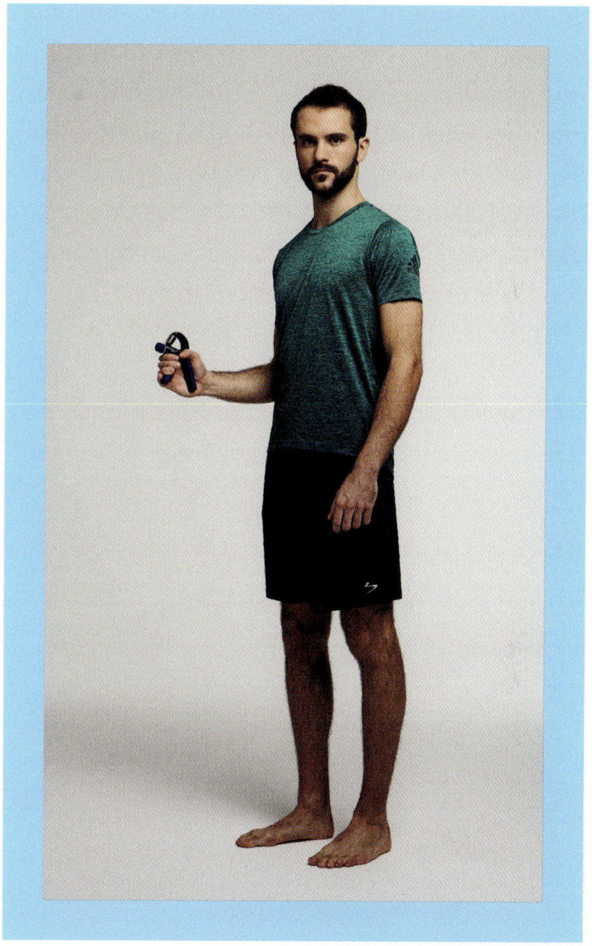

Um die Trainingswirkung einzelner Übungen zu ermitteln, können Sie Ihre Griffkraft überprüfen. Ihr Gehirn lässt in den Händen nur hohe Spannungen zu, wenn ihm die Rahmenbedingungen gut und sicher erscheinen. Um Ihre Griffkraft zu testen, können Sie verschiedene Handdynamometer verwenden. Alternativ stellt auch die Stärke Ihres Händedrucks ein geeignetes Mittel dar, um Ihre Griffkraft zu ermitteln.

Nehmen Sie den neutralen Stand ein und beugen Sie Ihren Unterarm um circa 90 Grad an. Aus dieser Ausgangsposition greifen Sie nun, so fest Sie können, mit den Fingern und der Hand zu. Achten Sie darauf, dass Sie Ihre Kraft nicht zu schnell aufbauen. Lesen Sie den gemessenen Wert ab beziehungsweise merken Sie sich, wie leicht oder schwer Ihnen der Aufbau Ihrer Griffkraft gefallen ist. Wiederholen Sie den Test 2- bis 3-mal hintereinander. Wechseln Sie im Anschluss die Seite und führen Sie den Test mit der linken Hand durch. Die Seite, bei der Sie das schwächere Ergebnis haben, bietet sich an, um für das Assessment genutzt zu werden.

Assessment 3 – Balance testen

Ein Balancetest ist ein weiteres Assessment, um eine Verbesserung der Rahmenbedingungen zu überprüfen. Um gut ausbalanciert zu sein, müssen zum einen die reflexiven Komponenten der Stabilität hinreichend gut arbeiten, insbesondere die Gleichgewichtsreflexe. Zum anderen müssen die Informationen aus den bewegungswahrnehmenden Rezeptoren gut funktionieren. Infolgedessen ist ein Balancetest eine Methode, mit der sowohl die Verbesserung der Komponenten der reflexiven Stabilität (Kapitel 3) als auch die Effekte des Loaded-Mobility-Trainings (Kapitel 6) erfasst werden können. Die Funktionalität des muskulären Systems hat gelenk- und bewegungsstabilisierende Eigenschaften. Insofern stellt ein Balancetest auch hier ein geeignetes Mittel zur Überprüfung des Trainings dar.

Achtung! Für das Testen der Balance ist es wichtig, dass Sie genügend Platz haben. Räumen Sie mögliche Hindernisse im Vorfeld aus dem Weg.

▶ Tandemstand

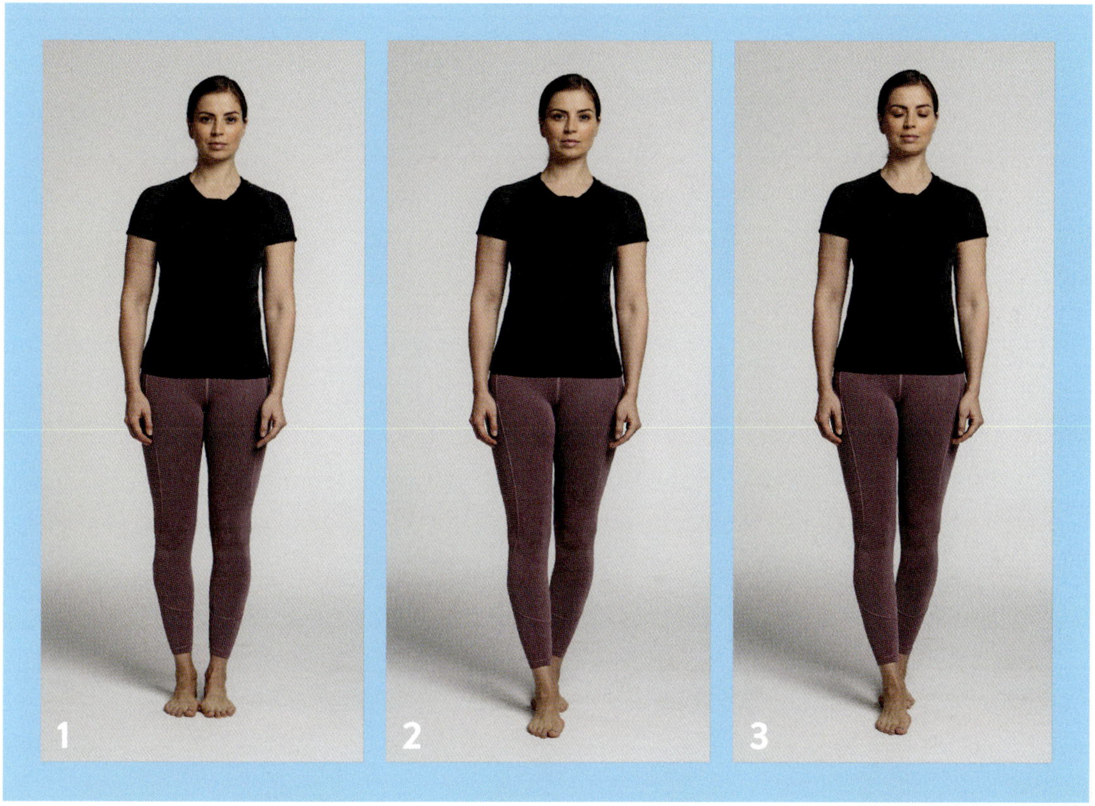

1. Nehmen Sie den neutralen Stand ein und schließen Sie dann die Füße zum engen Stand.
2. Aus dieser Position setzen Sie nun den rechten Fuß vor den linken, sodass die Ferse des vorderen Fußes die Zehen des hinteren berührt. Die Beine bleiben gestreckt, die Wirbelsäule entspannt und lang, der Blick nach vorn gerichtet. Das Gewicht sollte mehr auf dem hinteren Bein liegen.
3. Gewöhnen Sie sich für einige Sekunden an diese Position und schließen Sie dann für 10 bis 15 Sekunden die Augen. Achten Sie auf Schwankungen und Bewegungen in Ihrem Körper. Wechseln Sie im Anschluss die Beine, sodass der linke Fuß nun vor dem rechten steht. Wiederholen Sie die Übung. Vergleichen Sie nach der Ausführung beide Seiten. Die Seite, auf der Sie die Balance schlechter halten können, sollten Sie für das Assessment nutzen.

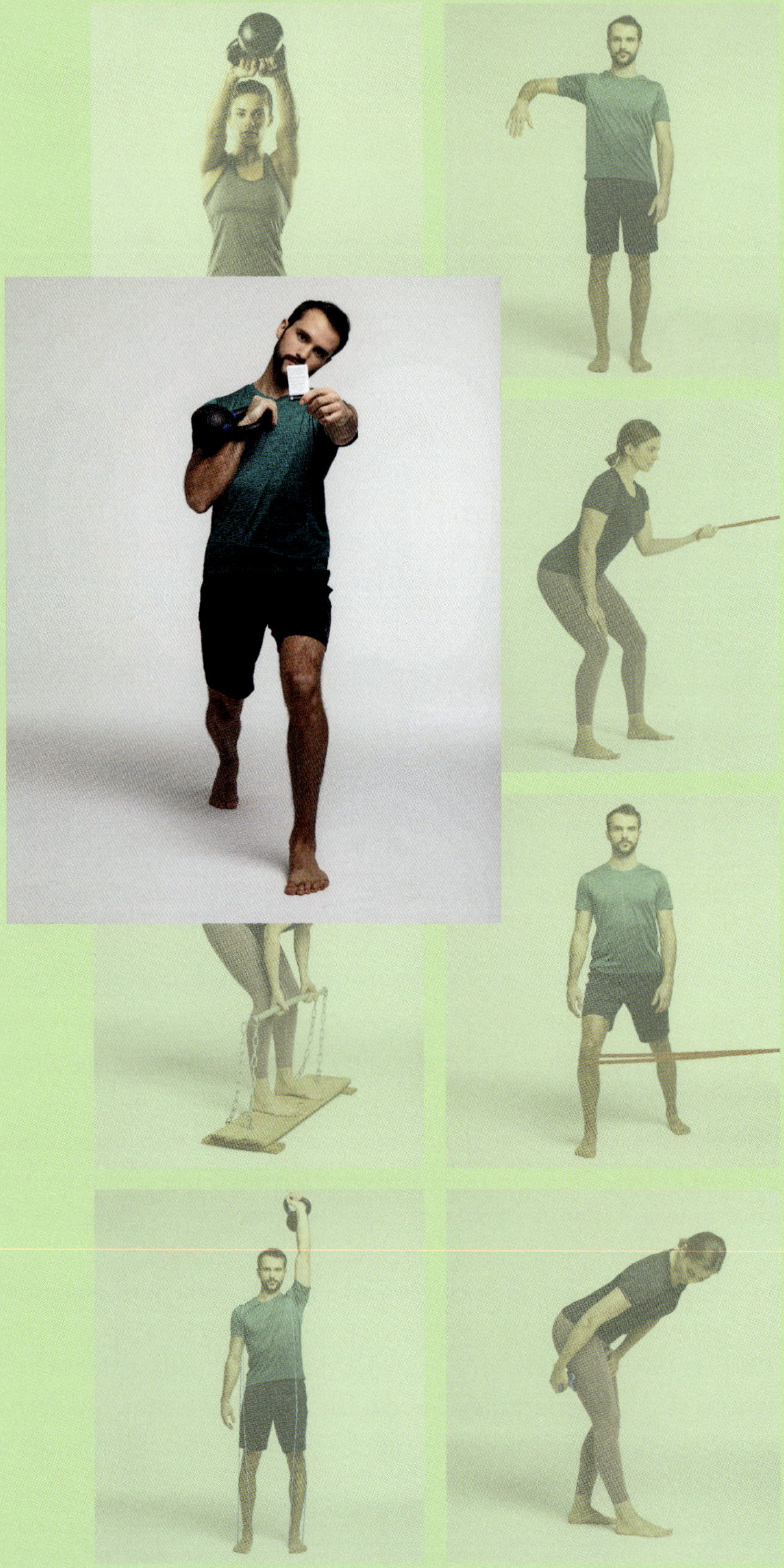

Reflexive Kraft – der stabilisierende Faktor im Hintergrund

3

Die wichtigsten Komponenten und Aspekte der reflexiven Kraft

Wie in Kapitel 2 beschrieben, muss eine Bewegung ausreichend stabil und vom Gehirn als sicher eingestuft sein, damit muskuläre Spannung in dem gewünschten Maß entsteht. Sie sind immer nur so stark, wie Ihr Gehirn sich sicher fühlt. Ein maßgeblicher Teil dieser Sicherheit ist gegeben, wenn Ihre Körpermitte, der Kopf und die Wirbelsäule stabil sind.

Im Trainingsalltag wird oftmals viel Zeit und Energie aufgewendet, um die Körpermitte willkürlich und aktiv zu stabilisieren. Es werden Variationen von Stütz- und Halteübungen ausgeführt, die Ihre Rumpfmuskulatur stärken. Die Evolution hat die Stabilisierung der Körpermitte jedoch überwiegend reflexiv aufgebaut und diese Muskulatur sehr wenig willkürlich verschaltet. Mit anderen Worten: Die Stabilisierung der Körpermitte läuft während einer Bewegung unbewusst ab und wird über bestimmte Hirnstammreflexe und weitere autonome Regulationsprozesse sichergestellt. Diese Stabilisierung erfolgt über spezifische Bahnen, die Informationen zur muskulären Spannungsregulation in den Körper senden. Aufgrund von eingehenden sensorischen Informationen werden diese reflexiven und autonom ablaufenden Prozesse eingeleitet, die wiederum für die Ausrichtung des Körpers im Raum verantwortlich sind und während der Bewegung die Körpermitte sichern und stabilisieren. Diese reflexive Stabilisierung bildet eine entscheidende Grundlage der allgemeinen muskulären Leistungsfähigkeit und kann in ihrer Bedeutung nicht hoch genug eingeschätzt werden.

Die Funktionalität wichtiger Bahnen und Reflexe sowie der zugehörigen Systeme können Sie testen und optimieren. Im Folgenden finden Sie entsprechende Testmöglichkeiten und Trainingsanweisungen. Ziel ist die Verbesserung der Gleichgewichtsreflexe und der Hirnstammstrukturen, in denen die Bahnen, die an der Regulierung der reflexiven Stabilisierung beteiligt sind, ihren Startpunkt haben. Dies sind insbesondere:

- der zervikozervikale Reflex,
- der vestibulozervikale Reflex und
- der vestibulospinale Reflex.

Die für das Buch wichtigen Bahnen, die aus haltungsregulierenden Hirnstammstrukturen entspringen, sind:

- Tractus rubrospinalis
- Tractus vestibulospinalis
- Tractus tectospinalis
- Tractus reticulospinalis

Ist die Funktionalität dieser Systeme oder Reflexe eingeschränkt, können entscheidende Stabilisierungs- und Haltungsprozesse nur unzureichend eingeleitet werden und die Leistungsfähigkeit ist gemindert.

Ein bedeutsames Thema in diesem Zusammenhang ist das Optimieren der muskulären Spannungen um die Gelenke. Auch um dieses geht es in dem Kapitel hier. Oft haben sich in der motorischen Entwicklung früh bestimmte Bewegungsstrategien entwickelt, bei denen diese Voraussetzungen nicht optimal sind, um viel muskuläre Spannung zu erzeugen. Deswegen wird ebenfalls eine Beurteilung der Spannungsmuster Ihrer initialen Bewegungsstrategien stattfinden, sodass Sie auf dieser Basis diese muskulären Spannungen auf unkomplizierte Art und Weise wieder harmonisieren können. Abschließend gebe ich Ihnen noch kleine mechanische Helfer an die Hand, mit denen Sie schnell und ohne viel Aufwand mehr Stabilität und Kraft in Ihr Training bringen.

Hierarchie der Stabilisierung

Sind der Kopf-, Nacken- und Halswirbelsäulenbereich instabil, ist die Stabilität der gesamten Körpermitte eingeschränkt. Die wichtigsten Systeme, die die genannten Bereiche stabilisieren, sind:

- der zervikozervikale Reflex,
- der vestibulozervikale Reflex und
- die Regulierung der muskulären Spannung über den Tractus tectospinalis.

Sollten sich innerhalb dieser drei Bereiche Defizite zeigen, empfiehlt es sich, die Aufarbeitung dieser Systeme zunächst einmal in den Fokus Ihres Trainings zu stellen.

Der Gang als Spiegel der reflexiven Stabilität

Ob sich allgemeine Schwierigkeiten innerhalb der reflexiven Stabilität zeigen, können Sie auch über das Gangbild beurteilen. Zeigen sich im normalen Gang größere Schwankungen des Körpers? Gehen Sie sehr fest und steif? Oder wackelt Ihr Kopf etwas während des Gehens? All das sind Hinweise, dass Ihre haltungs-, kopf- und rumpfstabilisierenden Systeme nicht optimal arbeiten. Dies sagt Ihnen zwar noch nicht, welches System oder welche Systeme genau betroffen sind. Jedoch sollte es Motivation und Anreiz sein, in diesen Bereichen genauer hinzuschauen. Wichtig ist, dass Sie, um den automatisierten Gang zu überprüfen, schnell gehen und der Trainingspartner, der Ihren Gang beobachtet, sich in direkter Linie hinter Ihnen befindet.

Teil 1
Die Gleichgewichtsreflexe

Um optimale muskuläre Spannung innerhalb einer Bewegung zu erzeugen, braucht unser Gehirn bestmögliche Informationen über die Bewegung. Besonders die Informationen aus dem Gleichgewichtssystem sind von essenzieller Bedeutung, um die muskuläre Spannung angemessen zu regulieren und die reflexive Stabilisierung innerhalb einer Bewegung zu gewährleisten. Der Ablauf ist dabei folgendermaßen: Die Gleichgewichtsorgane, die Beschleunigungen der Kopf- und Körperbewegungen messen, senden diese Informationen an das Gehirn, wo sie analysiert, interpretiert und integriert werden. Das zentrale Nervensystem passt daraufhin die Haltung sowie die Ausrichtung der Augen diesen Beschleunigungen an. Dies alles wird über unbewusst ablaufende Prozesse und Reflexe koordiniert.

Gute Informationen aus den Gleichgewichtsorganen sind eine absolute Grundvoraussetzung für effiziente Bewegung. Zusätzlich orientiert uns das Gleichgewichtssystem gegen die Schwerkraft und ist damit maßgeblich daran beteiligt, dass wir aufrecht gehen. Dass wir wissen, wo oben ist und wo wir uns gerade im Raum befinden, wird über unsere Gleichgewichtsorgane vermittelt. Funktionieren diese nicht optimal, wirkt sich das negativ auf nahezu jede Bewegung aus.

Die Dreh- und Rotationsbewegungen des Kopfes und Körpers werden durch die sogenannten Bogengänge gemessen, die geradlinigen Beschleunigungen des Körpers durch die Makulaorgane. Die Gleichgewichtsorgane sitzen jeweils rechts und links im Innenohr, eingebettet im knöchernen Schädel. Sowohl auf der rechten als auch auf der linken Seite gibt es je drei Bogengänge: den horizontalen, den hinteren und den vorderen Kanal. Diese korrespondieren mit den Kopfdrehrichtungen: horizontal, diagonal nach oben und diagonal nach unten zur gegenüberliegenden Seite. Durch die Anordnung der einzelnen Organe können sämtliche Bewegungen des Kopfes registriert und eingeordnet werden. Die Gleichgewichtsorgane arbeiten und wirken überwiegend ipsilateral, also gleichseitig nur auf einer Körperhälfte. Das bedeutet, das rechte Gleichgewichtssystem beeinflusst überwiegend die rechte Körperhälfte und das linke Gleichgewichtssystem wirkt auf die linke Körperhälfte.

Die beiden Gleichgewichtssysteme regulieren die für die Bewegung entscheidende reflexive Stabilität der jeweiligen Körperseite maßgeblich mit. Die aufgenommenen Informationen aus den Gleichgewichtsorganen werden zudem im Kleinhirn moduliert und verarbeitet. Gemeinsam regulieren Kleinhirn und Gleichgewichtsorgane die muskuläre Spannung der Streckmuskulatur, die uns aufrichtet – eine Grundvoraussetzung, um die eigene Haltung kontrollieren zu können und den Körper entsprechend auszurichten.

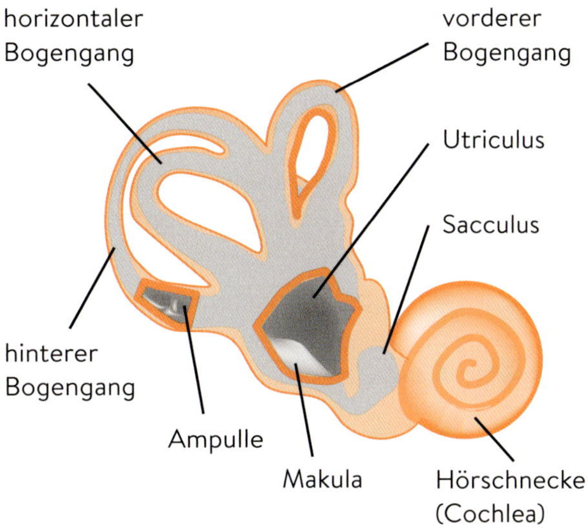

▶ *Das Gleichgewichtsorgan liegt im Innenohr und besteht aus den drei Bogengängen, die die Rotationsbeschleunigung messen, sowie den Makulaorganen, die die lineare Beschleunigung messen.*

Das Gleichgewichtssystem ist aus einer neurozentrierten Perspektive eines der wichtigsten Systeme – möglicherweise sogar das wichtigste System –, wenn es darum geht, die Grundlagen Ihrer Bewegung und Ihrer Leistungsfähigkeit zu optimieren. Im Folgenden werden Sie die Gleichgewichtsreflexe, die in verschiedenen Gleichgewichtskernen im Hirnstamm ausgelöst werden, kennenlernen. Diese sind von entscheidender Bedeutung, damit Ihr Kopf und Ihre Wirbelsäule stabilisiert werden. Es wird aufgezeigt, wie Sie diese testen und in ihrer Funktion verbessern können.

Hinweis: Wenn Sie merken, dass Ihnen manche der Übungen übermäßig schwerfallen, dann kann es sein, dass bei Ihnen größere Gleichgewichts- oder visuelle Probleme vorliegen. In diesen Fällen wäre ein grundlegender Aufbau der entsprechenden Systeme ratsam. Diese tiefergehende Aufarbeitung der bewegungssteuernden Systeme würde den Rahmen dieses Buches sprengen. Bitte suchen Sie sich hierzu einen Experten in Ihrer Nähe oder ziehen Sie das Grundlagenbuch *Training beginnt im Gehirn* heran, das ebenfalls im riva Verlag erschienen ist. Dort habe ich aufgezeigt, wie Sie die wichtigsten Aspekte der drei großen Systeme (visuelles, vestibuläres und propriozeptives System) testen und grundlegend auftrainieren können.

Der zervikozervikale Reflex

Ein wichtiger Reflex, der für eine optimale reflexive Stabilisierung des Kopf- und Nackenbereichs verantwortlich ist, ist der zervikozervikale Reflex. Aus dem Englischen abgeleitet, wird er auch CCR genannt (*cervicocollic reflex*). Dieser Reflex wird über die Bewegung der Halswirbelsäule ausgelöst, er steuert die Haltung von Kopf und Nacken, während der Körper sich unter dem fixierten Kopf bewegt. Diese Funktionen spielen vor allem auch im Training eine Rolle, wenn dieses Oberkörperrotationen beinhaltet, wie etwa bei Medizinballwürfen oder beim Core-Training mit Drehungen. Im Sport ist dieser Reflex zudem bei Richtungswechseln sowie Wurf- und Stoßbewegungen eine wichtige Grundlage, um eine optimale situationsspezifische Kraft zu gewährleisten.

▶ Test des zervikozervikalen Reflexes

Material: visuelles Ziel

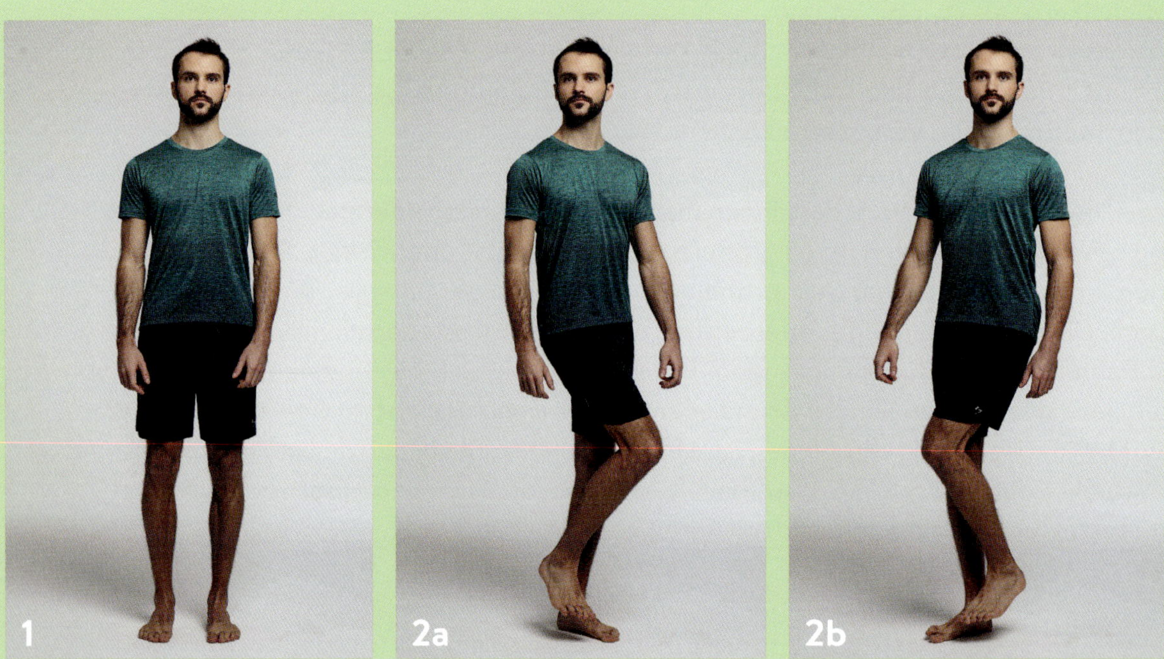

1. Nehmen Sie den neutralen Stand ein. Blicken Sie auf ein möglichst kleines, aber klar und deutlich erkennbares Ziel, das sich auf Augenhöhe befindet.
2. Aus dieser Ausgangsposition heraus beginnen Sie nun, auf der Stelle zu marschieren und Ihren Körper im Wechsel nach links und rechts zu rotieren, während Kopf und Blick weiter geradeaus gerichtet bleiben. Beginnen Sie mit einer Geschwindigkeit, die Sie gut kontrollieren können. Versuchen Sie, die Rotationsgeschwindigkeit nach und nach zu erhöhen. Wichtig ist hierbei, dass Ihr Kopf und Ihre Augen auf dem Ziel fixiert bleiben und Sie die ganze Zeit über versuchen, das visuelle Ziel deutlich und scharf zu erkennen. Können Sie stets ein klares Bild halten oder bewegt sich Ihr Kopf während der Übung mit oder verändert er seine Position? Sowohl ein unscharfes Bild als auch ein instabiler Kopf und Nackenbereich lassen darauf schließen, dass der zervikozervikale Reflex nicht hinreichend funktioniert.

Der Achtergang

Die sicherlich beste Möglichkeit, die Funktionalität beziehungsweise die Rahmenbedingungen des zervikozervikalen Reflexes zu verbessern, ist der Achtergang, auch Infinity-Walk genannt. Diese Übung verlangt eine gute Integration nahezu aller bewegungssteuernden Elemente. Der Körper muss während der Übung beständig unter dem fixierten Kopf und den fixierten Augen rotieren, um die Übung optimal zu meistern. Grundsätzlich gibt es nur zwei Vorgaben für die Ausführung der verschiedenen Achtergang-Varianten: Zum einen muss Ihr Oberkörper immer in Laufrichtung zeigen. Zum anderen müssen Sie Ihre Augen und Ihren Kopf immer auf das visuelle Ziel gerichtet halten. Sie sollten das visuelle Ziel stets scharf sehen und den Kopf, vor allem beim Umrunden der Markierungen, in einer neutralen Position halten: Kinn parallel zum Boden, langer Nacken.

Im Folgenden finden Sie zwei Varianten, die Sie nutzen können, um die Funktion des zervikozervikalen Reflexes zu optimieren, bevor Sie Ihr Krafttraining beginnen. Trainieren Sie zunächst die Grundvariante, um sich an die Aufgabenstellung und die Bewegungsdetails zu gewöhnen. Auch wenn Ihnen die Variante eventuell sehr leicht vorkommt, zeigt sie meist schon sehr gute Wirkungen. Wenn Sie sich sicher fühlen und Ihren Körper, Ihren Kopf und die Augen bei den Umrundungen optimal koordinieren können, gehen Sie zur zweiten Variante über. Diese verlangt Ihrem Nervensystem noch deutlich mehr Kontrolle ab.

▶ Grundvariante Achtergang

Materialien: zwei Markierungen für den Boden und ein visuelles Ziel

a–d Stellen Sie zwei gut sichtbare Markierungen im Abstand von 3 bis 5 Metern auf. Befestigen Sie gegenüber ein visuelles Ziel auf Augenhöhe, es muss mittig zwischen den Markierungen liegen. Beginnen Sie und gehen Sie der Form einer liegenden Acht folgend um die Markierungen am Boden: Gehen Sie zuerst mit der linken Schulter um die von Ihnen links liegende Markierung und dann in einer Diagonalen zur gegenüberliegenden Markierung. Diese umrunden Sie mit der rechten Schulter und folgen der liegenden Acht wieder über die Diagonale zur ersten Markierung. Durchlaufen Sie die gesamte liegende Acht 4- bis 5-mal.

Hinweis: Zu Beginn können Sie bei Bedarf ein größeres visuelles Ziel nutzen oder ohne ein visuelles Ziel arbeiten, bis sich die Integration verbessert hat und Ihr Gleichgewichtssystem bereit ist, den komplexen Vorgang der Blickstabilisierung zu integrieren. Des Weiteren können Sie sowohl das visuelle Ziel als auch die Laufgeschwindigkeit verändern.

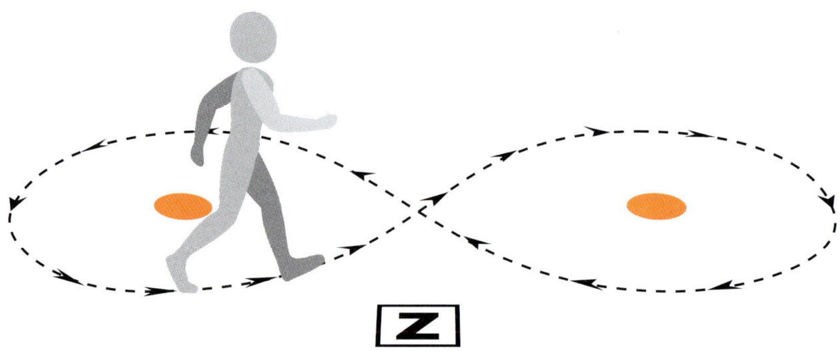

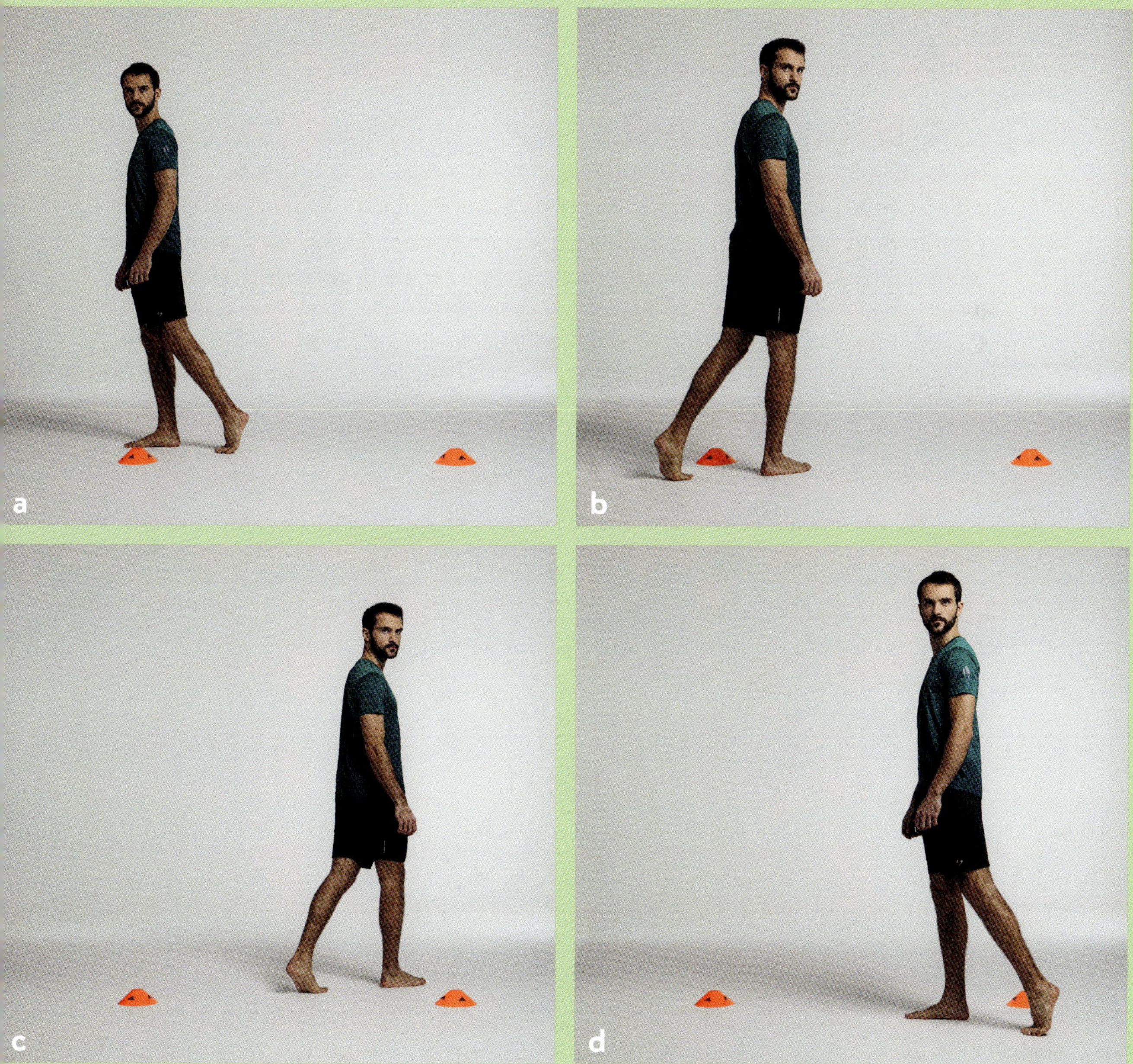
a
b
c
d

▶ Fortgeschrittenenvariante Achtergang

Materialien: zwei Markierungen für den Boden und ein visuelles Ziel

a–d Stellen Sie zwei gut sichtbare Markierungen im Abstand von 3 bis 5 Metern auf. Befestigen Sie gegenüber ein visuelles Ziel auf Augenhöhe, es muss mittig zwischen den Markierungen liegen. Beginnen Sie und gehen Sie der Form einer liegenden Acht folgend um die Markierungen am Boden: Gehen Sie zuerst mit der rechten Schulter um die von Ihnen aus gesehen rechts liegende Markierung und dann in einer Diagonalen zur gegenüberliegenden Markierung. Diese umrunden Sie mit der linken Schulter und folgen der liegenden Acht wieder über die Diagonale zur ersten Markierung. Durchlaufen Sie die gesamte liegende Acht 4- bis 5-mal.

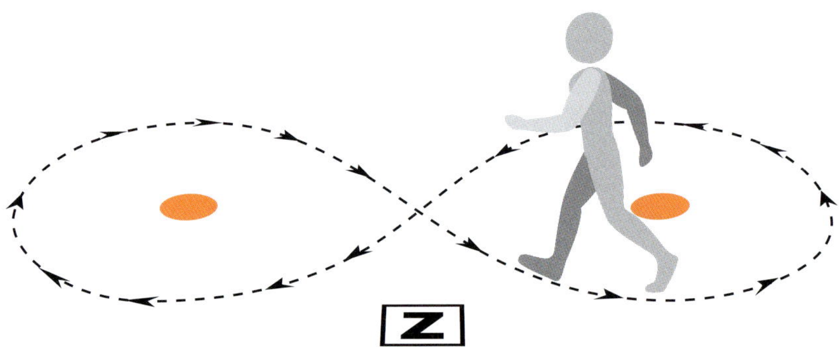

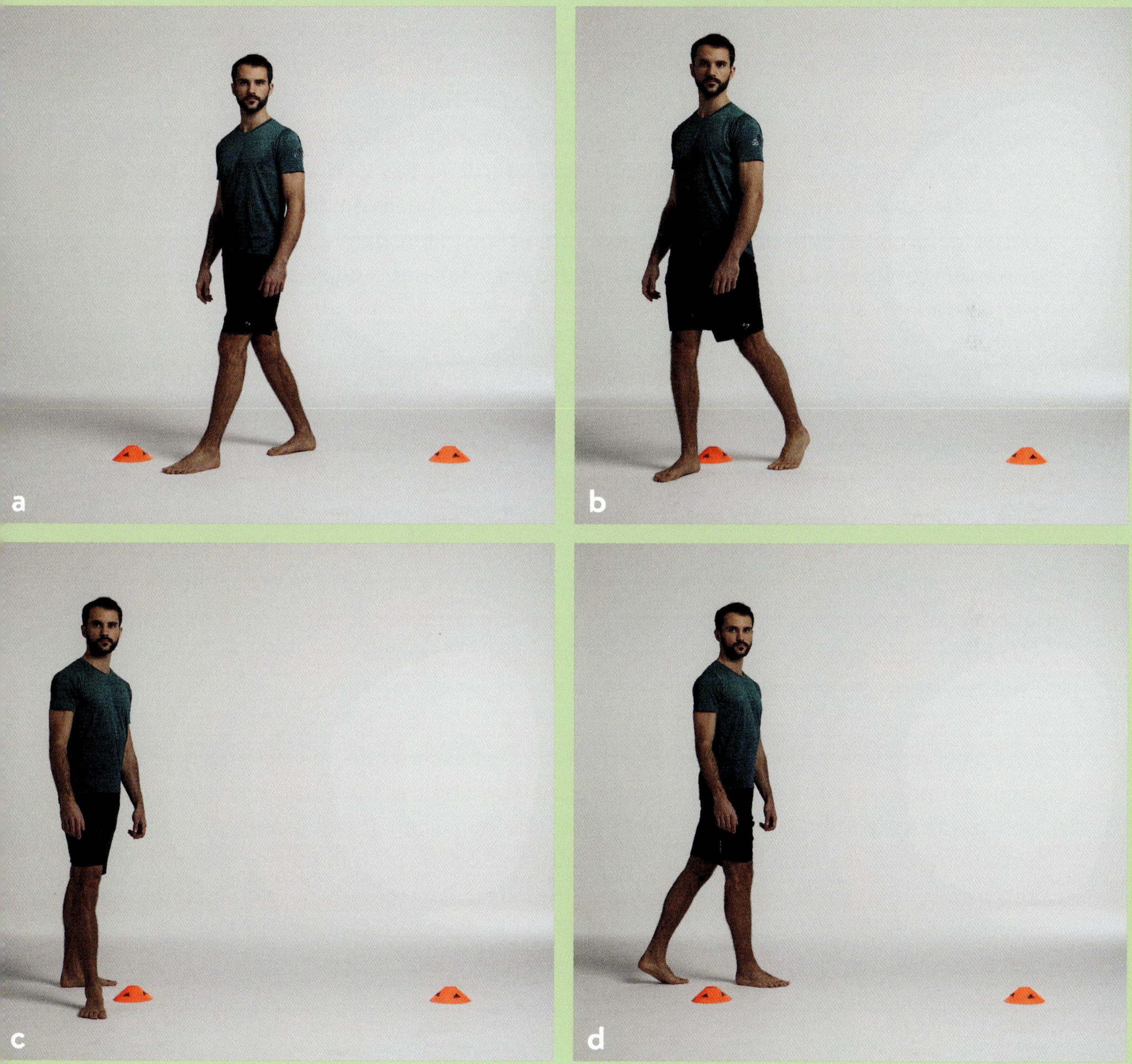
a
b
c
d

Der vestibulozervikale Reflex

Ein sehr entscheidender Reflex zur Stabilisierung von Kopf und Nacken ist der vestibulozervikale Reflex, der auch – angelehnt an die englische Bezeichnung *vestibulocollic reflex* – kurz VCR genannt wird. Der Großteil des VCR startet in den medialen Gleichgewichtskernen des Hirnstamms und verläuft über den Tractus vestibulospinalis medialis zur Zielmuskulatur. Hier stabilisiert und koordiniert er den Bereich des Kopfes, des Nackens und der Halswirbelsäule bis hinunter zum mittleren Bereich der Brustwirbelsäule. Es gibt verschiedene Möglichkeiten festzustellen, ob die Funktion dieses Reflexes eingeschränkt beziehungsweise ob die Aktivität der medialen Gleichgewichtskerne suboptimal ist.

Die meisten Informationen erhalten die medialen Gleichgewichtskerne aus den horizontalen Bogengängen der Gleichgewichtsorgane. Daher kann man zum Beispiel Rückschlüsse auf den VCR ziehen, indem man überprüft, ob sich nach einer Aktivierung dieser horizontalen Bogengänge abnormale, das heißt instabile und weniger kräftige körperliche Reaktionen zeigen. Die horizontalen Bogengänge werden durch einfache Kopfrotationen aktiviert. Rotieren Sie Ihren Kopf nach rechts, aktivieren Sie also Ihren rechten horizontalen Bogengang und mindern die Aktivität in Ihrem linken Bogengang. Bei einer Kopfrotation nach links werden der linke Bogengang und das linke Gleichgewichtssystem angesprochen, während die Aktivität des rechten Gleichgewichtssystems gemindert wird.

Im Folgenden werden Ihnen beispielhaft zwei Tests beschrieben, mit denen Sie herausfinden können, ob Ihre Leistung nach einer Aktivierung der horizontalen Bogengänge schwächer geworden ist. Hierfür benötigen Sie nur einen Trainingspartner, der Ihre Reaktionen auf die Aktivierung der horizontalen Bogengänge mithilfe leichter Krafttests überprüft. Zunächst wird mit einem Push-Test kontrolliert, ob die Stabilität der Haltung nach der Aktivierung der Bogengänge anders zu bewerten ist. Danach wird ein Muskeltest vorgestellt, mit dem Sie erfassen können, ob sich die muskuläre Spannung eines isolierten Muskels verändert.

▶ Push-Test zur Überprüfung abnormaler körperlicher Reaktionen auf Kopfrotationen

1. Nehmen Sie einen etwas mehr als schulterbreiten Stand ein. Beugen Sie leicht die Knie und lehnen Sie sich mit dem Oberkörper so weit nach vorn, bis Sie eine gefühlt stabile Position haben. Ihre Wirbelsäule ist locker und lang aufgerichtet, Sie halten Ihre Arme zur zusätzlichen Stabilisierung leicht gebeugt vor Ihrem Körper, Ihr Kopf befindet sich in einer neutralen Position. Aus dieser Ausgangsposition übt Ihr Trainingspartner über die linke Schulter und das Becken seitlich von links Druck gegen Sie aus. Der Druck sollte zunächst nur leicht und dann etwas stärker erfolgen. Spüren Sie, wie gut Sie die Position halten können, ohne aktiv gegen den Druck des Partners zu arbeiten. Dieser Test kann 1- bis 3-mal hintereinander ausgeführt werden.
2. Im Anschluss wechselt der Partner die Seite und führt den eben beschriebenen Test von rechts aus. Merken Sie sich, von welcher Seite es Ihnen schwerer fiel, dem Druck des Partners standzuhalten.

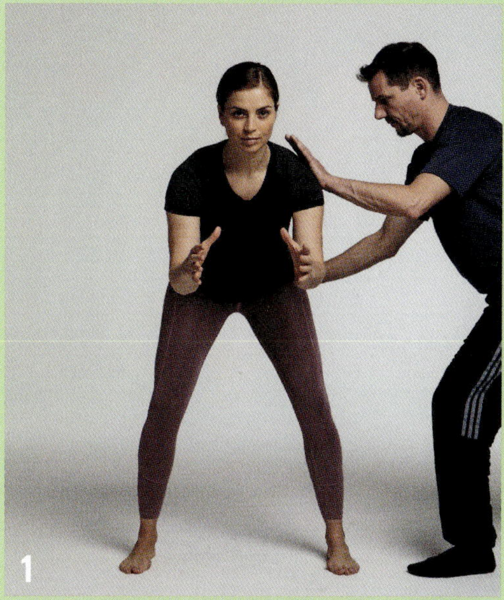

1

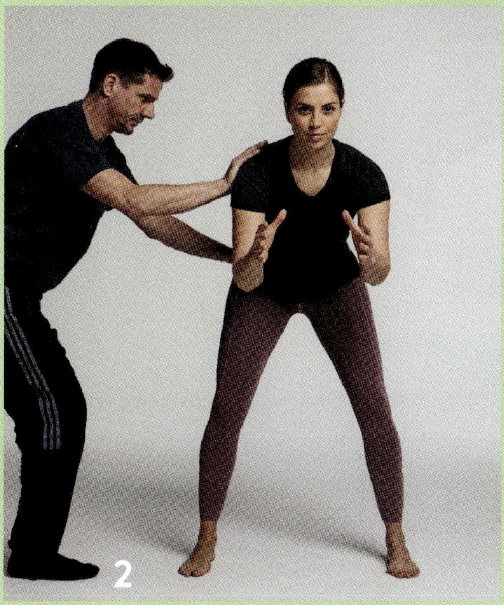

2

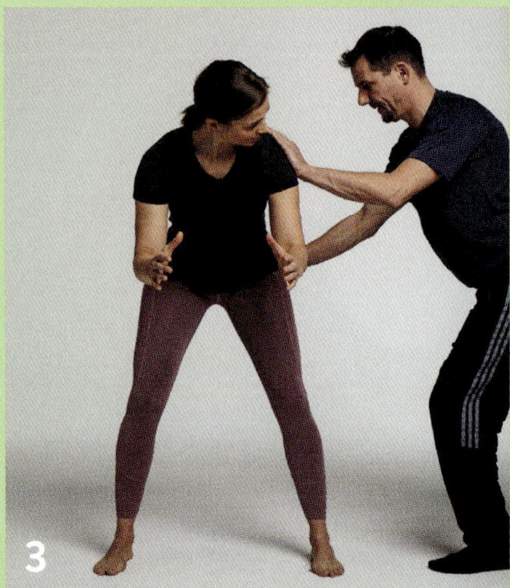

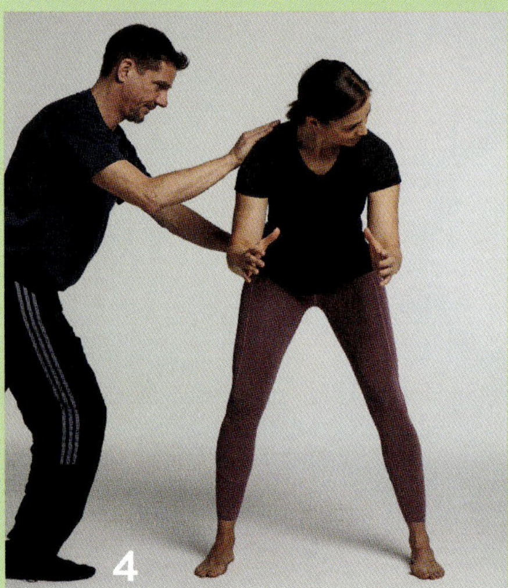

3. Der Partner wechselt nun erneut die Seite und Sie wiederholen den gleichen Test nur mit nach links rotiertem Kopf. Nehmen Sie hierfür erneut die Ausgangsposition ein, Ihr Kopf ist neutral. Wenn Sie einen sicheren Stand gefunden haben, rotieren Sie Ihren Kopf zügig nach links und der Trainingspartner übt über die linke Schulter und das Becken seitlich von links Druck gegen Sie aus. Der Druck sollte wieder zunächst nur leicht und dann etwas stärker erfolgen. Spüren Sie, wie gut Sie die Position halten können, ohne aktiv gegen den Druck des Partners zu arbeiten. Dieser Test kann 1- bis 3-mal hintereinander ausgeführt werden.
4. Halten Sie Ihren Kopf nach links rotiert. Ihr Partner wechselt die Seite und übt nun, wie beschrieben, Druck von rechts aus. Merken Sie sich, von welcher Seite es Ihnen schwerer fiel, dem Druck des Partners standzuhalten. Abschließend führen Sie den Push-Test mit nach rechts rotiertem Kopf aus. Auch hier übt Ihr Partner wieder von beiden Seiten Druck gegen Ihre Schulter und das Becken aus und prüft so Ihre Stabilität. Haben Sie immer gleich viel Kraft und Stabilität oder gibt es Unterschiede in den verschiedenen Kopfpositionen? Merken Sie sich, auf welcher Seite Ihre Kopfrotation Instabilität und Kraftverlust bewirkt hatte. Diese Seite sollten Sie stärker in Ihr Gleichgewichtstraining integrieren.

Testergebnisse: Abnormale körperliche Reaktion auf Kopfrotationen

	Kopfrotation nach rechts	Kopfrotation nach links
Druck von rechts		
Druck von links		

▶ Abduktorenkrafttest als Überprüfung abnormaler körperlicher Reaktionen auf Kopfrotationen

Material: Matte

Ein weiteres, stärker isoliertes Vorgehen besteht im Testen der Muskulatur, während sich Ihr Kopf in einer Rotation befindet. Hierbei werden weniger die globalen Stabilisierungseigenschaften, sondern vielmehr die lokalen Muskelspannungen überprüft. Wichtig ist, dass Sie Muskeln testen, die nicht stark in Beuge- oder Streckbewegungen involviert sind. Jede Veränderung einer Kopf- oder Augenposition wirkt sich immer auf die muskulären Spannungsmuster der Beuge- oder Streckmuskulatur aus. Um diese Effekte zu minimieren, eignen sich besonders Muskeln, die Ihre Arme oder Beine nach außen bewegen, die sogenannten Abduktoren.

1. Nehmen Sie die Rückenlage ein. Ihre Wirbelsäule ist lang und entspannt und Ihr Kopf ist in einer neutralen Position. Ihr Trainingspartner befindet sich bei Ihren Füßen.

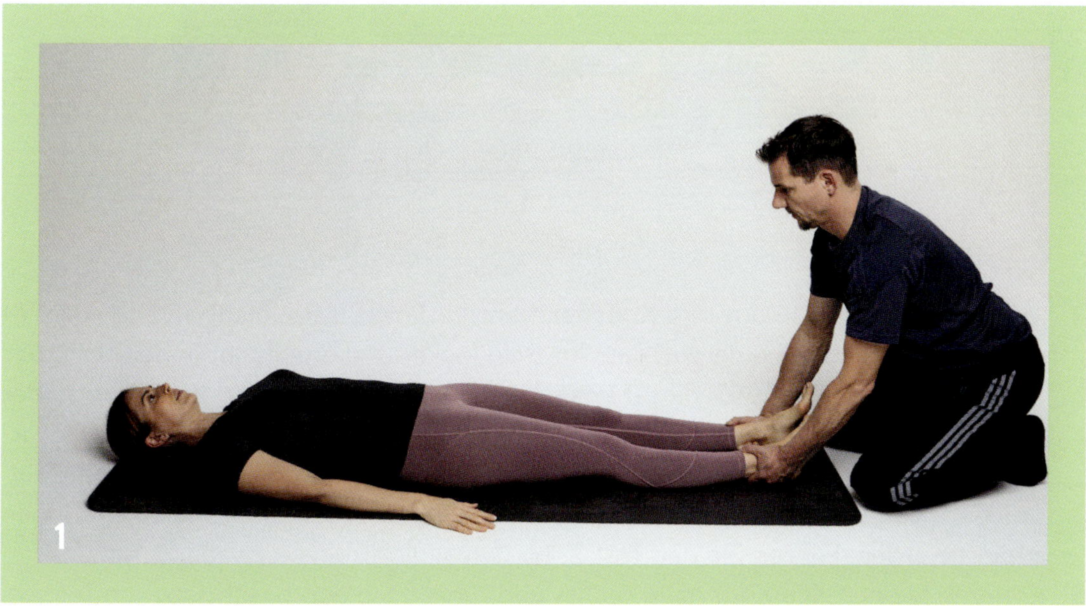

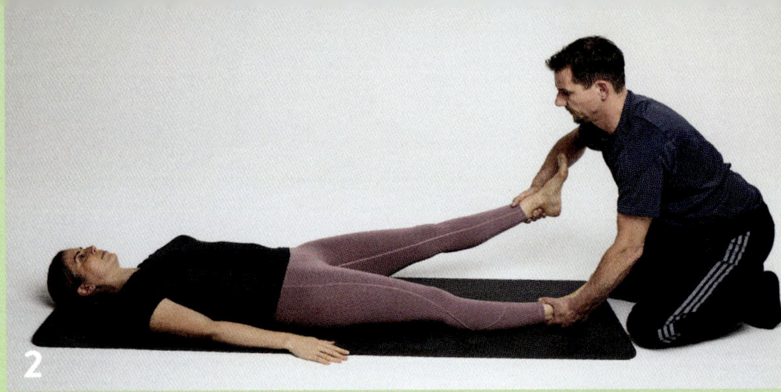

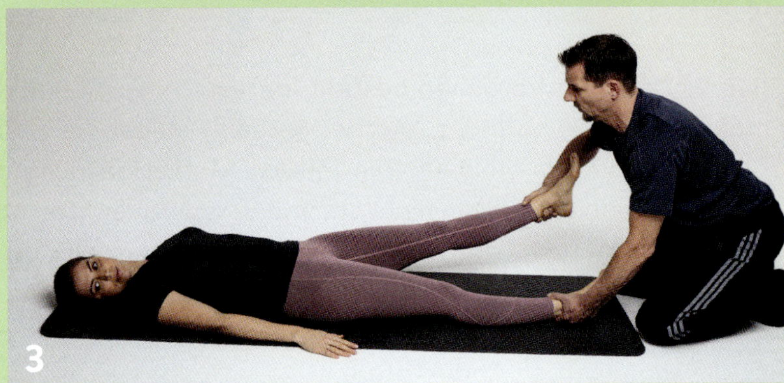

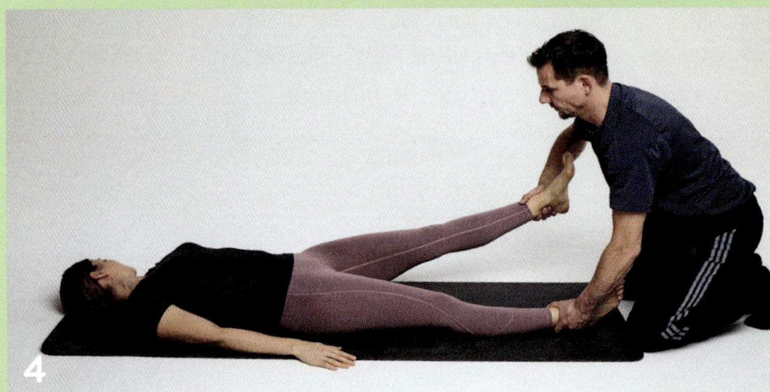

2. Ihr Partner greift nun um Ihre Knöchel, hebt Ihr linkes Bein leicht an und führt es nach außen. Achten Sie darauf, dass Ihr Bein locker und entspannt in der Hand des Trainingspartners liegt. Aus dieser Position üben Sie nun Druck gegen die Hand des Trainingspartners nach außen aus. Sobald der Trainingspartner Ihren Druck wahrnimmt, beginnt er den Krafttest, indem er gegen das Bein nach innen Druck ausübt. Der Druck sollte nicht zu schnell aufgebaut werden und immer zuerst von Ihnen initiiert werden. Führen Sie den Test 2- bis 3-mal hintereinander aus.
3. Rotieren Sie nun den Kopf nach rechts und führen Sie den beschriebenen Test erneut jeweils 2- bis 3-mal hintereinander aus.
4. Rotieren Sie den Kopf nach links und führen Sie den Test auch 2- bis 3-mal aus.

Testergebnisse: Veränderungen des Abduktorenkrafttests durch Kopfrotationen		
	Kopfrotation nach rechts	**Kopfrotation nach links**
Abduktorenkraft		

Wie verändert sich die Kraft durch die verschiedenen Kopfpositionen? Gibt es eine Kopfposition, durch die sich Ihre Kraft verringert? Bitte merken Sie sich diese Seite für das anschließende Training. Diese Seite soll gezielt verbessert werden. Sie können den Test selbstverständlich auch mit dem anderen Bein ausführen. Wählen Sie die Seite, bei der der Test in der neutralen Position stärker ausfällt.

Funktionelle Verbesserung des VCR

Wie schon einmal angeschnitten, starten Großteile des VCR in den medialen Gleichgewichtskernen im Stammhirn, speziell im Bereich des Pons. Um diesen wichtigen Reflex zu verbessern, eignen sich zum einen Übungen, deren afferente (zum Gehirn führende) Signale in genau diese medialen Gleichgewichtskerne laufen. Hierdurch wird eine vermehrte neuronale Aktivität erwirkt. Zum anderen kann über die Hirnnerven, die ihren Ursprung in dem Pons haben, auch Einfluss auf die Aktivitätsstrukturen genommen werden, in denen sich die medialen Kerne befinden. Hierdurch ergeben sich verschiedene Möglichkeiten, diesen äußerst wichtigen Aspekt der reflexiven Stabilisierung und der reflexiven Haltungsregulation durch spezifische Übungen gezielt zu verbessern.

Tipps für die Übungsausführung

Um die Übungen einfacher zu gestalten, können Sie zu Beginn die Standfläche vergrößern, also einen breiteren Stand nutzen als beim neutralen Stand angegeben. Sie können auch im Sitzen arbeiten oder einen kleineren Bewegungsumfang wählen. Beschleunigen Sie Ihren Kopf grundsätzlich nur in einem Bewegungsausmaß, der Ihnen noch angenehm erscheint! Drehen Sie den Kopf am Anfang also nicht zu weit – arbeiten Sie sich lieber Stück für Stück vor. Um das Training herausfordernder zu gestalten oder zu variieren, erhöhen Sie die Instabilitätsanforderungen, indem Sie die Standfläche nach und nach verkleinern – vom neutralen Stand über eine geschlossene Fußposition bis hin zum Einbeinstand.

▶ Nackenisometrie

Ein leichter Weg, die Rahmenbedingungen des VCR zu verbessern, besteht darin, die Nackenmuskulatur zu stärken. Nur mithilfe der Nacken- und Halsmuskulatur kann der Kopf überhaupt bewegt werden. Die Nackenmuskulatur kann daher, funktionell betrachtet, als erweiterter Teil des Gleichgewichtssystems gesehen werden.

Durch eine Aktivierung der Nackenmuskulatur werden Signale in die medialen Gleichgewichtskerne gesendet und dort verarbeitet. Die Nackenmuskulatur der rechten Seite aktiviert hierbei mehr Ihren rechten Gleichgewichtskern und die linke Seite den linken. Das Training der Nacken- und Halsmuskulatur ist ein guter Weg, die Gleichgewichtskerne rechts oder links isoliert anzusteuern.

Eine schnelle, effektive und sichere Methode, einen Muskel zu trainieren, sind isometrische Muskelkontraktionen, bei denen der Muskel nur Haltearbeit verrichtet, ohne sich sichtbar zu bewegen. Vor allem der sensible Bereich des Nackens sollte durch isometrische Muskelarbeit gekräftigt werden. Das Training der Nackenmuskulatur erfolgt in drei Positionen:

- In der neutralen Kopfposition
- In einer Kopfposition mit circa 30 bis 45 Grad zur Seite rotiertem Kopf
- In der maximalen Rotationsstellung am Ende der Bewegungsweite

Hatten Sie abnormale körperliche Reaktionen oder Krafteinbußen beispielsweise bei einer Rotation des Kopfes nach rechts, sollten Sie hier die Nackenisometrie rechts trainieren, um den VCR rechts zu verbessern, und umgekehrt.

1. Nehmen Sie den neutralen Stand ein und rollen Sie das Kinn leicht ein. Legen Sie den Zeigefinger der rechten Hand oberhalb der rechten Schläfe und den Daumen auf Höhe des Wangenknochens seitlich an Ihren Kopf. »Drehen« Sie aus dieser Position nun Ihren Kopf jeweils für 3 bis 5 Sekunden gegen den Widerstand der Finger leicht zur rechten Seite.
2. Gehen Sie dann in die nächste Position über, indem Sie Ihren Kopf circa 30 bis 45 Grad nach rechts rotieren und drücken Sie auch hier 3 bis 5 Sekunden gegen

den Widerstand der Finger. Führen Sie die Übung nun 2- bis 3-mal hintereinander in dieser Position aus.

3. Bringen Sie den Kopf als Nächstes in die maximale Rotationsstellung und drücken Sie für 3 bis 5 Sekunden gegen den Widerstand der Finger. Führen Sie die Übung auch hier 2- bis 3-mal hintereinander aus.

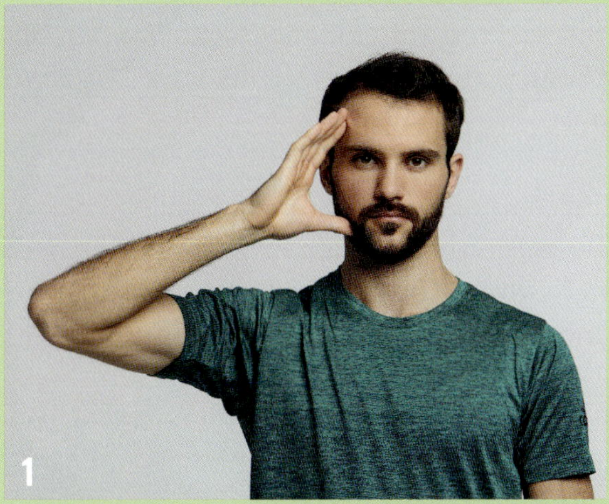
1

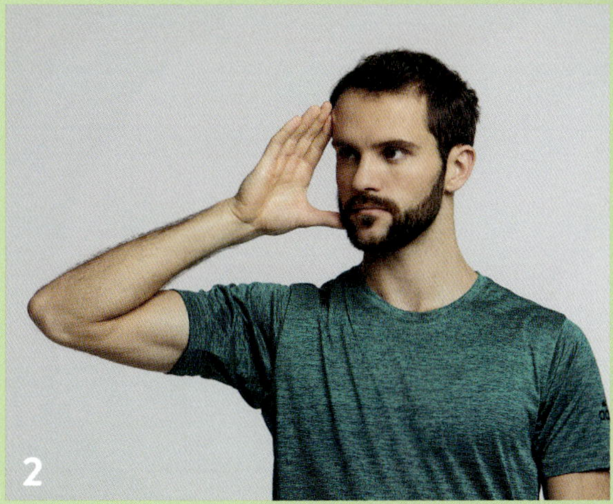
2

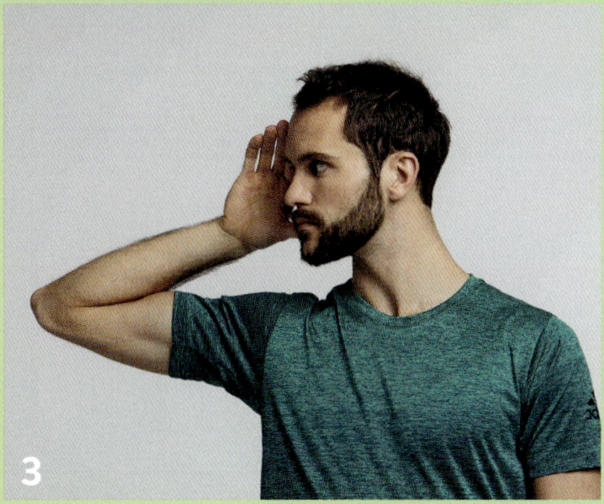
3

▶ Aktivierung durch Nein-Nein-Bewegungen

Material: zwei visuelle Ziele oder die eigenen Hände

Durch eine Nein-Nein-Bewegung werden genau die horizontalen Gleichgewichtskanäle aktiviert, deren Signale hauptsächlich in die medialen Gleichgewichtskerne im Hirnstamm laufen. Nein-Nein-Bewegungen sind ein hervorragendes Mittel, die medialen Gleichgewichtskerne auf unkomplizierte Weise global zu aktivieren. Das heißt, egal auf welcher Seite sich bei Ihnen Defizite im VCR gezeigt haben, diese Übung können Sie anwenden.

1. Nehmen Sie den neutralen Stand ein und rollen Sie den Kopf etwas ein, sodass Sie ein leichtes Doppelkinn haben. Heben Sie Ihre Arme gestreckt bis auf Schulterhöhe an und drehen Sie Ihren Kopf nach rechts, sodass Sie auf Ihre rechte Hand blicken. Falls Sie ein anderes visuelles Ziel verwenden, sollte sich dieses auf Augenhöhe in einem Winkel von etwa 45 Grad befinden.
2. Drehen Sie Ihren Kopf im Anschluss sofort nach links zur linken Hand. Rotieren Sie Ihren Kopf zügig bis impulsiv für 30 bis 60 Sekunden in einer Nein-Nein-Bewegung nach rechts und links zu den Händen beziehungsweise den visuellen Zielen. Kopf und Blick sollten jeweils kurz stabil und präzise auf das Ziel ausgerichtet sein, bevor Sie Ihren Kopf in die andere Richtung beschleunigen.

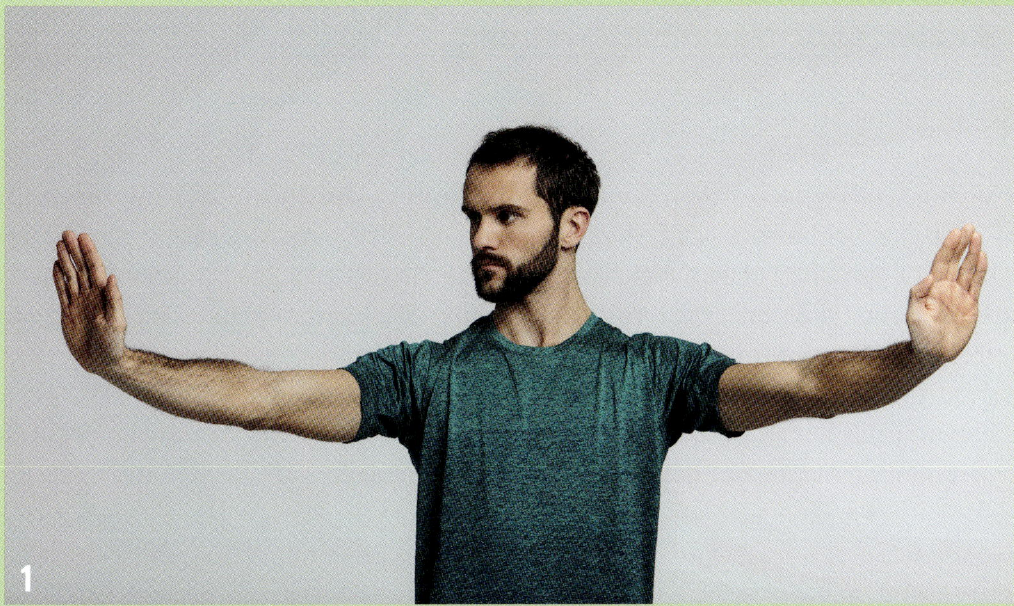

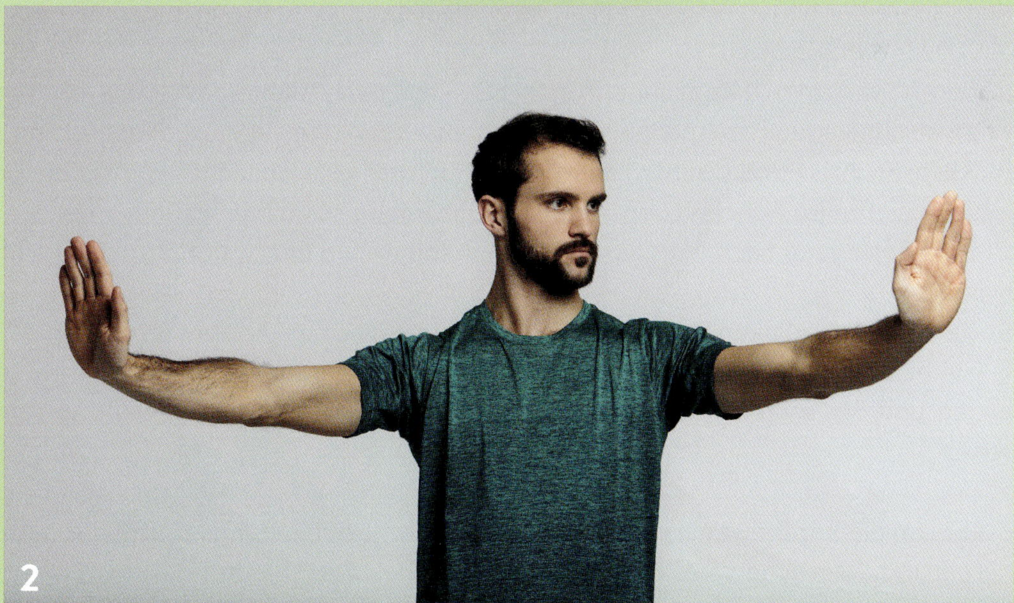

▶ Aktivieren der Bogengänge durch eine synchrone Augen-Kopf-Nacken-Bewegung

Material: Vision Stick

Der VCR ist mitverantwortlich für eine Stabilisierung und Koordination Ihrer Augen-, Kopf- und Nackenbewegung. Daher können Sie durch eine synchrone Koordination von Kopf, Augen und Nacken viel Aktivität in den medialen Gleichgewichtskernen erzeugen und die Funktionalität Ihres VCR verbessern. Hierbei aktivieren Bewegungen nach rechts Ihren rechten VCR und verbessern damit stärker die Stabilität der rechten Seite. Durch eine Bewegung nach links wird entsprechend Ihr linker VCR aktiviert und die Stabilität der linken Körperhälfte optimiert. Dies macht die Aktivierung zu einem hervorragenden Mittel, um gezielt eine Seite aufzutrainieren.

1. Nehmen Sie den neutralen Stand ein und halten Sie einen Vision Stick mit ausgestrecktem rechtem Arm auf Augenhöhe vor Ihrer Nase, Sie können auch einen Kugelschreiber benutzen oder ein anderes visuelles Ziel. Achten Sie darauf, dass Sie ein klares Bild erhalten.
2. Rotieren Sie Arm und Kopf synchron 3- bis 5-mal nach rechts, wobei Sie jeweils am Ende der Bewegung entspannen, den Arm absenken und zur Ausgangsposition zurückkehren. Nase und Daumen sollten dabei immer eine gedachte Linie bilden, das visuelle Ziel sollte während der gesamten Bewegung scharf gesehen werden.
3. Um die Bewegung nach links auszuführen, nehmen Sie den Vision Stick in die linke Hand.
4. Rotieren Sie den linken Arm und den Kopf wie zuvor beschrieben synchron 3- bis 5-mal nach links. Auch hier sollten Nase und Daumen immer eine gedachte Linie bilden und Sie sollten das visuelle Ziel während der gesamten Bewegung scharf sehen.

Hinweis: Um die Kopfbewegung zu unterstützen, dreht sich anfangs häufig der gesamte Körper mit. Versuchen Sie, dies zu vermeiden. Bewegen Sie nur den Arm und den Kopf und halten Sie Ihren Oberkörper ruhig und aufrecht.

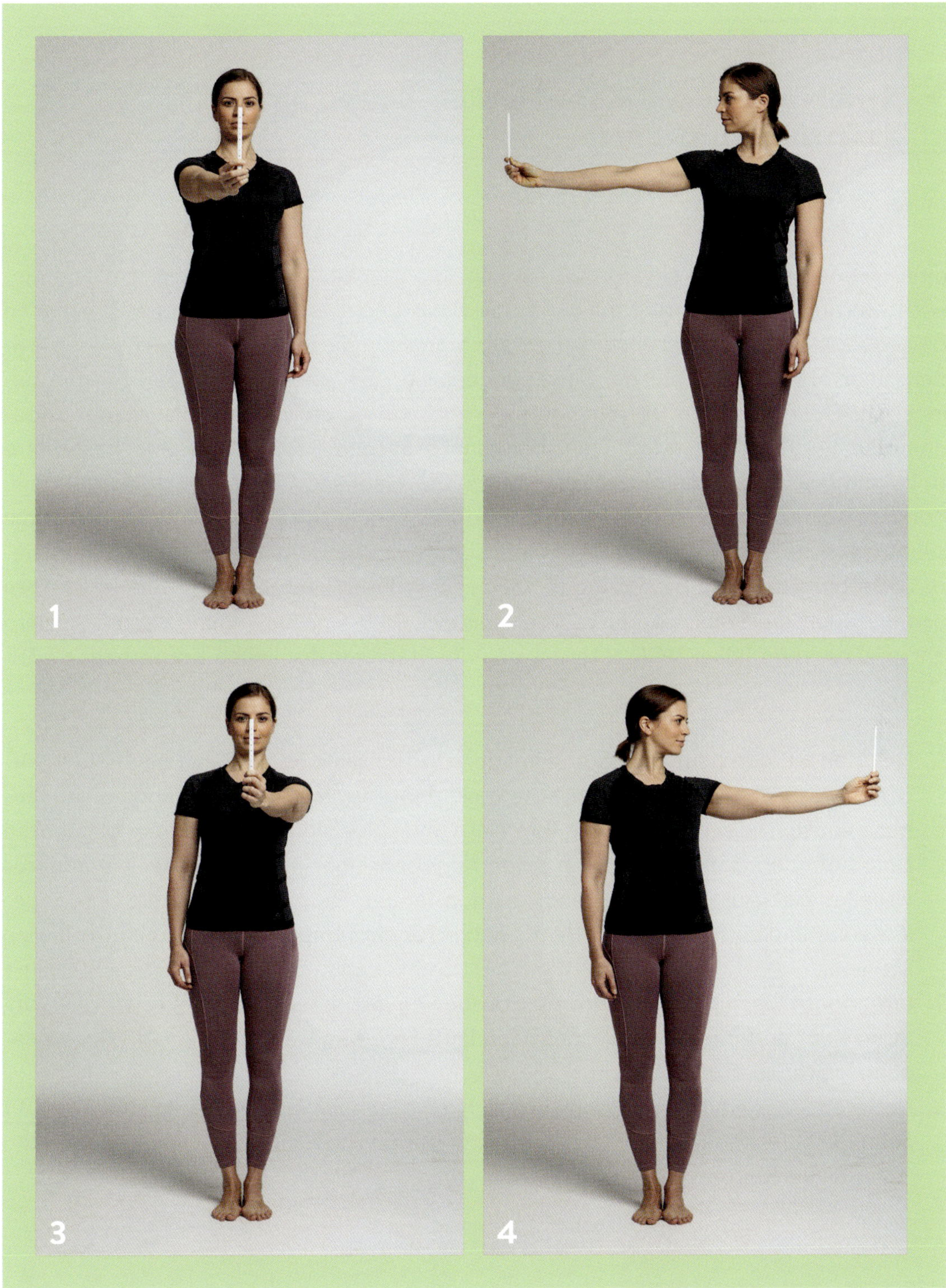
1
2
3
4

▶ Synchrone Augen-Kopf-Nacken-Bewegung mit zusätzlichem Wippen

Material: Vision Stick

Eine gute Möglichkeit, eine große Menge von Signalen in die medialen Gleichgewichtskerne zu senden, besteht darin, die Basissynchronisationsübung mit weiteren Bewegungen zu kombinieren, die ebenfalls Signale in diesen Gleichgewichtskern senden. Sehr effektiv sind hierbei Bewegungen, die Auf- und Abbeschleunigungen beinhalten. Denn vertikale Bewegungen werden von einem der Makulaorgane aufgenommen und weitergeleitet. Der sogenannte Sacculus spielt hier eine besondere Rolle, denn seine Signale gehen ebenfalls in die medialen Gleichgewichtskerne. Eine Kombination aus einer Wippbewegung und der Synchronisationsübung ist daher ein sehr effektives Mittel, die jeweiligen medialen Gleichgewichtskerne gezielt zu aktivieren. Hierbei aktivieren Bewegungen nach rechts Ihren rechten VCR und verbessern damit stärker die Stabilität der rechten Seite. Durch eine Bewegung nach links wird entsprechend Ihr linker VCR aktiviert und die Stabilität der linken Körperhälfte optimiert.

1. Nehmen Sie den neutralen Stand ein, Ihre Wirbelsäule ist lang und nach oben aufgerichtet. Sie blicken auf den Vision Stick, den Sie mit der linken Hand auf Augenhöhe vor sich halten, sodass sich Ihre Nase und der Vision Stick auf einer gedachten Linie befinden. Sie können auch einen Kugelschreiber benutzen oder ein anderes visuelles Ziel. Aus dieser Ausgangsposition fangen Sie nun an, über die Sprunggelenke auf und ab zu wippen. Wählen Sie hierfür ein Tempo, das Sie gut kontrollieren können.
2. Integrieren Sie nun die Synchronisationsbewegung, indem Sie synchron Ihren Arm, Ihren Kopf und Ihren Oberkörper nach links rotieren, während Sie die Wippbewegung weiter ausführen.
3. Rotieren Sie so weit, wie es Ihnen möglich ist. Lösen Sie die Bewegung am Endpunkt auf und kehren Sie wieder in die Ausgangsposition zurück. Führen Sie die Bewegung 3- bis 5-mal hintereinander aus.

Hinweis: Sollte Ihnen das Wippen schwerfallen, können Sie gern Ihre Standfläche erweitern, indem Sie sich etwas breiter hinstellen. Dies verschafft einen stabileren Halt und gibt mehr Sicherheit. Ist dies immer noch zu anspruchsvoll, kehren Sie zur Basisübung (Seite 58/59) zurück oder probieren Sie die Variante aus, die sich dieser Übung hier anschließt. Ist eine Integration von Auf- und Abbewegungen jedoch überhaupt nicht möglich, ist es ratsam, zunächst isoliert die Fähigkeit zur vertikalen Beschleunigung aufzubauen. Nutzen Sie hierfür die Übung »Wippen mit visuellem Ziel« auf Seite 65.

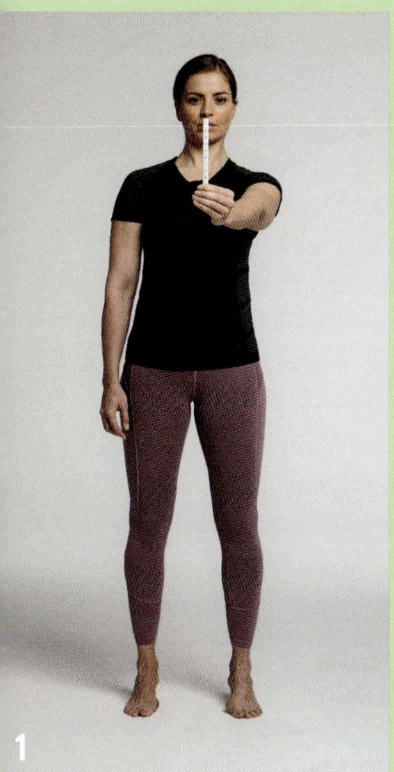

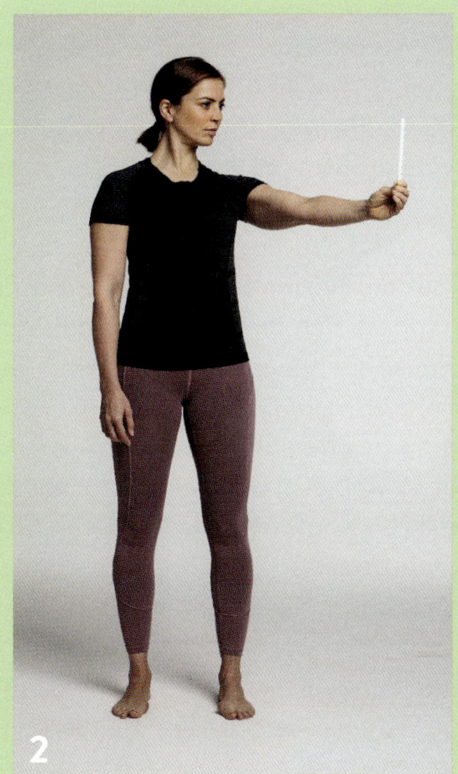

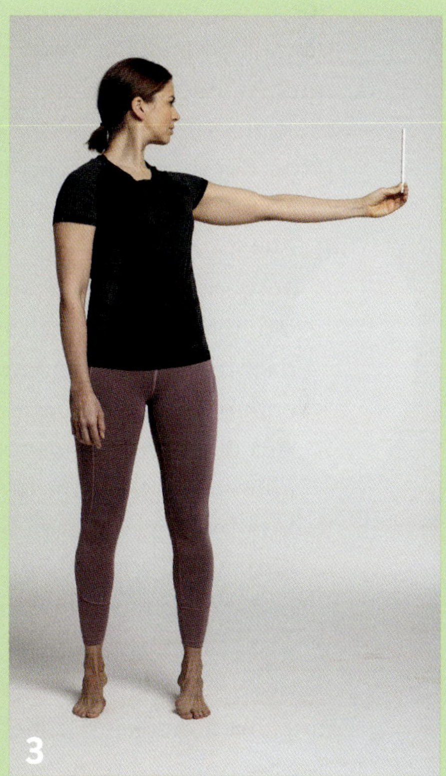

▶ Synchronisation mit Ausfallschritt und Oberkörperrotation

Material: Vision Stick

Die nächste Möglichkeit, schnell und effektiv die Rahmenbedingungen des VCR zu verbessern, ist eine erweiterte Variante der Synchronisationsbewegung. Neben den Signalen, die aus der vertikalen Beschleunigung kommen, werden auch Informationen aus der Brustwirbelsäule und Signale, die bei linearen horizontalen Beschleunigungen über den Utriculus aufgenommen werden, zu Teilen in die medialen Gleichgewichtskerne gesendet. In der Praxis bieten sich daher weitere Möglichkeiten, einfach und wirkungsvoll die Rahmenbedingungen des VCR zu verbessern und über eine komplexe Integration mehrerer Komponenten die essenzielle Stabilisierung von Kopf, Augen und oberer Wirbelsäule zu erhöhen. Hierbei wird die Bewegung durch einen seitlichen Ausfallschritt verlängert und anschließend in eine größtmögliche Oberkörperrotation eingebunden.

1. Nehmen Sie den neutralen Stand ein, Ihre Wirbelsäule ist lang und locker nach oben aufgerichtet. Sie blicken auf den Vision Stick, den Sie mit der linken Hand auf Augenhöhe vor sich halten, sodass sich Ihre Nase und der Vision Stick auf einer gedachten Linie befinden. Sie können auch einen Kugelschreiber benutzen oder ein anderes visuelles Ziel.
2. Aus dieser Ausgangsposition machen Sie nun einen Ausfallschritt zur linken Seite. Führen Sie den Schritt nur so weit aus, wie Sie sich noch sicher fühlen.
3. Von hier aus rotieren Sie Ihren Kopf, den Arm und den Oberkörper so weit nach links, wie Sie noch die Synchronisation gewährleisten können. Kommen Sie zurück in die Ausgangsposition und führen Sie die Übung 3- bis 5-mal hintereinander aus.

Hinweis: Durch diese Varianten der Synchronisationsbewegung lassen sich die rechten und linken medialen Gleichgewichtskerne isolierter trainieren und ansteuern. So können Sie gezielt Ihre schwache Seite auftrainieren, also die Seite, bei der sich die abnormalen körperlichen Reaktionen zeigten. Hatten Sie Kraft und Stabilisierungsprobleme durch Ihre Kopfrotation nach links, sollten Sie vermehrt die Synchronisationsübungen für das linke Gleichgewichtssystem durchführen beziehungsweise im umgekehrten Fall für die rechte Seite. Möchten Sie die Bewegung der linken Körperseite stabilisieren, führen Sie die Übungen nach links aus, und zur Stabilisierung der rechten Körperseite entsprechend nach rechts.

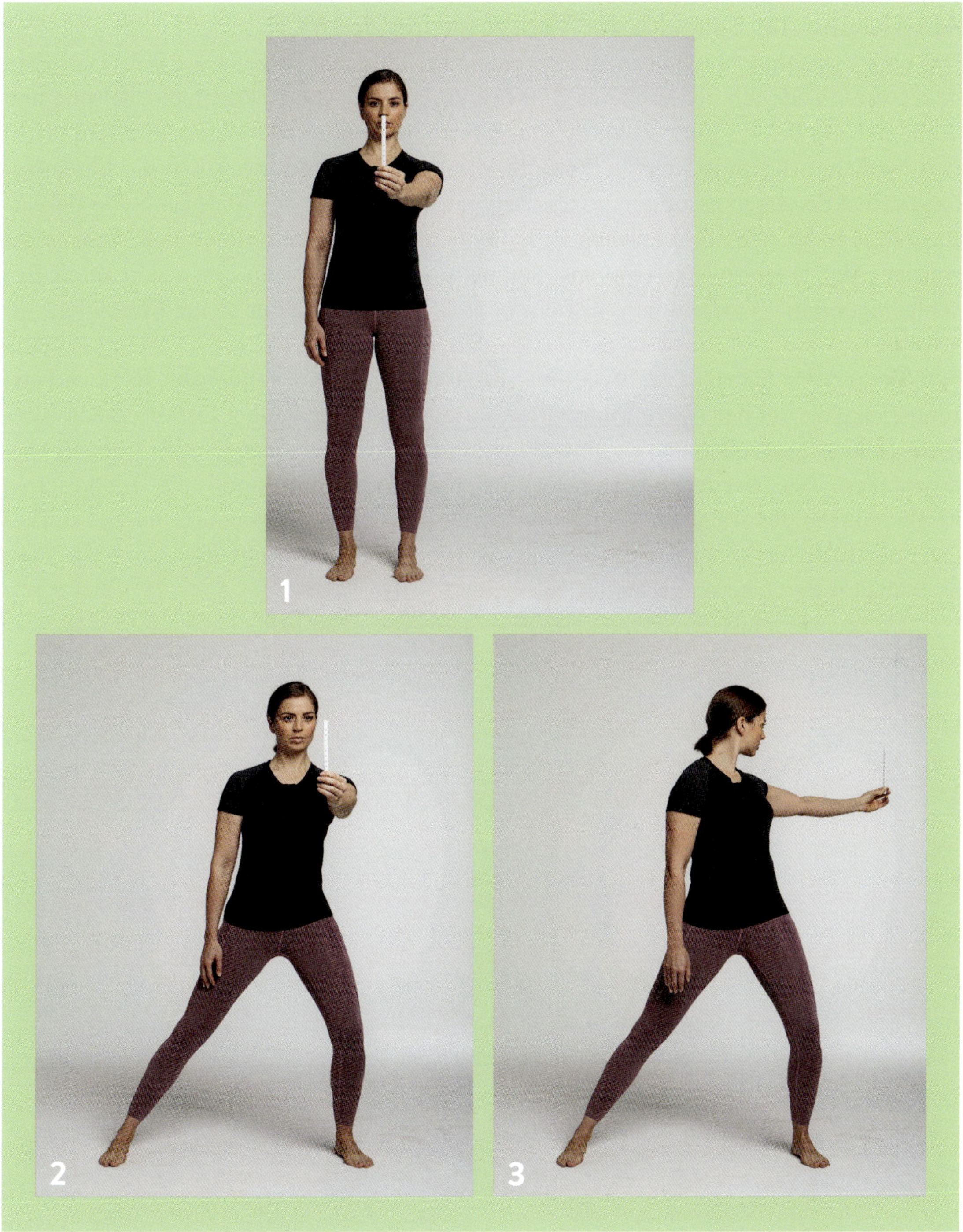
1
2
3

Aktivierung des Sacculus zur Verbesserung des VCR

Das Sacculus-Organ misst vertikale Beschleunigungen und liefert diese Informationen an die verschiedenen Bereiche des Gehirns, das mithilfe dieser Daten die Haltung und Stabilisierung des Körpers einleitet. Die Informationen gelangen zudem ebenfalls zu den medialen Gleichgewichtskernen, die diese Daten integrieren, um die bestmöglichen Reaktionen zu erstellen. Insofern hängt die Qualität des VCR auch von den Informationen ab, die bei vertikalen Beschleunigungen aufgenommen und verarbeitet werden. Vor allem im Krafttraining beinhalten viele Übungen diese vertikalen Beschleunigungen – Kniebeugen, Ausfallschritte, Sprünge sind nur einige Beispiele.

Funktioniert Ihr Sacculus nicht optimal, hat das immer Konsequenzen für Ihre Leistungsfähigkeit bei der Ausführung einer horizontalen Bewegung. Daher ist das Aktivieren dieses Systems generell sinnvoll, um das Bestmögliche aus Ihrem Training herauszuholen. Sie werden sehen, wie Sie hierdurch zum einen die technischen Komponenten des Trainings schnell verbessern und zum anderen, um wie viel stärker Sie innerhalb einer vertikalen Bewegung werden. Dazu kommt ebenfalls noch ein Mehr an Stabilität durch einen verbesserten VCR.

▶ Wippen mit visuellem Ziel

Material: visuelles Ziel

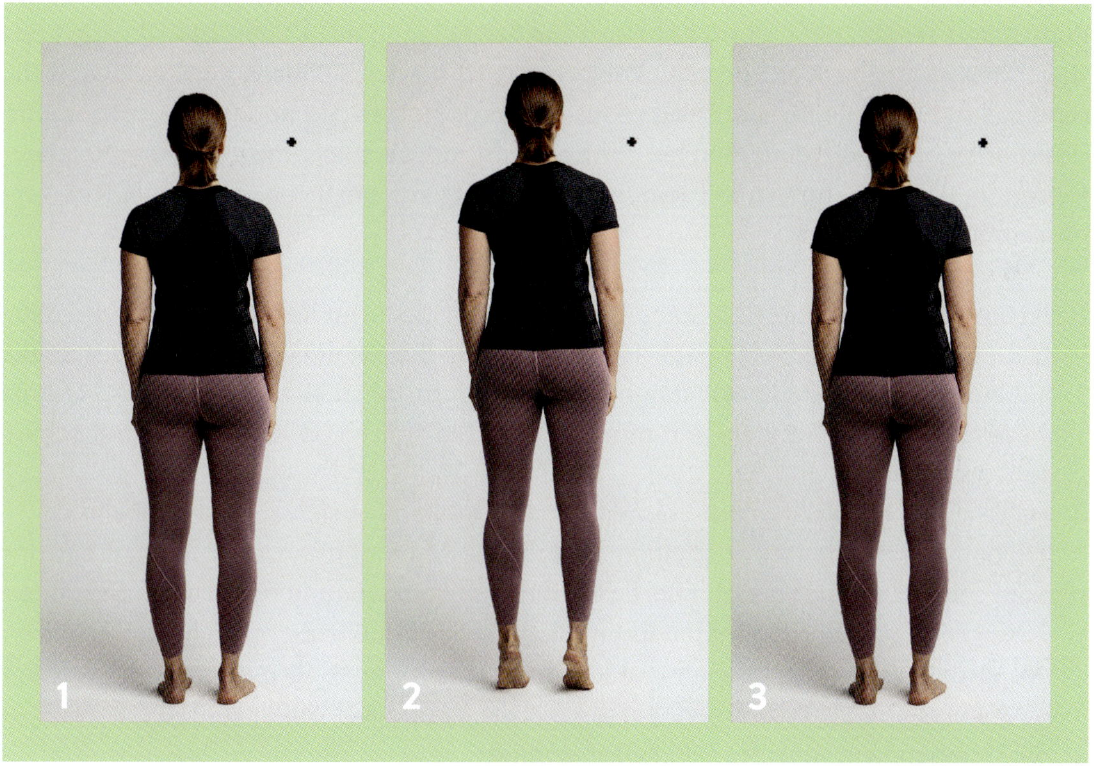

1. Nehmen Sie den neutralen Stand ein und halten Sie Ihren Kopf entspannt und neutral. Blicken Sie auf ein visuelles Ziel, das direkt auf Augenhöhe gerade vor Ihnen fixiert ist, zum Beispiel an einer Wand. Dieses visuelle Ziel sollte dabei so klein wie möglich sein, Sie sollten es jedoch klar und scharf sehen können.
2. Stellen Sie sich nun auf die Fußballen und wippen Sie rhythmisch in kleinen zügigen Bewegungen auf und ab. Wippen Sie zuerst nach oben.
3. Dann wippen Sie sofort nach unten. Führen Sie diese Wippbewegung für 10 bis 15 Sekunden aus. Halten Sie währenddessen Ihren Blick auf das visuelle Ziel gerichtet. Sie sollten das visuelle Bild scharf sehen und klar fixieren können. Sollte es unscharf werden oder kurzzeitig verschwinden, passen Sie die Wippgeschwindigkeit so an, dass Sie durchgehend ein scharfes Bild halten können.

▶ Wippen in Seitneigung mit visuellem Ziel

Um das rechte beziehungsweise das linke Sacculus-Organ gezielt zu adressieren, neigen Sie Ihren Kopf einfach in die gewünschte Richtung und führen Sie das Sacculus-Wippen mit seitlich geneigtem Kopf aus. Die Seitneigung des Kopfes bewirkt, dass das Gleichgewichtssystem auf der Seite aktiviert wird, zu der Sie Ihren Kopf neigen, während die Aktivität der Gegenseite reduziert wird. Hatten Sie abnormale körperliche Reaktionen oder Krafteinbußen bei der Kopfrotation, beispielsweise nach rechts, dann führen Sie diese Übung mit Seitneigung nach rechts aus, um Ihren rechten VCR zu verbessern, und umgekehrt.

1. Nehmen Sie den neutralen Stand ein und halten Sie Ihren Kopf entspannt und neutral. Neigen Sie Ihren Kopf nach links und blicken Sie auf ein visuelles Ziel, das direkt auf Augenhöhe gerade vor Ihnen fixiert ist, zum Beispiel an einer Wand. Dieses visuelle Ziel sollte so klein wie möglich sein, Sie sollten es jedoch klar und scharf sehen können.
2. Halten Sie Ihren Kopf in der Seitneigung und stellen Sie sich auf die Fußballen.
3. Wippen Sie rhythmisch in kleinen zügigen Bewegungen auf und ab, während Ihr Kopf seitlich geneigt bleibt. Führen Sie diese Wippbewegung für 10 bis 15 Sekunden aus. Halten Sie währenddessen Ihren Blick auf das visuelle Ziel gerichtet. Sie sollten das visuelle Bild scharf sehen und klar fixieren können. Sollte es unscharf werden oder kurzzeitig verschwinden, passen Sie die Wippgeschwindigkeit so an, dass Sie durchgehend ein scharfes Bild halten können.

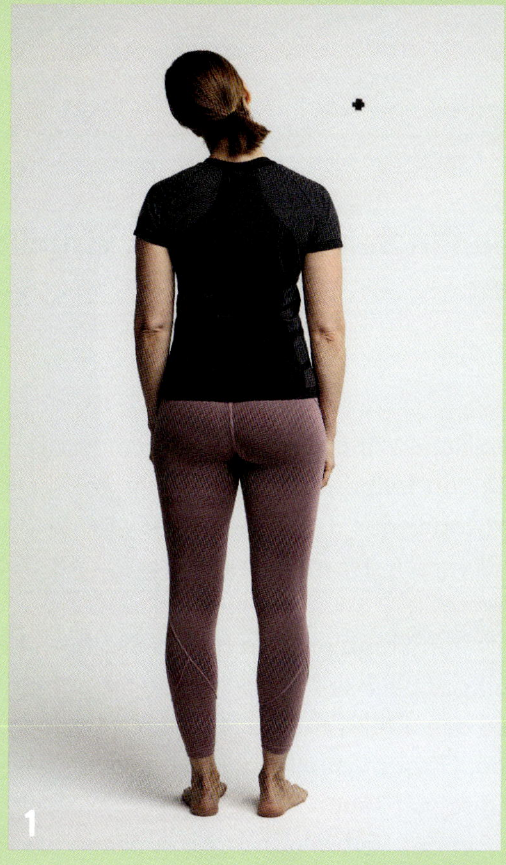
1

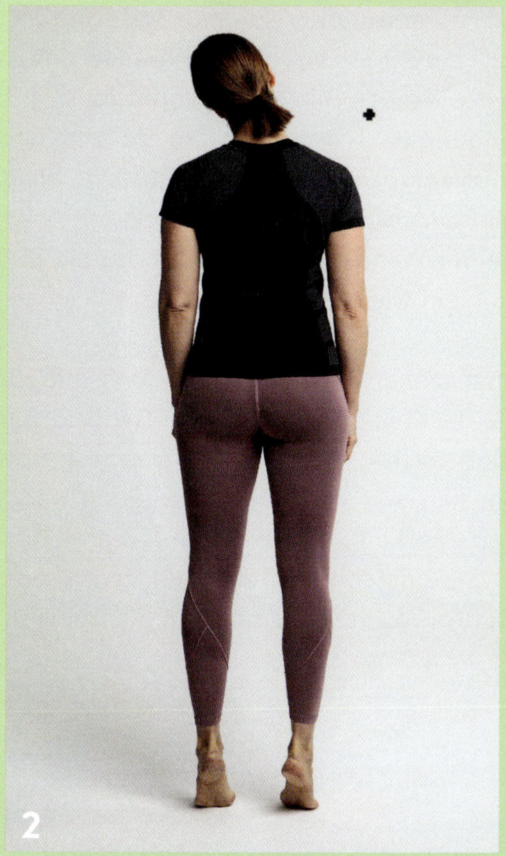
2

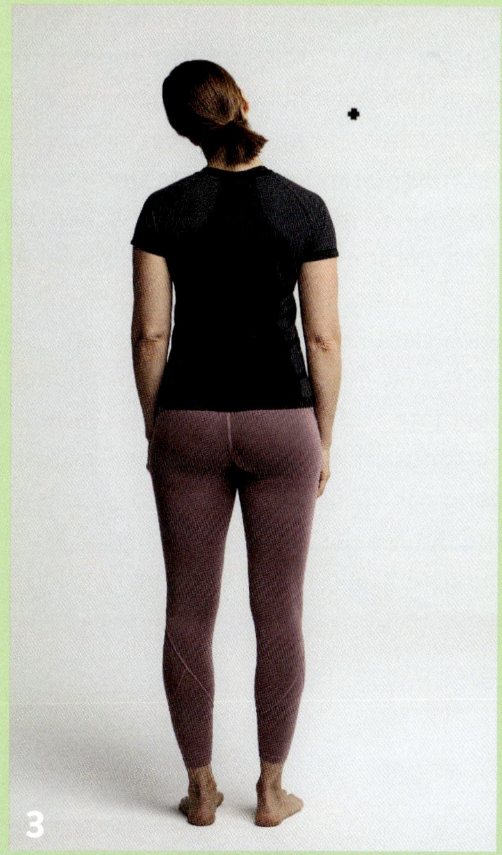
3

▶ Variante: Wippen in Seitneigung mit visuellem Ziel in Teilbewegungen

Material: visuelles Ziel

Fällt Ihnen eine kontinuierliche Wippbewegung schwer, sollten Sie Ihre Sacculus-Aktivierung mit dem Training von Teilbewegungen beginnen. Hierfür führen Sie die vertikale Beschleunigung entweder nur nach oben oder nur nach unten aus. Dies vereinfacht die Übung sehr und verschafft meist ein klareres und stabileres Bild.

1. Nehmen Sie den neutralen Stand ein und halten Sie Ihren Kopf entspannt und neutral. Neigen Sie Ihren Kopf nach links und blicken Sie auf ein visuelles Ziel, das Sie in der Hand halten oder das direkt auf Augenhöhe gerade vor Ihnen fixiert ist, zum Beispiel an einer Wand. Dieses visuelle Ziel sollte so klein wie möglich sein, Sie sollten es jedoch klar und scharf sehen können.
2. Halten Sie Ihren Kopf in der Seitneigung und drücken Sie sich über den Fußballen zügig nach oben und kommen Sie langsam wieder in die Ausgangsposition zurück. Wiederholen Sie diese Bewegungen für 20 bis 30 Sekunden. Merken Sie sich, wie stabil Ihre Bewegung war und wie gut Sie das visuelle Bild halten konnten.
3. Überprüfen Sie im Anschluss die Teilbewegung nach unten, indem Sie erneut den neutralen Stand einnehmen und Ihren Kopf entspannt und neutral halten. Neigen Sie Ihren Kopf nach links und blicken Sie auf ein visuelles Ziel, das direkt auf Augenhöhe gerade vor Ihnen, zum Beispiel an einer Wand, fixiert ist oder das Sie in der Hand halten. Dieses visuelle Ziel sollte so klein wie möglich sein, Sie sollten es jedoch klar und scharf sehen können.
4. Halten Sie Ihren Kopf in der Seitneigung und senken Sie Ihren Körper kurz und zügig über Ihre Hüfte und die Knie ab, indem Sie die Knie beugen, anschließend kommen Sie langsam wieder in die Ausgangsposition zurück. Wiederholen Sie diese Bewegung für 20 bis 30 Sekunden. Merken Sie sich, wie stabil Ihre Bewegung war und wie gut Sie das visuelle Bild halten konnten. Merken Sie sich zudem, welche Bewegungsrichtung Ihnen leichter fiel und wo Sie sich stabiler fühlten. Integrieren Sie diese Teilbewegung für die ersten zwei bis drei Wochen vermehrt in Ihr Training.

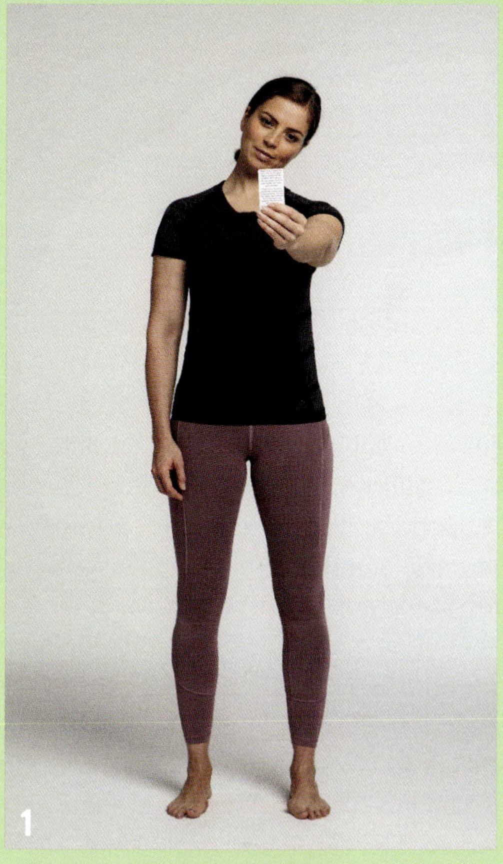

1

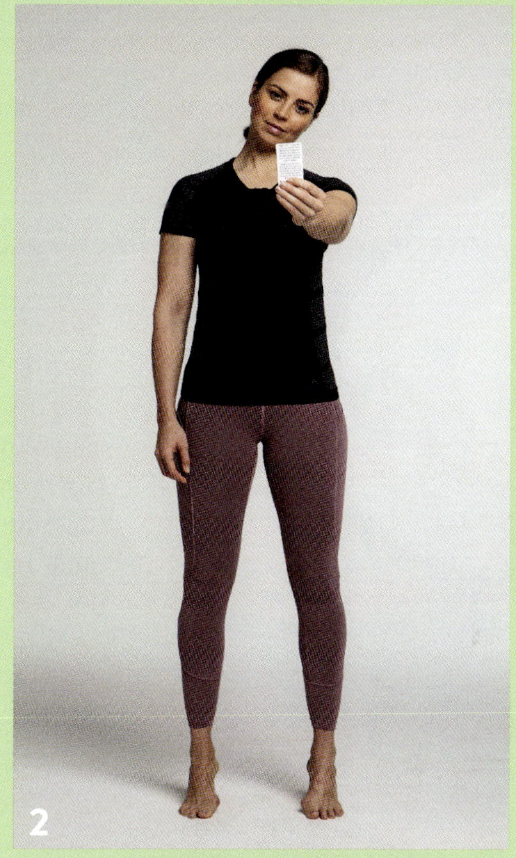

2

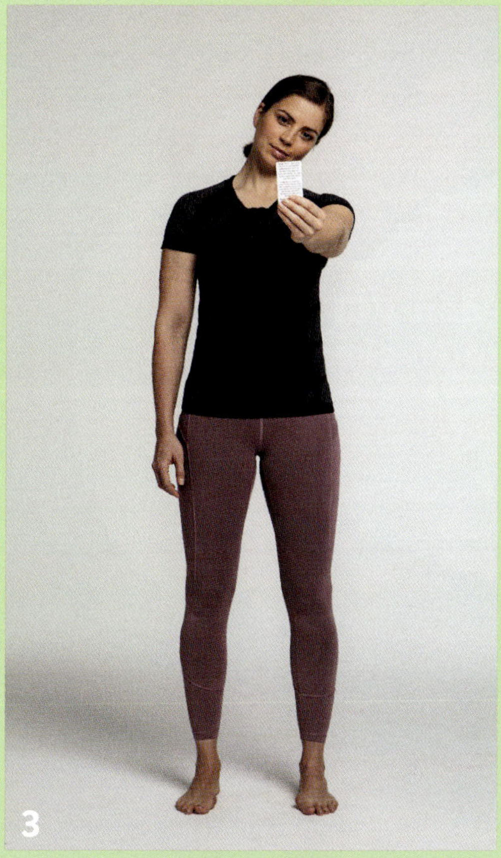

3

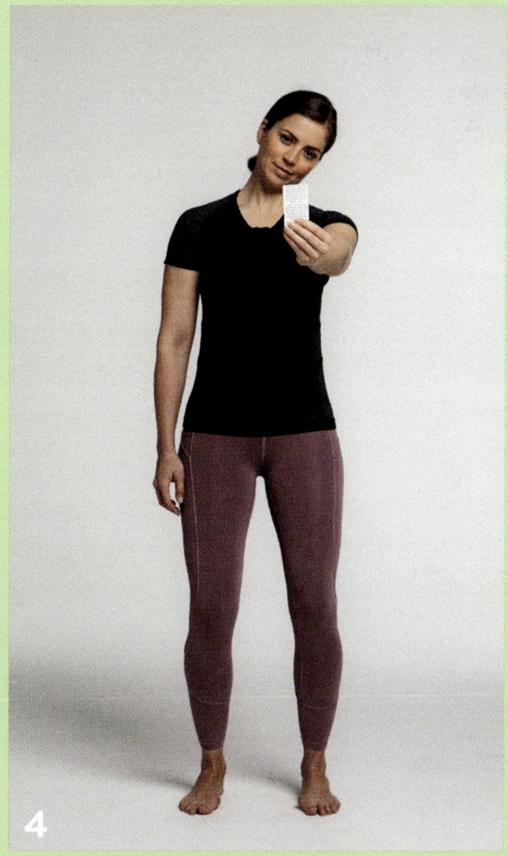

4

▶ Integration ins spezifische Aufwärmen

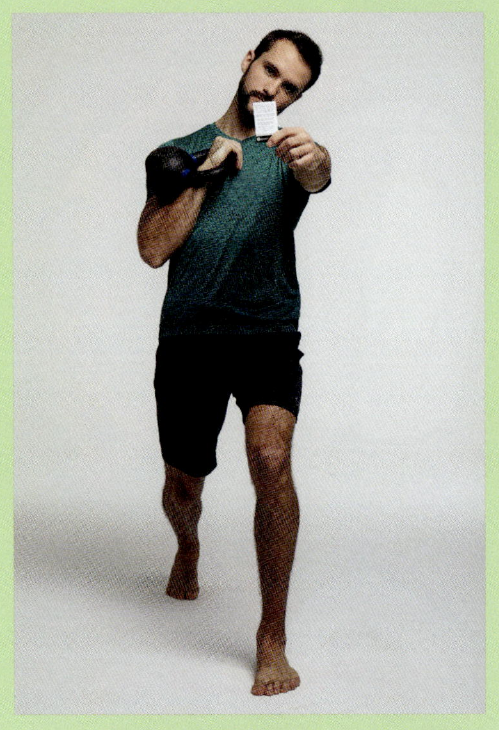

Es bietet sich an, das Training des Sacculus in Ihr spezifisches Aufwärmen oder in das Techniktraining bei vertikalen Übungen zu integrieren, um den Haupttrainingsinhalt im Anschluss stabiler und kraftvoller ausführen zu können. Wählen Sie hierfür eine Übung, in der Sie eine Hoch-tief-Bewegung haben, wie zum Beispiel einen Ausfallschritt, der auf der Stelle ausgeführt wird. Auch eine einbeinige Kniebeuge oder Ähnliches sind möglich. Integrieren Sie Ihr Sacculus-Training direkt in diese Bewegung, indem Sie, wie bereits beschrieben, ein klares visuelles Ziel fixieren, während Sie die Übung ausführen. Um Ihren linken Sacculus stärker zu trainieren, neigen Sie den Kopf nach links, für den rechten Sacculus neigen Sie Ihren Kopf nach rechts. Das isolierte Adressieren des Sacculus bietet sich besonders an, wenn Sie Schwierigkeiten haben, eine Seite zu stabilisieren. Das Training des Sacculus kann Ihnen auch bei Hüft- und Knieproblemen sehr helfen.

Nutzen Sie den VCR für Ihr Schulter- und Nackentraining

Wie schon beschrieben wurde, koordiniert und stabilisiert der VCR – vereinfacht gesprochen – Augen, Kopf, Halswirbelsäule, Nacken und den oberen Teil der Brustwirbelsäule, während wir uns bewegen. Zum einen ist ein stabiler Kopf- und Nackenbereich eine optimale Voraussetzung, um Kraft über die Schulter zu erzeugen. Zum anderen arbeiten wichtige Muskeln, die an das Schulterblatt und zum Schultergelenk ziehen, durch die Stabilisierung und den hiermit einhergehenden ausgewogeneren muskulären Spannungen besser. Beide Aspekte haben großen Einfluss auf die Funktionalität Ihrer Schulter. Vor allem die Überkopfarbeit beim Gewichtheben wird oft erheblich erleichtert und optimiert, wenn Sie den VCR gezielt verbessern.

Der vestibulospinale Reflex

Der vestibulospinale Reflex (VSR) hat die Aufgabe, Ihre Wirbelsäule, das Becken und den Hüftbereich bei geradlinigen Beschleunigungen zu stabilisieren. Eine Besonderheit dieses Reflexes ist, dass er ausschließlich gleichseitig wirkt: Ihr rechter VSR stabilisiert die rechte Körperseite und der linke stabilisiert die linke Körperseite. Der VSR startet in den lateralen Gleichgewichtskernen, die sich in der Medulla Ihres Hirnstamms befinden. Er verläuft über den Tractus vestibulospinalis lateralis zur Zielmuskulatur (Streckmuskulatur des Rückens und der Hüfte). Da der VSR einen großen Bestandteil Ihrer reflexiven Kraft und Stabilität ausmacht, ist Ihre Fähigkeit, Kraft im Muskel zu erzeugen, auf grundlegende Art und Weise mit dem VSR verbunden.

Ein unzureichender VSR führt zu einer ungenügenden Stabilisierung der gleichseitigen Wirbelsäulenmuskulatur und zu einer reduzierten Aktivität der gleichseitigen Streckmuskulatur. Dies äußert sich oft in Haltungsproblemen wie zum Beispiel Skoliosen. Das Wissen um eine vorhandene Haltungsproblematik ist daher immer auch ein Hinweis auf eine unzureichende reflexive Stabilisierung über die Gleichgewichtsreflexe – vor allem des gleichseitig wirkenden VSR. Der laterale Gleichgewichtskern wird nahezu ausschließlich über Signale des Utriculus aktiviert. Um daher diesen wichtigen Reflex zu verbessern, wird der Fokus bei den folgenden Übungen auf die Verbesserung der Informationen aus Ihrem Utriculus gelegt. Vor allem Übungen, die lineare Beschleunigungen beinhalten, wie Ausfallschritte, horizontale Sprünge, Schlittenarbeit, Sprinten oder Richtungswechsel, sowie das Training der aufrichtenden Muskulatur profitieren durch einen verbesserten VSR. Aber auch Ihr ganz normales Training wird effizienter, wenn Ihre Wirbelsäule stabilisiert ist.

▶ Utriculus-Test durch Seitneigen mit visuellem Ziel

Material: visuelles Ziel

Wie eben beschrieben, erhält der laterale Gleichgewichtskern, von dem aus der VSR startet, seine Signale fast ausschließlich aus den jeweils gleichseitigen Utriculus-Organen. Daher kann man aus einer Überprüfung des Utriculus Rückschlüsse auf den lateralen Gleichgewichtskern ziehen. Im Folgenden lernen Sie zwei Tests kennen, die beide einen gut funktionierenden Utriculus voraussetzen. Der Utriculus hat die Aufgabe, die Augen während horizontaler Beschleunigungen zu stabilisieren. Insofern macht es die Beurteilung des visuellen Bildes bei spezifischen Kopfpositionen auch möglich, Aussagen über die Funktion des Utriculus zu machen.

1. Nehmen Sie den neutralen Stand ein, Ihre Wirbelsäule ist lang und locker aufgerichtet, während Sie auf ein kleines visuelles Ziel schauen. Dies kann ein kleiner Buchstabe, ein Zeichen oder Ähnliches sein. Wichtig ist, dass Sie es noch scharf erkennen können.
2. Neigen Sie nun Ihren Kopf zur rechten Seite und halten Sie dabei Ihren Blick stets auf dem visuellen Ziel. Lassen Sie Ihren Kopf für circa 10 Sekunden in der seitlich geneigten Position und prüfen Sie, ob Sie das visuelle Ziel immer noch gleich scharf sehen können oder ob es nach einigen Sekunden unschärfer wird.
3. Gehen Sie mit dem Kopf nun wieder zurück in die neutrale Position.
4. Führen Sie den gleichen Test nun auf Ihrer linken Seite durch: Neigen Sie dazu Ihren Kopf zur linken Seite, während Sie Ihren Blick auf dem visuellen Ziel halten. Lassen Sie auch hier Ihren Kopf für circa 10 Sekunden in der seitlich geneigten Position und prüfen Sie, ob Sie das visuelle Ziel immer noch gleich scharf sehen können oder ob es nach einigen Sekunden unschärfer wird.

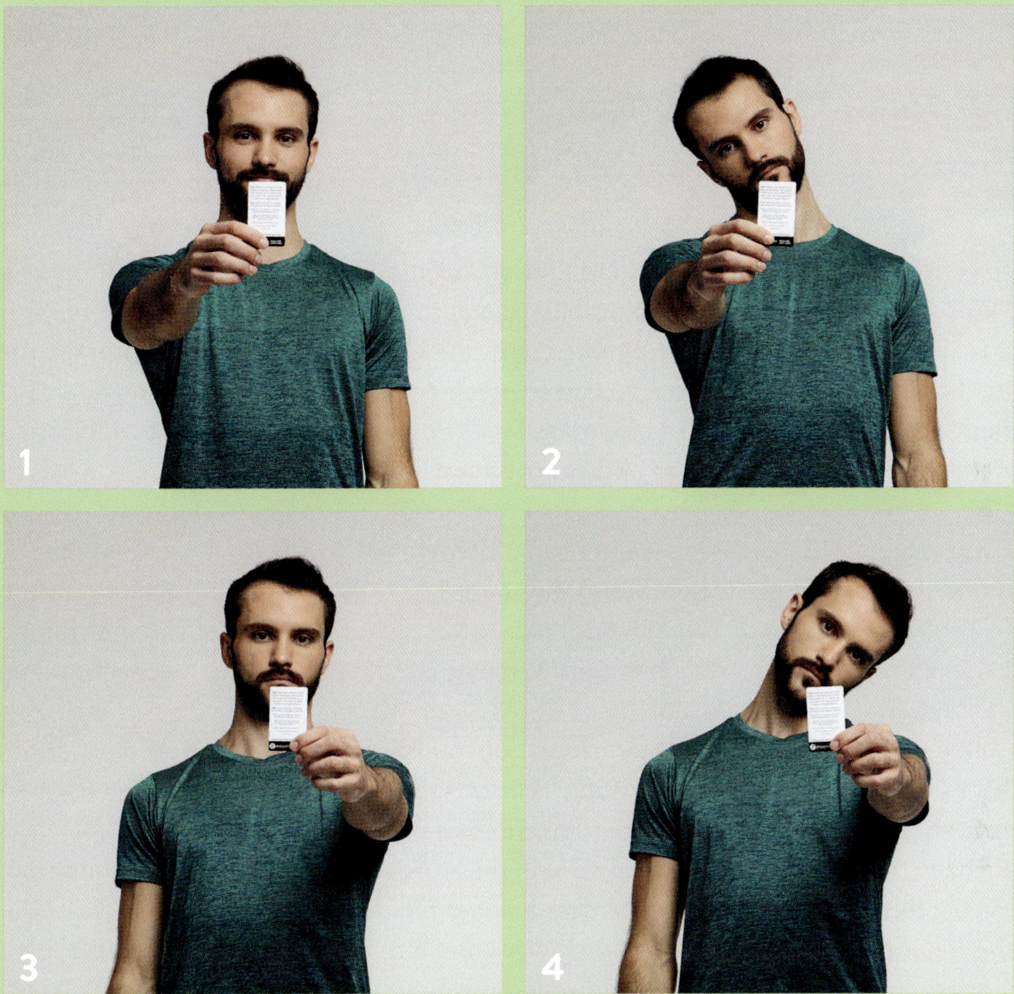

Testergebnisse: Utriculus-Test durch Seitneigen mit visuellem Ziel		
	Seitneigung nach rechts	**Seitneigung nach links**
Klarheit des visuellen Bildes		

Hinweise zur Auswertung: Falls sich Ihr visuelles Bild durch die Seitneigung verschlechtert haben sollte, ist das ein Hinweis, dass Ihr Utriculus Ihr visuelles System auf dieser Seite nicht ausreichend stabilisieren konnte, sprich: seine Funktion hier nicht optimal ist. Auf dieser Seite sind die Rahmenbedingungen für den VSR ebenfalls zu verbessern.

▶ Utriculus-Challenge-Test

Material: visuelles Ziel

Der nächste Test, mit dem Sie Rückschlüsse auf die Funktionalität des Utriculus und des VSR ziehen können, ist eine Kombination aus dem Balance-Assessment »Tandemstand« (Seite 33) und einer Bewegung, die Ihren Utriculus und den VSR stark fordert. Sollte Ihre Fähigkeit, die Balance zu halten, nach der Utriculus-Aktivierung negativ beeinflusst worden sein, bedeutet dies, dass Ihr Utriculus und Ihre reflexive Stabilisierung über den VSR nur unzureichend aktiv ausgeprägt sind.

1. Führen Sie das Balance-Assessment »Tandemstand« von Seite 33 aus. Nehmen Sie im Anschluss den neutralen Stand ein, neigen Sie Ihren Kopf zur linken Seite und halten Sie ein visuelles Ziel auf Augenhöhe vor sich. Dies kann ein kleiner Buchstabe, ein Zeichen oder Ähnliches sein. Wichtig ist, dass Sie es noch scharf erkennen können.
2. Machen Sie aus dieser Ausgangsposition nun einen mittelgroßen Ausfallschritt nach links und neigen Sie im Anschluss Ihren Oberkörper noch zusätzlich nach links.
3. Führen Sie das rechte Bein an das linke Bein heran.
4. Richten Sie sich auf und kommen Sie in die Ausgangsposition zurück. Wiederholen Sie die Bewegung 3- bis 4-mal hintereinander. Prüfen Sie im nächsten Schritt durch das Balance-Assessment »Tandemstand« von Seite 33 erneut Ihre Fähigkeit, die Balance zu halten. Merken Sie sich die Veränderung und führen Sie den gleichen Test nun auf der rechten Seite aus. Schließen Sie auch hier die Übung mit dem Balance-Assessment »Tandemstand« ab.

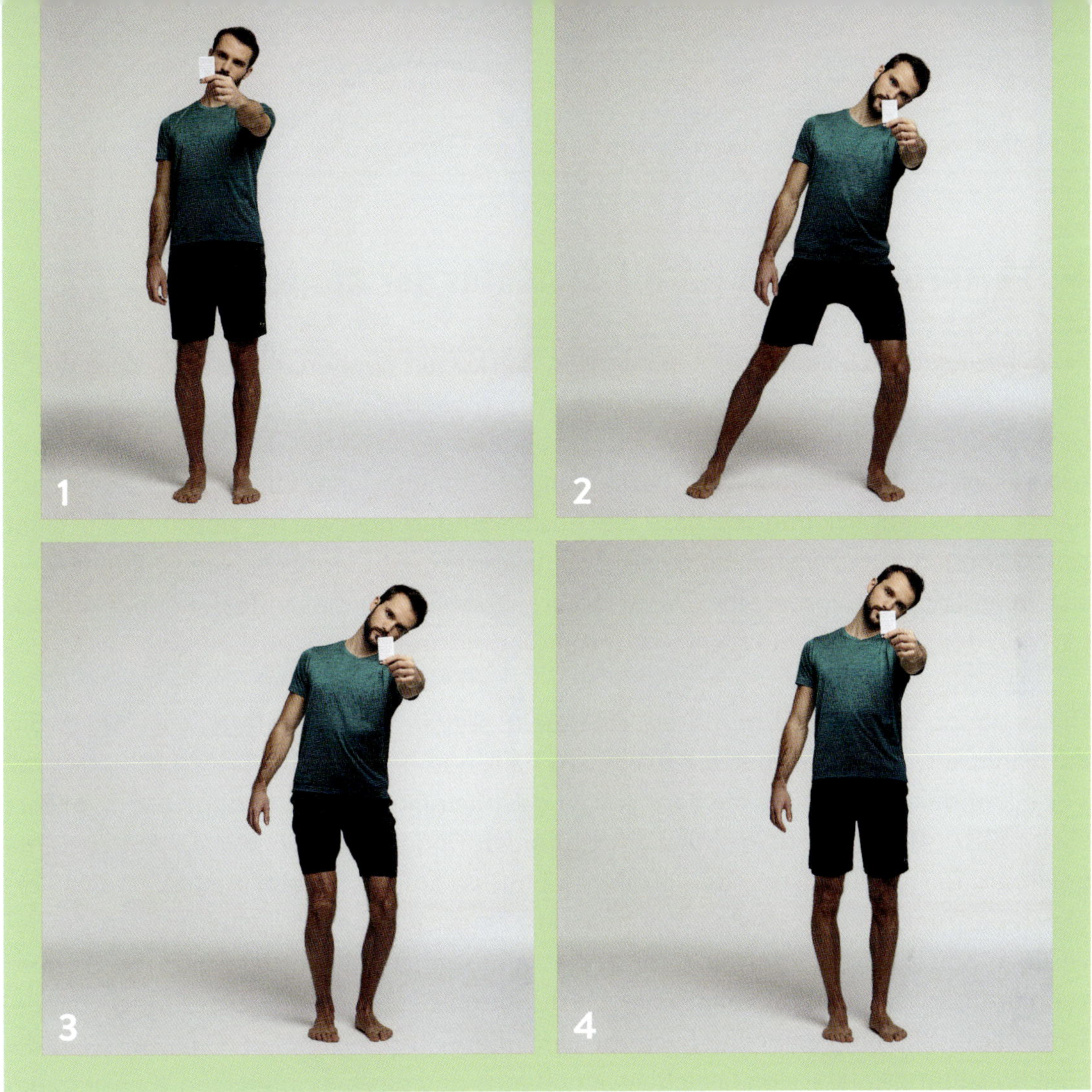

Testergebnisse: Utriculus-Challenge-Test		
	Bewegung nach rechts	**Bewegung nach links**
Balance im Tandemstand		

Hinweise zur Auswertung: Vergleichen Sie nach der Ausführung beide Seiten. Die Seite, nach deren Aktivierung Sie die Balance schlechter halten können, sollten Sie nutzen, um Ihren Fortschritt im Training des Utriculus und der Verbesserung des VSR zu überprüfen. Sollte das Balance-Assessment durch eine der Übungen spürbar schlechter ausfallen, sollten Sie den VSR auf dieser Seite optimieren, bevor Sie Ihr Krafttraining beginnen. Sie werden sehen, dass Sie mehr muskuläre Spannung im Training erzeugen können, wenn Ihre Wirbelsäule besser stabilisiert ist.

▶ Perturbationstest für die Stabilität der Körpermitte

Auch mit leichten Schubsern gegen Ihren Oberkörper können Sie testen, wie gut und schnell Ihre Wirbelsäule nach einer Auslenkung wieder in die Ausgangslage zurückkommt. Diese leichten seitlichen Verschiebungen provozieren den VSR, dessen Aufgabe es ist, die Wirbelsäule nach Auslenkungen schnell wieder über die sichere Standfläche zu ziehen. Wichtig ist, dass die Auslenkungen unerwartet sind und Sie nicht sehen können, von welcher Seite die Schubser ausgeübt werden. Nur so können Sie sich innerlich nicht vorbereiten. Insofern brauchen Sie für diesen Test einen Trainingspartner, der sich hinter Sie stellt und Ihren Oberkörper seitlich auslenkt.

Diese Übung testet nicht nur Ihren VSR allein, sondern auch weitere Systeme, die an der Fähigkeit, die Körpermitte aufrecht zu halten und zu koordinieren, beteiligt sind. Vor allem der Vermis, der mittlere Anteil des Kleinhirns, ist in diesen Test involviert (Seite 138/139). Die wohl leichteste Art herauszufinden, welches der beiden Systeme bei Ihrem Perturbationstest den größeren Einfluss auf die Ergebnisse hat, ist der Vergleich der funktionellen Tests untereinander. Zeigt sich der Utriculus-Test auf der jeweiligen Seite als nicht auffällig, muss davon ausgegangen werden, dass die Auslenkungen überwiegend aufgrund einer Dysfunktion des Vermis stattgefunden haben. Trotz der Beteiligung mehrerer Systeme kann dieser Test ausreichend Hinweise auf die Funktionalität des lateralen Gleichgewichtskerns und des hier initiierten VSR geben.

1. Nehmen Sie den neutralen Stand ein und stellen Sie Ihre Füße eng nebeneinander, Ihre Wirbelsäule ist locker und lang nach oben aufgerichtet. Wenn möglich, schließen Sie auch die Augen.
2. Ihr Trainingspartner steht hinter Ihnen und versucht nun, Sie durch kleine, kurze Schubser gegen Ihre Schulter von rechts oder links aus der Balance zu bringen. Bleiben Sie innerlich locker und verspannen Sie nicht. Wichtig hierbei ist, dass der jeweils nächste Schubser immer erst erfolgt, wenn Sie wieder stabil und entspannt in der Balance stehen. Bei welcher Richtung haben Sie mehr Stabilisierungsprobleme?

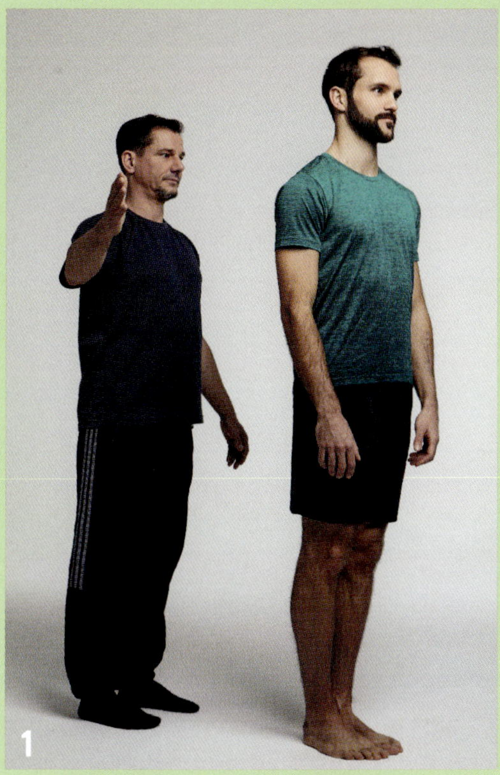

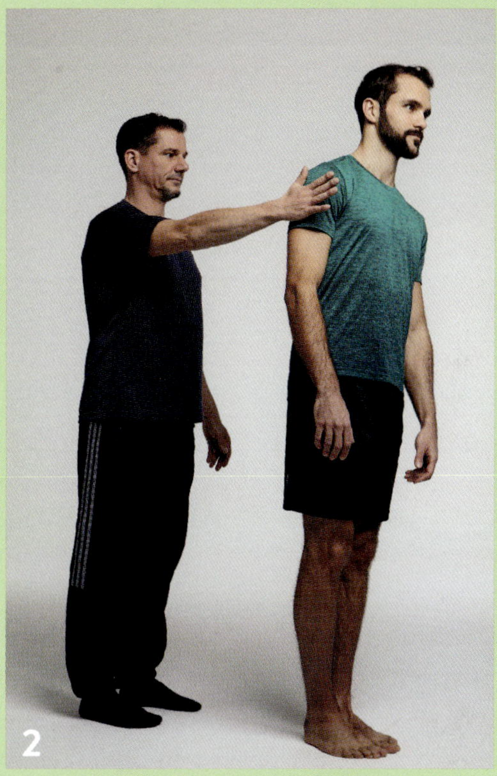

Testergebnisse: Perturbationstest		
	Schubser von rechts/ linker VSR	**Schubser von links/ rechter VSR**
Stabilität		

Hinweise zur Auswertung: Auslenkungen, die von rechts erfolgen, erfordern eine Stabilisierung der linken Körperhälfte. Umgekehrt benötigen Stöße, die von links auf den Körper wirken, eine größere Stabilisationsleistung der rechten Körperseite. Das heißt für Sie: Wenn die Stöße von rechts schwieriger zu stabilisieren waren, ist Ihr linker VSR nicht ausreichend aktiv gewesen und umgekehrt.

Einäugiges Training der Makulaorgane

Es ist keine Seltenheit, dass die Augen unterschiedlich gut von den Makulaorganen stabilisiert werden. Führen Sie die folgenden Übungen gern auch einäugig durch, indem Sie ein Auge jeweils mit einer Augenklappe abdecken. Ziel ist es, dasjenige Auge, das unschärfer sieht, vermehrt ins Training zu integrieren. Überprüfen Sie auch, bei welcher der Bewegungsrichtungen Sie das visuelle Ziel am besten sehen und stabilisieren können. Die Richtung, in der Sie das beste visuelle Bild erhalten, sollte dann am häufigsten in Ihr Training integriert werden. Beenden Sie Ihr Training jedoch jedes Mal mit beiden Augen. Das visuelle System ist vom Grundsatz her binokular ausgerichtet, sprich: Das Gehirn muss immer die zwei visuellen Bilder, die beide Augen liefern, miteinander abgleichen. Daher ist es ratsam, nach dem Isolieren wieder beide Augen zu integrieren.

Aktivierung des Utriculus – Verbesserung des VSR

Das Utriculus-Organ misst horizontale Beschleunigungen vorwärts, rückwärts und seitwärts. Wie bei den Sacculus-Organen gibt es auch zwei Utriculus-Organe, jeweils eines pro Seite. Diese senden dem Gehirn permanent Informationen über die aktuellen horizontalen Beschleunigungen des Körpers. Auf der Basis dieser Daten werden die Augen und die Wirbelsäule stabilisiert und die Haltung ausgerichtet. Unter anderem werden die Informationen dafür in den lateralen Gleichgewichtskernen ausgewertet. Je besser das Gehirn die Beschleunigungen und Lageveränderungen Ihres Körpers wahrnehmen kann, desto optimaler kann Ihr Körper während der Bewegung stabilisiert werden.

Eine einfache und sehr effektive Form, über horizontale Beschleunigungen die lateralen Gleichgewichtskerne zu aktivieren und den VSR zu verbessern, ist das Gehen mit klar und präzise fokussiertem visuellem Bild. Übungen dieser Art sind eher unscheinbar, erfordern aber große Präzisionsarbeit für das Gleichgewichtssystem, besonders des Utriculus. Tatsächlich bewirken sie viel Aktivität im lateralen Gleichgewichtskern, die notwendig ist, um die Beschleunigung des Gangs zu kontrollieren und währenddessen die Stabilität des Körpers und des visuellen Systems zu gewährleisten.

Tipps für die Übungsausführung

Sollten Ihnen die Übungen Schwierigkeiten bereiten, können Sie ein größeres visuelles Ziel wählen und/oder die Ganggeschwindigkeit reduzieren. Um die Übungen schwieriger zu gestalten, können Sie entweder ein kleineres visuelles Ziel wählen oder die Ganggeschwindigkeit erhöhen.

▶ Gehen mit visuellem Ziel und Seitneigen des Kopfes

Material: Vision Stick oder Trainingskarte

Meist ist, wie Sie sicherlich in den Tests auf Seite 72 bis 77 festgestellt haben, eines der Utriculus-Organe in seiner Funktionalität eingeschränkt und somit ist auch die Stabilität auf dieser Körperhälfte eingeschränkt. Es gibt auf dieser Seite dann häufig Probleme, eine optimale muskuläre Spannung in der Wirbelsäule, im Becken und Hüftbereich zu erzeugen. Hier bietet es sich an, das Utriculus-Gehen mit seitlich geneigtem Kopf auszuführen, um die Utriculus-Organe separat anzusteuern und das Training Ihren individuellen Gegebenheiten anzupassen.

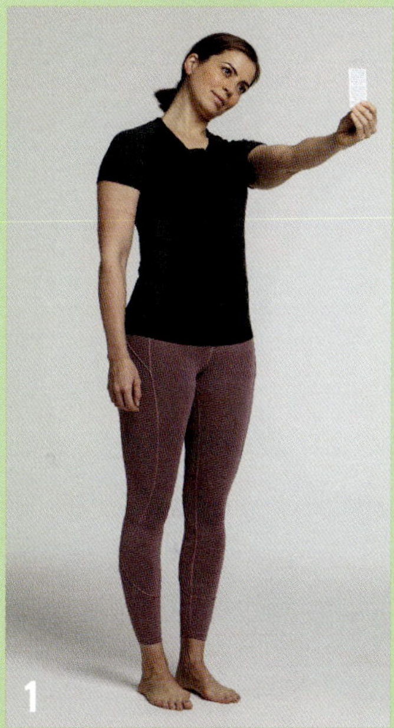

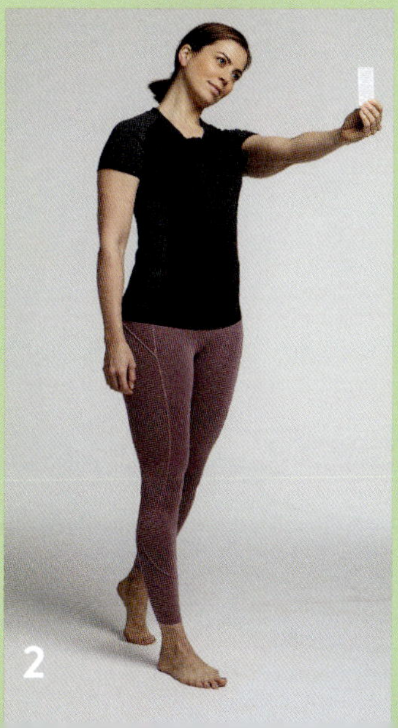

1. Nehmen Sie den neutralen Stand ein und halten Sie einen Vision Stick oder eine Trainingskarte mit unterschiedlich großen Schriften auf Augenhöhe in Armlänge vor sich. Rollen Sie nun das Kinn leicht ein und neigen Sie den Kopf zu der Seite, die Sie trainieren möchten. Warten Sie 5 bis 10 Sekunden und wählen Sie dann einen Buchstaben, den Sie klar und deutlich lesen können.
2. Gehen Sie für 10 bis 30 Sekunden – je nach Ihrer Fähigkeit, das Bild scharf zu halten – vorwärts und fokussieren Sie währenddessen den Buchstaben. Passen Sie Ihre Geschwindigkeit so an, dass Sie den Buchstaben immer scharf sehen.

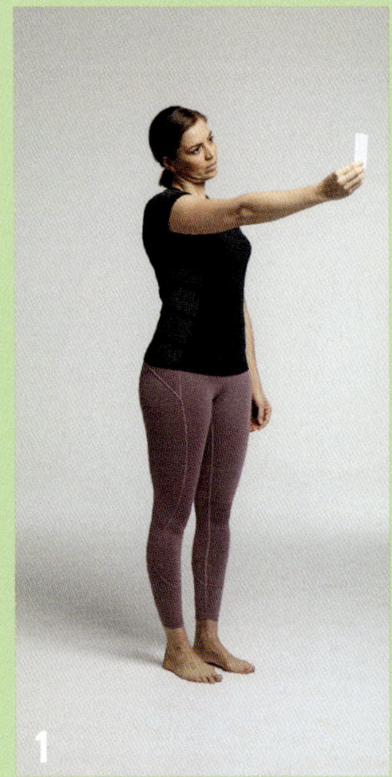

1

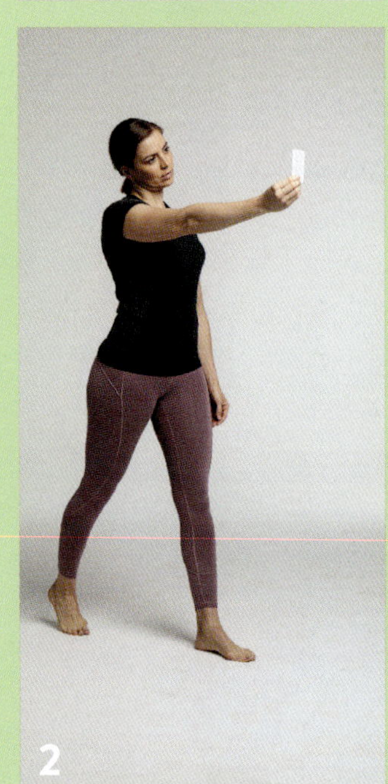

2

▶ Rückwärtsgehen mit visuellem Ziel und Seitneigen des Kopfes

Material: Vision Stick oder Trainingskarte

In vielen Sportarten, wie etwa beim Kugelstoßen, in Ballsportarten, aber auch im Krafttraining, sind Rückwärtsbewegungen notwendig, um ein Bewegungsproblem optimal zu lösen. Auch hier sollte der VSR dafür sorgen, den Körper spezifisch zu stabilisieren, um eine optimale muskuläre Spannung innerhalb der jeweiligen Bewegungen erzeugen zu können. Daher können und sollten Sie diese Übung ebenfalls rückwärtsgehend trainieren. Sie können daraus einen hervorragenden Nutzen ziehen, um spezifische Bewegungen – wie etwa den Ausfallschritt nach hinten – gut vorzubereiten und die Fähigkeit, während Rückwärtsbewegungen mehr muskuläre Spannung erzeugen zu können, zu verbessern.

Auch beim Rückwärtsgehen führt eine Seitneigung des Kopfes dazu, dass ein Utriculus stärker aktiviert wird. So haben Sie noch eine weitere Möglichkeit, Ihre Utriculus-Organe gezielt anzusprechen und über den VSR für mehr Stabilität und allgemein eine bessere Vorhersehbarkeit zu sorgen.

1. Nehmen Sie den neutralen Stand ein und halten Sie einen Vision Stick oder eine Trainingskarte mit unterschiedlich großen Schriften auf Augenhöhe in Armlänge vor sich. Rollen Sie nun das Kinn leicht ein und neigen Sie den Kopf zu der Seite, die Sie trainieren möchten. Warten Sie 5 bis 10 Sekunden und wählen Sie dann einen Buchstaben, den Sie klar und deutlich lesen können.
2. Nun gehen Sie für 10 bis 30 Sekunden – je nach Ihrer Fähigkeit, das Bild scharf zu halten – rückwärts und fokussieren währenddessen den Buchstaben. Passen Sie Ihre Ganggeschwindigkeit so an, dass Sie den Buchstaben die gesamte Zeit scharf sehen.

▶ Seitliches Gehen mit visuellem Ziel und seitlich geneigtem Kopf

Material: Vision Stick oder Trainingskarte

Da das Utriculus-Organ auch seitliche Bewegungen misst, sollten Sie es ebenso durch seitliche Bewegungen trainieren – dies gilt besonders, wenn Ihre Sportart viele Richtungswechsel erfordert oder in Ihrem Krafttraining vermehrt seitliche Bewegungen vorkommen. Hierbei ist das rechte Utriculus-Organ für die Bewegung nach rechts und das linke Utriculus-Organ für die Bewegung nach links zuständig. Durch diese Gegebenheit ist es möglich, Ihre Utriculus-Organe separat zu aktivieren, um hierdurch über den VSR mehr Stabilität auf der jeweils zugeordneten Seite zu erwirken. Dies können Sie auch hervorragend nutzen, um spezifische Bewegungen – wie etwa den seitlichen Ausfallschritt – gut vorzubereiten und die Fähigkeit, während seitlicher Bewegungen mehr muskuläre Spannung erzeugen zu können, zu verbessern. Die Basisübung für die Utriculus-Aktivierung bei seitlichen Beschleunigungen ist das seitliche Gehen mit klarem visuellem Ziel, die Sie nun kennenlernen werden.

Nehmen Sie den neutralen Stand ein und halten Sie einen Vision Stick oder eine Trainingskarte mit unterschiedlich großen Schriften auf Augenhöhe in Armlänge vor sich. Rollen Sie nun das Kinn leicht ein und neigen Sie den Kopf zur rechten Seite. Warten Sie 5 bis 10 Sekunden und wählen Sie dann einen Buchstaben, den Sie klar und deutlich lesen können. Nun gehen Sie für 10 bis 30 Sekunden – je nach Ihrer Fähigkeit, das Bild scharf zu halten – seitwärts und fokussieren währenddessen den Buchstaben. Achten Sie darauf, wie schwer Ihnen die Übung fällt und wie gut Sie das visuelle Bild fixieren und scharf sehen können.

▶ Sidestep mit visuellem Ziel und seitlich geneigtem Kopf

Material: Vision Stick oder Trainingskarte

Eine spezifische Variante, um Ihren Utriculus und den VSR durch seitliche Beschleunigungen zu aktivieren, ist der Sidestep oder der seitliche Ausfallschritt. Auch hier gilt wieder: Möchten Sie Ihren rechten Utriculus aktivieren und Ihren rechten VSR verbessern, bewegen Sie sich nach rechts. Für eine Aktivierung des linken Utriculus und eine Verbesserung des linken VSR gehen Sie nach links.

1. Nehmen Sie den neutralen Stand ein und halten Sie einen Vision Stick oder eine Trainingskarte mit unterschiedlich großen Schriften auf Augenhöhe in Armlänge vor sich. Rollen Sie das Kinn leicht ein und neigen Sie den Kopf zur rechten Seite. Warten Sie 5 bis 10 Sekunden und wählen Sie dann einen Buchstaben, den Sie klar und deutlich lesen können.
2. Gehen Sie nun in einen seitlichen Ausfallschritt nach rechts, während Sie den Buchstaben weiterhin fokussieren.
3. Schließen Sie den linken Fuß zum rechten Fuß und richten Sie sich auf, ohne die Seitneigung des Kopfes zu verlieren.
4. Führen Sie erneut einen Schritt nach rechts aus. Wiederholen Sie die Bewegung für 20 bis 30 Sekunden.

Hinweis: Das Seitneigen des Kopfes und die seitliche Bewegung sollten jeweils in die gleiche Richtung erfolgen.

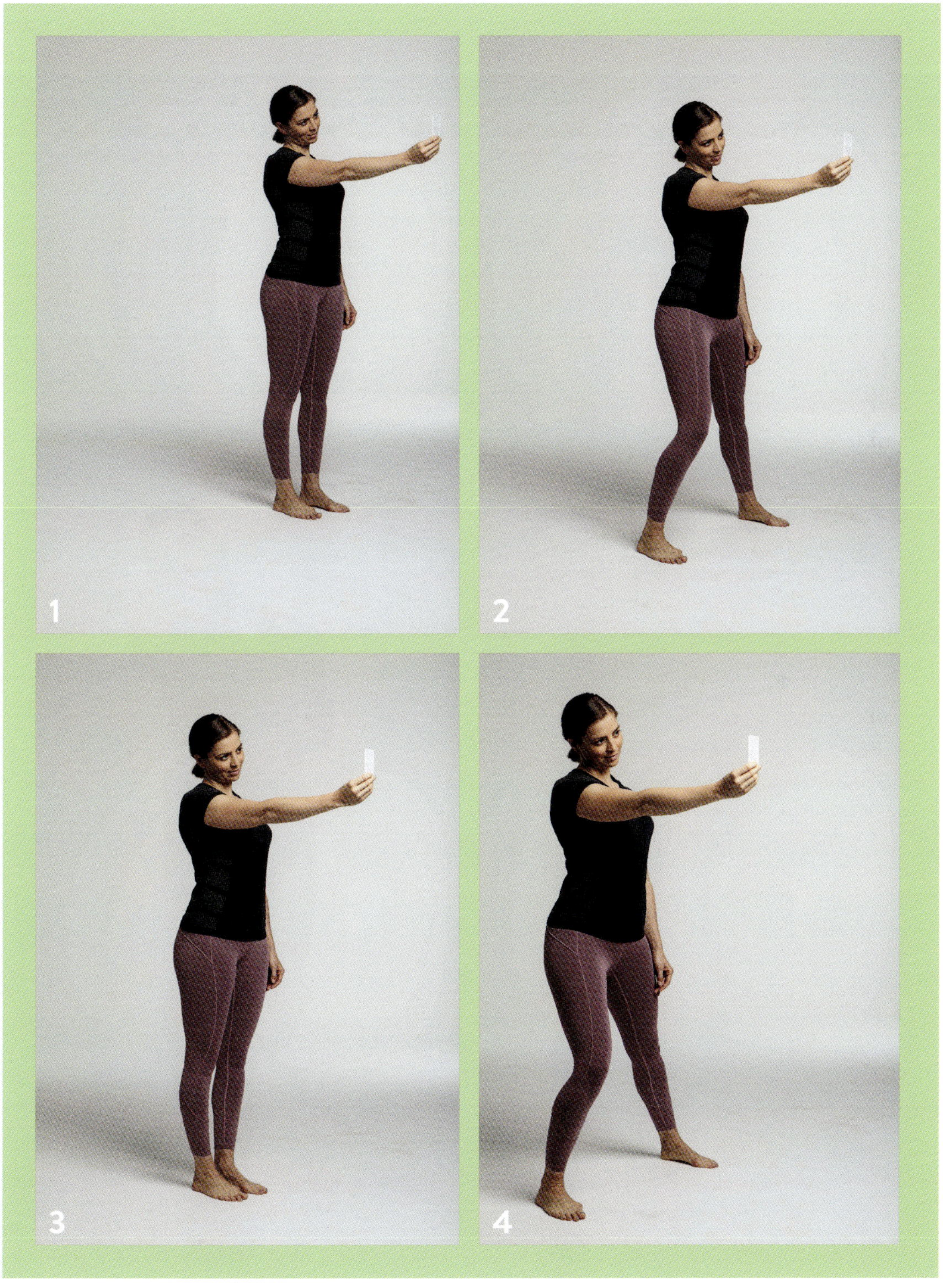
1
2
3
4

Spezifische Vorbereitung des Trainings

Wie bereits beschrieben, können und sollten Sie die Übungen in diesem Buch gezielt nutzen, um Ihr Krafttraining unmittelbar zu verbessern. Nutzen Sie die Übungen zur spezifischen Vorbereitung Ihres Trainings, indem Sie den jeweiligen Anforderungen der Trainingsübungen entsprechend die Makulaorgane aktivieren. Für Ihre Hoch-und-runter-Bewegungen aktivieren Sie den Sacculus, für die seitlichen oder horizontalen Bewegungen den Utriculus. Es bietet sich auch an, Ihr spezifisches Aufwärmen oder ein leichtes Techniktraining so auszuführen, dass die gezielte Aktivierung der Makulaorgane integriert wird. Hierbei halten Sie jeweils die entsprechende Kopfhaltung und fixieren ein visuelles Ziel, während Sie Ihre Übung ausführen, also zum Beispiel die Kniebeuge oder den Sidestep: Für eine Aktivierung der rechten Makulaorgane neigen Sie also Ihren Kopf dabei nach rechts und für die Aktivierung der linken Makulaorgane neigen Sie den Kopf nach links. Dies hat eine sehr spezifische Aktivierung der Makulaorgane zur Folge und der damit einhergehenden Stabilisierungseffekte - im Training werden sich sehr gute Ergebnisse zeigen. Mehr Informationen hierzu finden Sie auch in Kapitel 8 ab Seite 311.

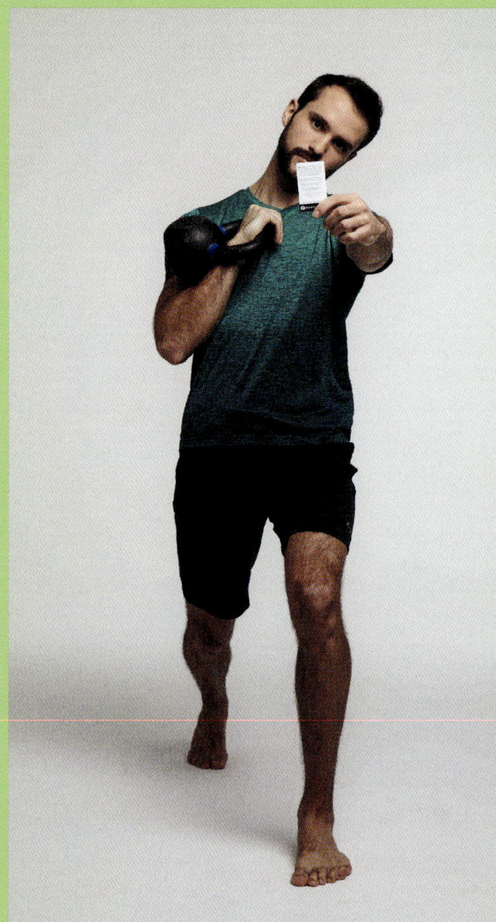

▶ *Ausfallschritt mit Kettlebell, Seitneigen und visuelles Ziel – dies ist nur eine der vielen Möglichkeiten, das Training der horizontalen Beschleunigungen spezifisch umzusetzen.*

Trainingsempfehlungen zur Optimierung der Gleichgewichtsreflexe

Das Gleichgewichtssystem bildet aus neuronaler Sicht eine, wenn nicht die entscheidende Grundlage der Bewegung. Hierbei spielen die Gleichgewichtsreflexe eine wichtige Rolle. Die Reflexe, die über das Gleichgewichtssystem ausgelöst werden, stabilisieren Ihre Körpermitte, Ihren Kopf und Ihre Augen, während Sie sich bewegen, und richten dabei Ihre Haltung aus. Ist die Funktion dieser Reflexe eingeschränkt, ist es nicht möglich, optimale muskuläre Spannung zu erzeugen. Zusammen mit der reflexiven Spannungsregulation des Mittelhirns und der Formatio reticularis bilden sie die Grundlage, die Ihre willkürliche Bewegung stabilisiert. Eine gute reflexive Stabilisierung der Bewegung über die Gleichgewichtsreflexe ist besonders wichtig im Krafttraining, wenn die Bewegung gegen einen Widerstand ausgeführt wird.

Es gibt nun drei Möglichkeiten, die positiven Effekte der verbesserten Gleichgewichtsreflexe ins Training einzubinden.

1. Empfehlenswert ist immer ein langfristiger nachhaltiger Aufbau der Systeme.
2. Weiterhin können Sie die Effekte der Aktivierung nutzen, indem Sie Übungen in die unmittelbare Vorbereitung des Trainings integrieren.
3. Und schließlich können Sie einzelne Übungen zur Unterstützung spezifischer Anforderungen von Trainingsinhalten einsetzen.

Im Folgenden finden Sie Angaben, wie Sie diese drei Herangehensweisen umsetzen können.

Grundlegender Aufbau

Langfristig sollten immer die Reflexe und neuronalen Kerngebiete aufgearbeitet werden, das heißt, es sollten die Gleichgewichtskerne adressiert werden, deren Funktionen eingeschränkt sind, um mehr Sicherheit und Stabilität in Ihrem Krafttraining zu erreichen. Dies führt zu den nachhaltigsten Ergebnissen und größten langfristigen Verbesserungen. Für den grundlegenden Aufbau sollten Sie circa 16 bis 18 Minuten täglich die Kerngebiete der jeweiligen Reflexe gezielt aktivieren. Hierfür können Sie sämtliche Übungen nutzen, die für das Training der jeweiligen Aspekte vorgeschlagen wurden. Sollte ein System starke Einschränkungen zeigen, so sollten Sie es für einige Wochen in den Fokus setzen.

Allgemeine Vorbereitung

Es ist wichtig, die Optimierung der Gleichgewichtsreflexe auch zur direkten Vorbereitung des Trainings zu nutzen. Hierdurch verbessert sich die Qualität des Trainings und Sie sind in der Lage, mehr muskuläre Spannung zu erzeugen. Sie können die Übungen in das Aufwärmen oder als unmittelbare Vorbereitung vor den einzelnen Übungen integrieren. Diejenigen Reflexe, bei denen sich in den Tests Defizite zeigten, sollten in den Fokus gesetzt werden.

Für die Integration in das Aufwärmen empfiehlt es sich, zwei bis vier Übungen mit positiven Assessments zur Verbesserung derjenigen Reflexe, bei denen die Stabilisierung nur unzureichend ausgefallen ist, zu integrieren – investieren Sie hierfür insgesamt 3 bis 5 Minuten. Für die unmittelbare Vorbereitung reicht es aus, ein bis zwei Übungen für insgesamt 20 bis 30 Sekunden direkt vor dem Training auszuführen. Diese Herangehensweise eignet sich auch gut als aktive Pause zwischen den Sätzen beziehungsweise Durchgängen. Vor allem wenn der VCR, der den Kopf- und Nackenbereich stabilisiert, unzureichend arbeitet, sollte er immer in das Aufwärmen und in die unmittelbare Übungsvorbereitung integriert werden.

Spezifische Vorbereitung

Die Funktionen der verschiedenen Gleichgewichtsreflexe lassen sich schließlich auch hervorragend nutzen, um spezifische Trainingsinhalte und Trainingsaspekte zu optimieren. Hierfür führen Sie, genau wie in der unmittelbaren Vorbereitung, die jeweiligen Übungen für 20 bis 30 Sekunden direkt vor den Trainingsübungen aus.

Im Training verlangen unterschiedliche Übungen verschiedene Fertigkeiten von Ihrem zentralen Nervensystem. Ist Ihr zentrales Nervensystem jedoch nicht in der Lage, diesen Anforderungen gerecht zu werden, werden die Ergebnisse des Trainings nicht optimal ausfallen können. Im Folgenden wird aufgelistet, wie Sie durch die Optimierung der auf Seite 36 genannten Reflexe spezifische Trainingsinhalte gezielt unterstützen können. Mehr Informationen zur Vorbereitung spezifischer Aspekte des Krafttrainings finden Sie auch in Kapitel 8 ab Seite 311.

Den zervikozervikalen Reflex nutzen

Der zervikozervikale Reflex kann Ihr Training bei jeder Trainingsform unterstützen, bei welcher der Körper unter dem Kopf rotiert, wie dies oft bei Würfen, Kugelstößen, Hochsprüngen oder Richtungswechseln und bei verschiedenen Übungen im funktionellen Training der Fall ist.

Den vestibulozervikalen Reflex nutzen

Da der vestibulozervikale Reflex stark an der Stabilisierung von Kopf, Augen und Nacken beteiligt ist, eignet sich das Aktivieren der medialen Gleichgewichtskerne, aus denen der VCR entspringt, gut, um folgende Trainingsinhalte zu unterstützen:

- Schulter-, Nacken- und Überkopfarbeit
- Rumpftraining
- Funktionelles Training mit Rotationskomponenten
- Training der Streckmuskulatur

Den vestibulospinalen Reflex nutzen

Die Verbesserung des vestibulospinalen Reflexes unterstützt das Training sämtlicher geradliniger Bewegungen, die nach vorn, nach hinten und seitlich ausgeführt werden, wie Ausfallschritte oder Wechselsprungformen. Der Reflex unterstützt zusätzlich das gleichseitige Training der Extensoren, wie das Gesäßtraining der Rückenstrecker. Über den VSR können Sie folgende Trainingsinhalte unterstützen:

- Lineare Bewegungen, die Beschleunigungen nach vorn und hinten oder seitliche Beschleunigungen beinhalten, wie Ausfallschrittvarianten
- Rückentraining
- Training der Streckerketten
- Training der Haltung
- Stabilisierung der gleichseitigen willkürlichen Bewegung
- Lineares Beschleunigungstraining, wie zum Beispiel das Schieben von Gewichtsschlitten oder Ähnlichem

<table>
<tr><th colspan="2">Trainingsempfehlungen zur Optimierung der Gleichgewichtsreflexe</th></tr>
<tr><td>Grundlegender Aufbau</td><td>15 bis 20 Minuten täglich
• in 2 bis 5 kleinere Einheiten unterteilt
• Übungen, bei denen Sie positive Assessments hatten
Für 6 bis 8 Wochen ausführen</td></tr>
<tr><td>Allgemeine Vorbereitung</td><td>3 bis 5 Minuten ins Aufwärmen integrieren
• Aspekt und Seite wählen, bei dem/der sich im Test Defizite zeigten
• 2 bis 4 Übungen mit positiven Assessments ausführen</td></tr>
<tr><td>Unmittelbare Vorbereitung, insbesondere der spezifischen Aspekte durch gezielte Optimierung der jeweiligen Reflexe:
• CCR
• VCR
• VSR</td><td>Direkt vor der Übung und/oder in den Satzpausen ausführen
• 1 bis 2 Übungen mit positiven Assessments
• 20 bis 30 Sekunden ausführen</td></tr>
</table>

Teil 2
Stabilität aus dem Hirnstamm

Unsere Fähigkeit, Kraft zu generieren, hängt in hohem Maße mit der Funktionalität des Hirnstamms zusammen. Wie im ersten Teil des dritten Kapitels dargestellt, liegen die verschiedenen Gleichgewichtskerne in den verschiedenen Anteilen des Hirnstamms, von hier aus werden die Gleichgewichtsreflexe dann gestartet. Der Hirnstamm ist jedoch noch an vielen weiteren motorischen und spannungsregulierenden Prozessen beteiligt. Im Folgenden lernen Sie weitere Komponenten kennen, mithilfe derer das Gehirn die so wichtige autonome Stabilisierung unseres Körpers und der Bewegung reguliert. Im Folgenden finden insbesondere das Mittelhirn sowie die Formatio reticularis, eine netzförmige Struktur, die den gesamten Hirnstamm durchzieht, besondere Beachtung. Diese Areale und ihre zugehörigen neuronalen Bahnen regulieren, ausgehend von verschiedenen sensorischen Informationen, ebenfalls wichtige Komponenten der Haltung und Bewegung. Neben den Gleichgewichtsreflexen sind sie entscheidende Faktoren, um Ihre reflexive Stabilität zu verbessern und die Rahmenbedingungen der Kraftentfaltung zu optimieren.

Der Nucleus ruber und der Tractus rubrospinalis

Eine wichtige Nervenbahn, die an der reflexiven Regulierung von muskulärer Spannung und Stabilität beteiligt ist, ist der Tractus rubrospinalis, der dem Kerngebiet des Nucleus ruber (roter Kern) im Mittelhirn entspringt. Von dort zieht er zu den oberen Extremitäten auf der gegenüberliegenden Körperseite. Indem er auf die Mustergeneratoren im Mittelhirn einwirkt, reguliert er das Zusammenspiel zwischen der Beuge- und Streckmuskulatur mit. Diese Mustergeneratoren steuern Großteile des Gangzyklus und haben großen Einfluss auf die Armschwungbewegung. Letztlich ist diese Regulierung für nahezu jede autonom ablaufende Bewegung wichtig, in der eine Armschwung- oder Greifbewegung der Hände stattfindet. Besonders für schnelle und explosive Bewegungen ist die Regulierung zwischen den Beugern und Streckern essenziell. Können die Strecker nicht adäquat gehemmt werden, ist es nicht möglich, sich mit maximaler Geschwindigkeit zu bewegen.

Des Weiteren werden über den Nucleus ruber wichtige Tonusmuster der reflexiven Haltungs- und Bewegungskontrolle moduliert. Sein Einfluss auf verschiedene Bereiche des Hirnstamms hat damit zu tun. Der Nucleus ruber steht auch in enger Verbindung mit wichtigen Kerngebieten des gegenüberliegenden Kleinhirns und wirkt hier-

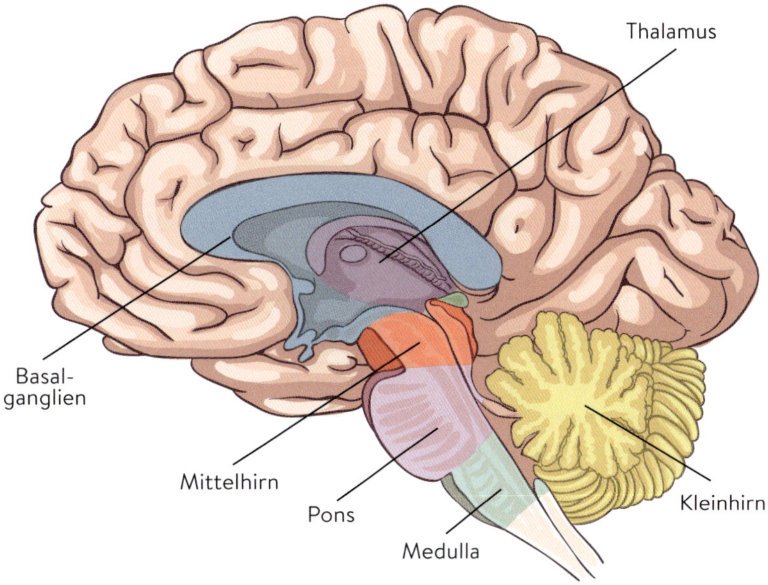

Diese Darstellung des Gehirns zeigt wichtige Strukturen des Stammhirns, die für die Entfaltung muskulärer Kraft eine entscheidende Rolle spielen.

durch auf dessen Funktion, autonom ablaufende Regulationsprozesse der muskulären Spannungen zu modulieren. Besonders die Modulation der zielmotorischen Bewegungskontrolle von Händen, Füßen, Armen und Beinen werden über den Tractus rubrospinalis und seine Verbindungen zu den Dentatus-Kernen im Kleinhirn mitgestaltet.

Ein wichtiger Punkt ist auch, dass über eine Aktivierung des Tractus rubrospinalis das Mittelhirn besser durchblutet wird. Auf diesem Weg werden die allgemeine Aktivität und Funktionalität dieses Gehirnbereichs gesteigert, der für unsere Bewegung so grundlegende Bedeutung hat.

Allerdings ist es nicht möglich, den Tractus rubrospinalis isoliert und separiert anzusteuern. Eine Aktivierung des Tractus rubrospinalis ist nur möglich, indem wir die engen neuroanatomischen Verbindungen nutzen, die einen großen Teil seiner Aktivität und Funktionalität mitbestimmen. In der Praxis hat sich dieses Vorgehen als äußerst erfolgreich erwiesen.

Tests für den Tractus rubrospinalis

Der äußere Teil des Kleinhirns ist unter anderem stark in die Koordination und Bewegungskorrektur der Hände und Füße und in die Bewegungsvorstellung involviert. Eine wichtige Rolle spielen hier die sogenannten Dentatus-Kerne. Diese großen Kerngebiete im äußersten Bereich des Kleinhirns stehen mit dem Nucleus ruber in engster neuronaler Verbindung, sie beeinflussen sich in ihrer neuronalen Aktivität. Daher können über Koordinationsübungen der Hände Rückschlüsse auf die Funktionalität des Tractus rubrospinalis gezogen werden. Eine schlechtere Koordination auf der linken Seite ist repräsentativ für eine eingeschränkte Arbeitsweise des rechten Nucleus ruber, umgekehrt deutet ein Defizit der rechten Seite auf eine mangelhafte Funktionalität des linken Nucleus ruber hin. Im Folgenden werden Ihnen zwei einfache Koordinationstests gezeigt, mit deren Hilfe Sie Koordinationsprobleme der Hände aufdecken können.

Um die Koordination zu testen, bietet es sich an, sehr schnelle Bewegungen auszuführen. Vor allem schnelle Rotationsbewegungen verlangen ein hohes Maß an Koordination, um sie präzise auszuführen. Alle Koordinationstests sollten, wenn möglich, mit geschlossenen Augen und geschlossenen Füßen (enger Stand) absolviert werden. Diese Gegebenheiten erschweren die Übungsausführung, Koordinationsdefizite lassen sich so schneller offenbaren.

▶ Wechsel von Einwärts- und Auswärtsdrehung der Hände

1. Nehmen Sie den neutralen Stand ein und schließen Sie die Füße, die Wirbelsäule ist lang und entspannt. Halten Sie den Kopf neutral und den Blick nach vorn ausgerichtet. Schließen Sie, falls möglich, die Augen. Legen Sie nun Ihre rechte Hand vor Ihrem Oberkörper mit geschlossenen Fingern in Ihre linke Hand, die Handflächen liegen aufeinander.
2. Jetzt wechseln Sie die Handposition für 5 bis 10 Sekunden so schnell wie möglich zwischen Handrücken und Handfläche, indem Sie die rechte Hand aus- und einwärtsdrehen. Wechseln Sie im Anschluss die Hände, nun liegt die linke Hand auf der rechten Hand, und wiederholen Sie die Übung.

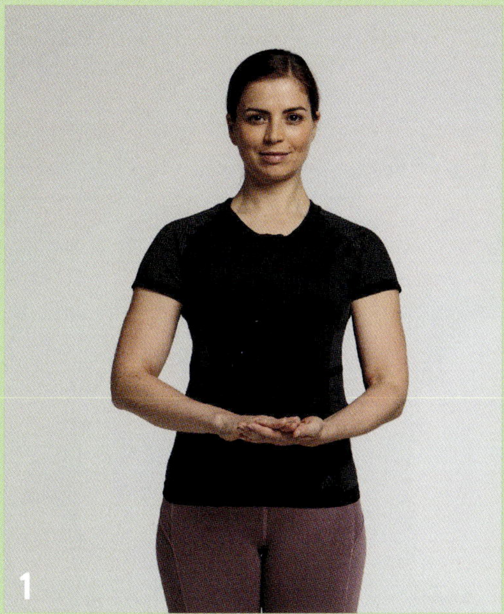

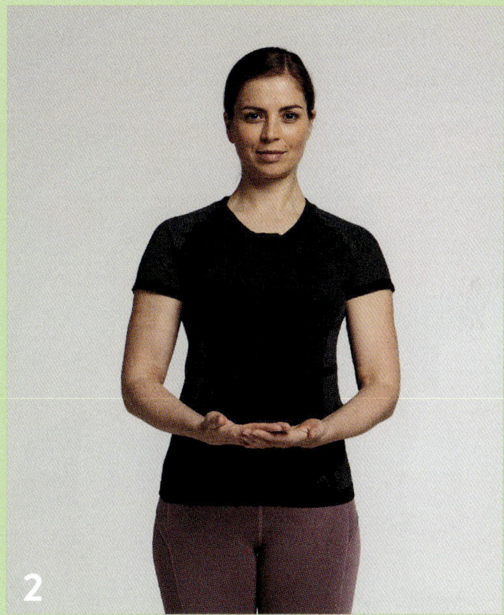

Testergebnisse: Wechsel von Einwärts- und Auswärtsdrehung der Hände		
	Rechte Hand/ linker Nucleus ruber	**Linke Hand/ rechter Nucleus ruber**
Koordination		

▶ Finger-Tapping

Schnelle Tapping-Bewegungen mit den Fingern sind ein weiteres gutes Mittel, um die Koordinationsfähigkeit Ihrer Hand und hierdurch auch die Arbeitsweise des äußeren Anteils des Kleinhirns zu beurteilen.

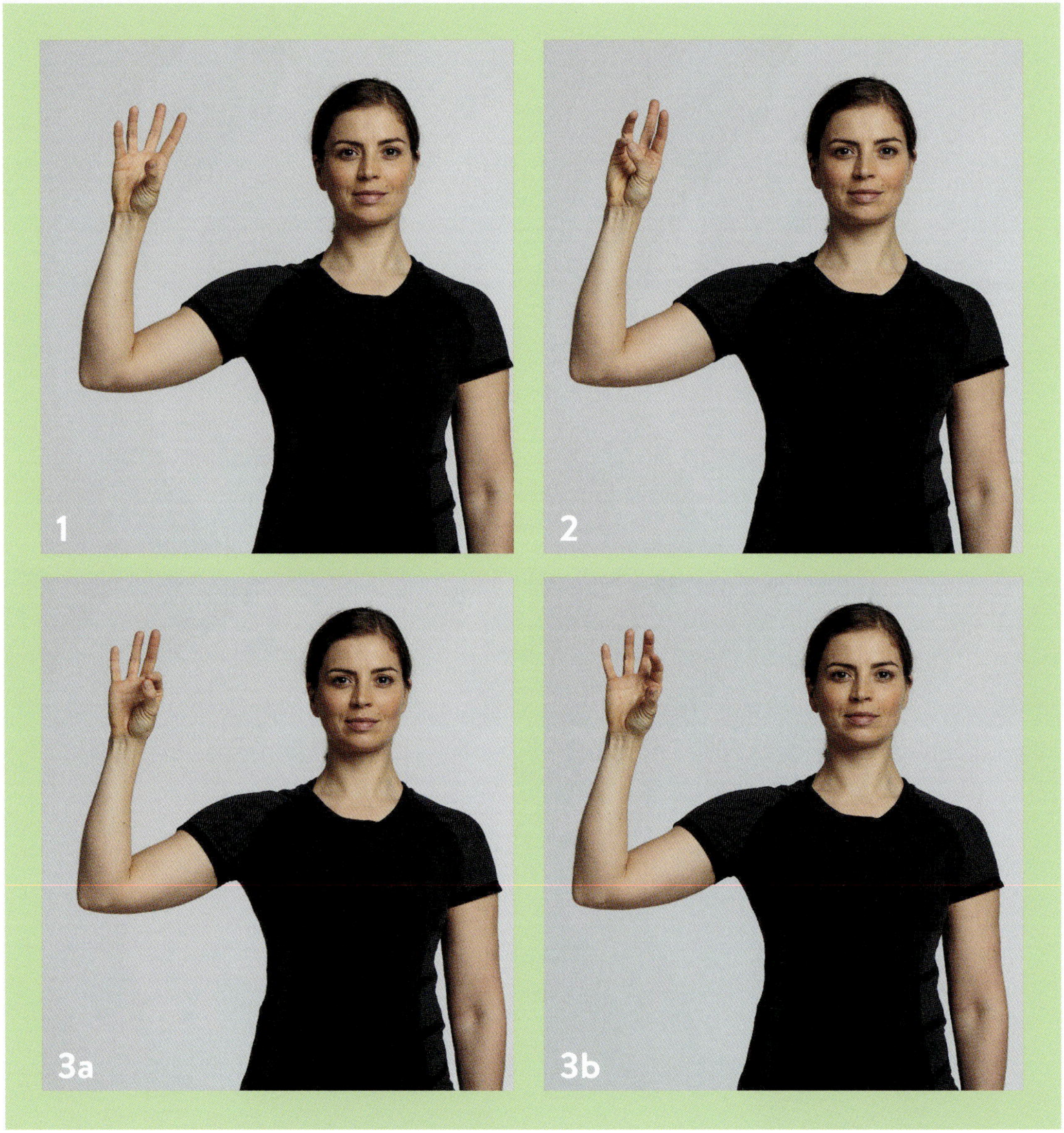

1. Nehmen Sie den neutralen Stand ein, Ihre Wirbelsäule ist lang und entspannt. Beugen Sie den rechten Arm um ungefähr 90 Grad. Öffnen Sie die Hand etwas, sodass Daumen und kleiner Finger etwa 2 bis 3 Zentimeter voneinander entfernt sind.
2. Aus dieser Position beginnen Sie so schnell wie möglich, mit dem Daumen und dem kleinen Finger aufeinander zu tippen. Führen Sie die Tippbewegung für circa 5 Sekunden im maximalen Tempo durch.
3. Wechseln Sie im Anschluss zu Ihrem Ringfinger und führen Sie nun das Tippen mit Daumen und Ringfinger durch. Gehen Sie so jeden Finger nacheinander durch, nach dem Ringfinger ist der Mittelfinger dran, danach der Zeigefinger. Merken Sie sich die Geschwindigkeit und Anstrengung während der Übung, wechseln Sie dann zur linken Hand und führen Sie die Übung mit den Fingern der linken Hand durch. Vergleichen Sie die Seiten miteinander. Welche Seite war schwieriger zu koordinieren, zeigte mehr Spannung oder eine schnellere Ermüdung?

Testergebnisse: Finger-Tapping		
	Rechte Hand/ linker Nucleus ruber	**Linke Hand/ rechter Nucleus ruber**
Daumen und kleiner Finger		
Daumen und Ringfinger		
Daumen und Mittelfinger		
Daumen und Zeigefinger		

Verbesserung der Aktivität des Nucleus ruber und Tractus rubrospinalis

Der Tractus rubrospinalis reguliert, wie einleitend auf Seite 90/91 beschrieben, in besonders großem Umfang die Muster des Armschwungs und ist in die Koordination der Hand involviert. Eine besonders effektive Methode, den Tractus rubrospinalis zu aktivieren, besteht darin, den Armschwung so zu verändern, dass er immer wieder neu reguliert und korrigiert werden muss. Dies geht am einfachsten, wenn Sie während Ihres natürlichen Armschwungs etwas in der Hand halten, das Sie dazu zwingt, auf den natürlichen Schwungprozess des Arms Einfluss zu nehmen. Hierfür eignen sich besonders gut Griffkrafttrainer, oszillierende Geräte oder sogenannte Stressbälle.

▶ Armschwung mit Objekt

Material: Griffkrafttrainer, Griffei, Stressball oder Ähnliches

Haben sich in den vorangegangenen Tests Defizite in der Koordination der rechten Hand und damit dem linken Nucleus ruber gezeigt, so halten Sie hierbei ein Objekt in der rechten Hand. Zeigten sich Koordinationsprobleme links, so halten Sie zur Aktivierung des zugehörigen Nucleus ruber rechts nun ein Objekt in der linken Hand.

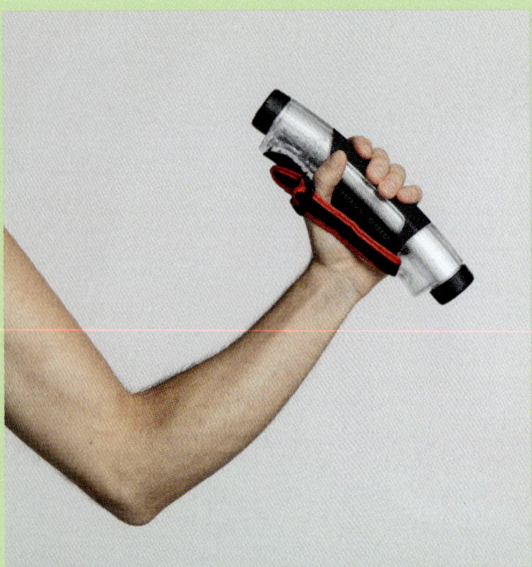

Nehmen Sie den neutralen Stand ein, Ihre Wirbelsäule ist lang und entspannt. Halten Sie einen Griffkrafttrainer oder einen kleinen Gummiball in Ihrer linken Hand und beginnen Sie, für einige Sekunden einfach entspannt zu gehen. Nehmen Sie den Rhythmus Ihres Armschwungs wahr. Fangen Sie dann an, Ihr Trainingsgerät kurz fest zu greifen, während der Arm nach vorn schwingt. Schwingt er nach hinten, lösen Sie den Griff wieder. Gehen Sie so für 1 bis 2 Minuten umher. Sollten Sie mit einem oszillierenden Gerät (Bild) arbeiten, ist es nicht notwendig, während des Armschwungs zusätzlich zuzugreifen. Die sich bewegende Masse des Geräts führt automatisch dazu, dass sich Ihr Armschwung reaktiv verändert.

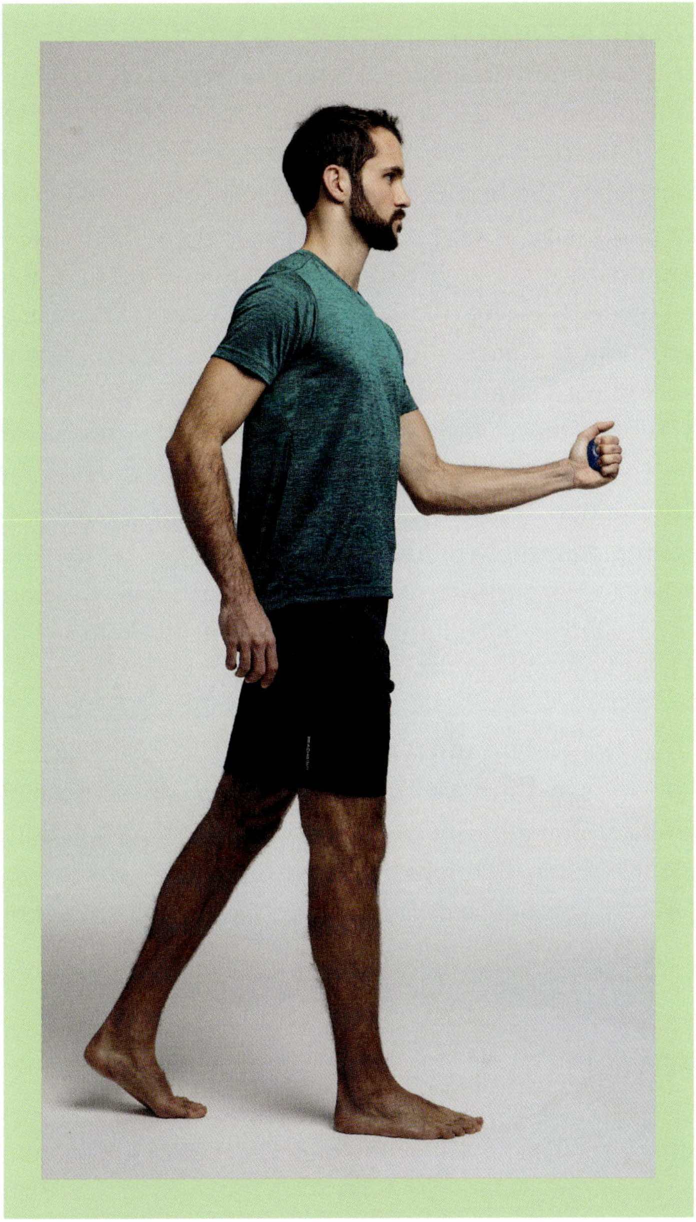

Hinweis: Das Nutzen des natürlichen Armschwungs bietet Ihnen die Möglichkeit, Ihr Mittelhirn und den Tractus rubrospinalis ohne viel Aufwand zu trainieren. Sie können dies ganz einfach tun, während Sie spazieren gehen oder joggen.

Das Mittelhirndach und der Tractus tectospinalis

Neben dem Tractus rubrospinalis gibt es noch einen weiteren wichtigen Trakt, der aus dem Mittelhirn entspringt und der an vielen wichtigen reflexiven Stabilisierungsprozessen beteiligt ist. Einleitend wurde die Hierarchie innerhalb der körperstabilisierenden Systeme beschrieben (Seite 38). Erinnern Sie sich: Für Ihr Gehirn ist es am wichtigsten, dass der Kopf, die Augen und der Nacken-Halswirbelsäulen-Bereich gut stabilisiert und koordiniert sind. Am wichtigsten ist hier neben dem Tractus vestibularis medialis, über den der VCR (Seite 48) läuft, sicherlich der Tractus tectospinalis, der im Mittelhirndach entspringt. Während der VCR über die Informationen der Gleichgewichtsorgane initiiert wird, werden über den Tractus tectospinalis die muskulären Spannungen des Kopfes, der Augen und des Nacken-Halswirbelsäulen-Bereichs aufgrund von visuellen und akustischen Informationen reguliert. Vereinfacht gesagt, werden hier also optische und akustische Reize in Augen- und Kopfmotorik umgesetzt. Über den im rechten Mittelhirn entspringenden Tractus tectospinalis werden Ihre Muskeln auf der linken Körperhälfte aktiviert und koordiniert, während der Tractus tectospinalis, der dem linken Mittelhirn entspringt, die Muskeln auf der rechten Seite innerviert.

Tests für den Tractus tectospinalis

Das Mittelhirn, aus dessen Dach der Tractus tectospinalis entspringt, moduliert die Spannungsmuster Ihrer Beugemuskulatur und ist an der Koordination der Augenmuskulatur und des Kopf-Nacken-Bereichs beteiligt. All diese Aspekte geben Hinweise auf die Aktivität des Mittelhirns und lassen damit auch Rückschlüsse auf die Funktionalität des Tractus tectospinalis zu.

▶ Bauchkrafttest

Über einen Bauchkrafttest kann ein grundlegender Einblick genommen werden, wie die Spannung der Beugemuskulatur und das Aktivitätsniveau des Mittelhirns reguliert werden. Für den Test brauchen Sie lediglich einen Trainingspartner, der Ihre Bauchmuskeln prüft.

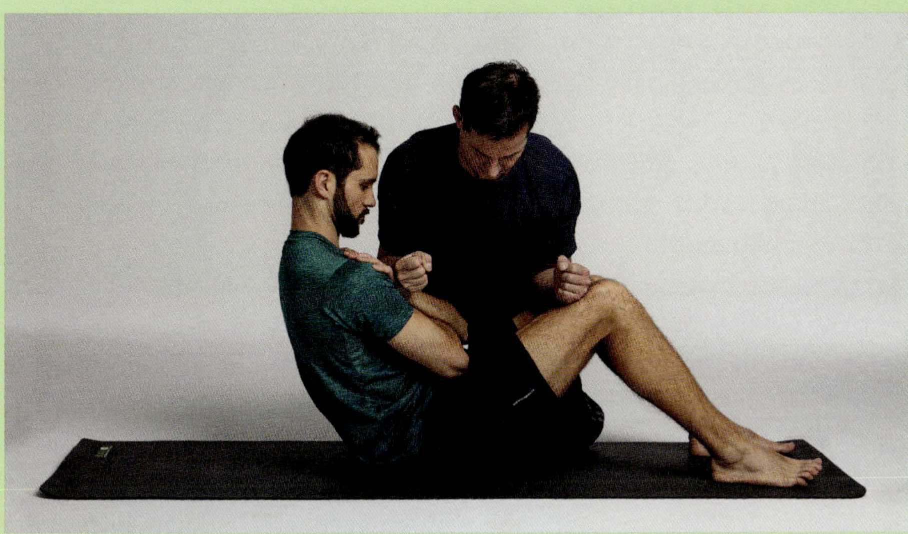

Nehmen Sie die Rückenlage ein und stellen Sie die Beine auf. Heben Sie nun Ihren Oberkörper in die Sit-up-Position und kreuzen Sie die Arme vor Ihrer Brust. Ihr Trainingspartner nimmt nun links neben Ihnen Platz, beugt sich vor und legt einen Unterarm quer auf Ihre Oberschenkel und einen Unterarm über Ihre gekreuzten Arme. Aus dieser Ausgangsposition üben Sie nun Kraft gegen seine Arme aus. Der Trainingspartner beginnt, Druck auszuüben und versucht, Sie »auseinanderzudrücken«. Führen Sie diesen Test 2-mal hintereinander aus und wechseln Sie dann die Seite. Wie gut hat Ihre Bauchmuskulatur funktioniert? Gab es Unterschiede zwischen den Körperseiten?

Testergebnisse: Bauchkrafttest		
	Rechte Seite/ linkes Mittelhirn	Linke Seite/ rechtes Mittelhirn
Bauchkraft		

Auch wenn der Bauch in diesem Test als Einheit arbeitet, kann man oft bei den verschiedenen Seiten Spannungsunterschiede feststellen. Ihr rechtes Mittelhirn reguliert die linke Körperseite und Ihr linkes Mittelhirn die Spannung der rechten Körperseite.

▶ Krafttest Kopfwender

Über den Tractus tectospinalis werden Kopf und Nackenbereich mitkoordiniert und stabilisiert. Der Kopfwender ist ein wichtiger Beugemuskel, der hier involviert ist. Ein Krafttest dieses Muskels gibt Auskunft über das Funktionieren der kopfstabilisierenden Aspekte und des Mittelhirns. Auch hier benötigen Sie einen Trainingspartner, der diesen Test mit Ihnen durchführt.

1. Nehmen Sie einen schulterbreiten Stand ein und aktivieren Sie Ihren rechten Kopfwender, indem Sie Ihren Kopf leicht nach links rotieren und nach vorn rechts neigen. Der Trainingspartner steht vor Ihnen und greift mit seiner rechten Hand Ihre linke Schulter, um diese zu stabilisieren. Die linke Handkante legt er seitlich an die rechte Seite Ihrer Stirn. Aus dieser Ausgangsposition drücken Sie leicht gegen die Handkante des Trainingspartners nach vorn unten. Dieser gibt Ihnen Widerstand und beginnt nun, gegen Ihre Stirn nach oben hinten zu drücken und Ihren Kopf Richtung neutrale Position zu bewegen. Wiederholen Sie den Test 2-mal und wechseln Sie dann die Seite.
2. Zum Testen des linken Kopfwenders rotieren Sie den Kopf nach rechts und neigen ihn nach vorn links. Ihr Trainingspartner steht vor Ihnen und greift mit seiner linken Hand Ihre rechte Schulter, um diese zu stabilisieren. Seine rechte Handkante legt er an die linke Seite Ihrer Stirn. Aus dieser Ausgangsposition drücken Sie leicht gegen die Handkante Ihres Trainingspartners nach vorn unten. Dieser gibt Ihnen Widerstand und beginnt nun, gegen Ihre Stirn nach oben hinten zu drücken und Ihren Kopf Richtung neutrale Position zu bewegen. Wiederholen Sie den Test 2-mal.

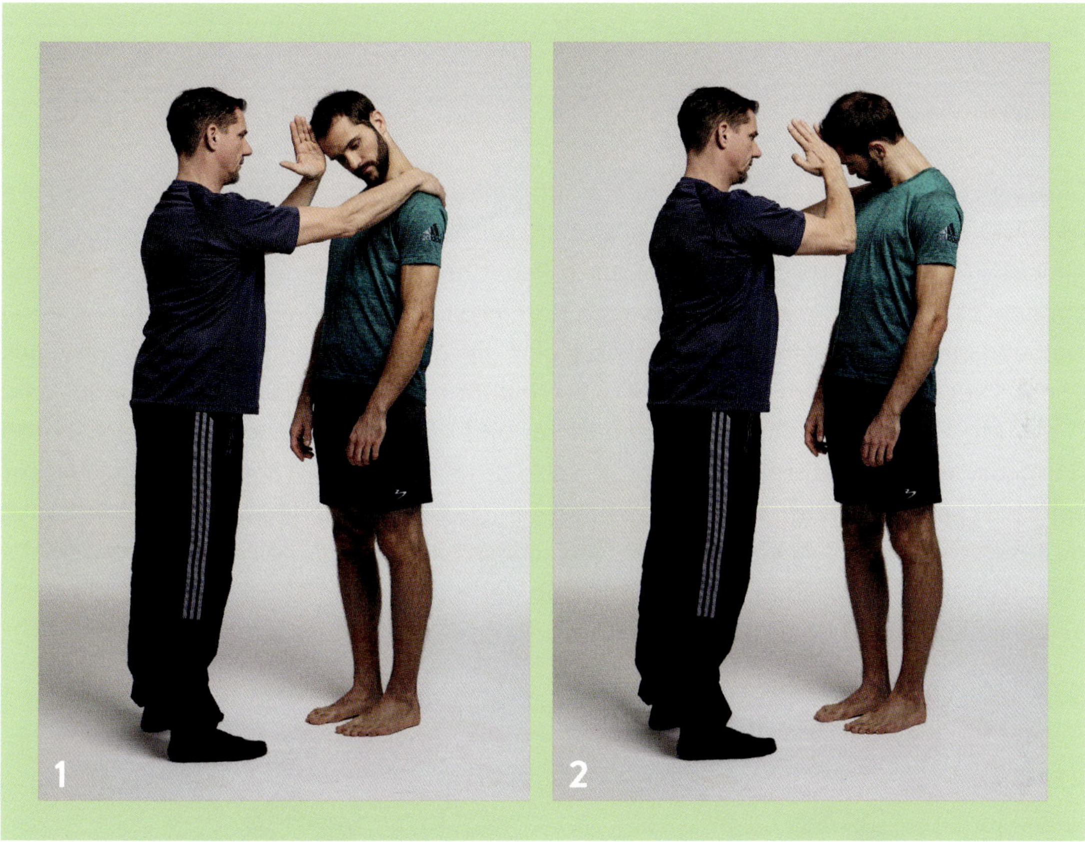

Testergebnisse: Krafttest Kopfwender		
	Rechte Seite/ linkes Mittelhirn	**Linke Seite/ rechtes Mittelhirn**
Kraft Kopfwender		

▶ Augenliegestütz – Test der Konvergenzfähigkeit

Material: Vision Stick

Eine weitere Möglichkeit, Rückschlüsse auf die Funktionalität des Mittelhirns und die Aktivität des Tractus tectospinalis zu ziehen, besteht im Testen von Systemen, die im gleichen Gebiet liegen. Zeigen sich durch Funktionstests in einem Bereich Probleme, können Sie auf Defizite im benachbarten Bereich schließen. Möglich ist dieser Schluss, weil es eine gemeinsame Grundaktivität gibt. Im Mittelhirn liegen die Hirnnerven 3 und 4. Diese Hirnnerven innervieren unter anderem die extraokulären Augenmuskeln. Diese Muskeln ziehen das Auge nach innen und oben (Hirnnerv 3) und nach unten (Hirnnerv 4). Das macht die Konvergenz, also das Kreuzen der Augen Richtung Nasenspitze (Schielbewegung), zu einem geeigneten Mittel, um Aussagen über die Aktivität dieses Mittelhirnbereichs zu erhalten. Tatsächlich gibt es häufig erhebliche koordinative Unterschiede zwischen den Augen. Eine der einfachsten Möglichkeiten, die Konvergenzfähigkeit zu testen, sind die sogenannten Augenliegestütze.

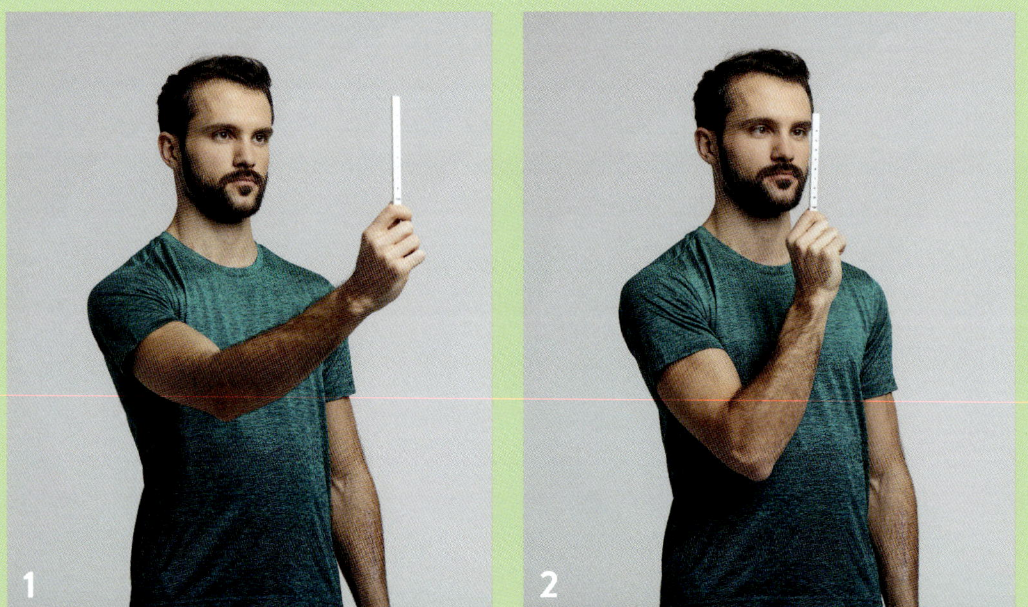

1. Nehmen Sie den neutralen Stand ein und halten Sie den Vision Stick circa 40 bis 50 Zentimeter entfernt auf Höhe der Nasenwurzel vor sich. Halten Sie Ihren Kopf neutral und gerade und fixieren Sie einen der aufgeprägten Buchstaben mit den Augen.
2. Führen Sie den Stick langsam zur Nase und verfolgen Sie ihn dabei mit beiden Augen so lange, bis das Bild unscharf wird. Führen Sie den Stick dann wieder zurück in die Ausgangsposition. Wiederholen Sie diesen Vorgang 2- bis 5-mal. Ziel der Übung ist es, den Vision Stick bis zur Nase zu führen, ohne ihn dabei doppelt zu sehen.

Da bei den Augenliegestützen durch eine unzureichende Koordination der Augen verschiedene Fehlervarianten auftreten können, ist es nützlich, Feedback durch einen Trainer oder Trainingspartner zu bekommen. Alternativ ist es auch möglich, sich selbst bei der Übung zu filmen. Mögliche Fehler sind:

- Der Vision Stick wird von der Mitte weg zu einem Auge gezogen, sodass dieses Auge weniger kreuzen muss.
- Der Kopf wird leicht zu einer Seite rotiert, sodass das dem Stick nähere Auge weniger kreuzen muss.
- Zudem kann es vorkommen, dass sich bei einem Auge die Bewegung nach innen verzögert oder es nicht lange innen gehalten werden kann.

Merken Sie sich, welches der Augen größere Schwierigkeiten hat. Auf dieser Seite scheint das Aktivitätsniveau des Mittelhirns reduzierter zu sein.

Testergebnisse: Augenliegestütz – Test der Konvergenzfähigkeit		
	Rechtes Auge	**Linkes Auge**
Konvergenz		

Verbesserung der Aktivität des Mittelhirns und des Tractus tectospinalis

Die Funktionalität eines neuronalen Gebiets ist eng an die Durchblutung gebunden. Durch Training können Sie diesen Bereich gezielt stärker durchbluten und damit seine neuronale Aktivität verbessern. Systeme, die nah beieinanderliegen, können sich dadurch auch gegenseitig aktivieren. Trainieren Sie ein bestimmtes System, so erhöht sich die Durchblutung des gesamten Gebiets, wodurch sich auch die neuronale Aktivität steigert. Um nun den Mittelhirnbereich, aus dem der Tractus tectospinalis startet, besser zu durchbluten, eignen sich besonders Augenübungen, da diese einen großen neuronalen Reiz bewirken. Im Folgenden werden Ihnen einfache Übungen vorgestellt, mit denen Sie ohne viel Aufwand die Aktivität Ihres Mittelhirns durch eine Aktivierung der Hirnnerven 3 und 4 steigern können.

▶ Augenliegestütz mit weit geöffneten Augen – Aktivierung der Hirnnerven des Mittelhirns

Material: Vision Stick

Zur gezielten Aktivierung des Tractus tectospinalis können Sie hervorragend das Konvergenztraining nutzen, das Sie zuvor zur Beurteilung der Aktivität des Mittelhirns herangezogen haben. Um die Stabilisierung über Ihr Mittelhirn noch stärker zu aktivieren, bietet es sich an, den Augenliegestütz so zu variieren, dass dieser noch intensiver die benachbarten Strukturen beansprucht. Wie bereits auf Seite 102 beschrieben, befindet sich im Mittelhirn der Ursprung des Hirnnervs 3. Dieser Hirnnerv ist unter anderem für den Muskel zuständig, der das Auge nach innen zieht. Jedoch hat der Nerv noch weitere Funktionen: Er ist etwa auch für das Öffnen der Augenlider zuständig.

Neben dem Hirnnerv 3 befindet sich der Hirnnerv 4 im Mittelhirn. Dieser Nerv reguliert den Muskel, der Ihr Auge nach unten und innen zieht. Kombiniert man diese Funktionen in einer Übung, kann man einen intensiven Reiz in das Mittelhirn lenken und hierdurch die Durchblutung und das Aktivitätsniveau steigern.

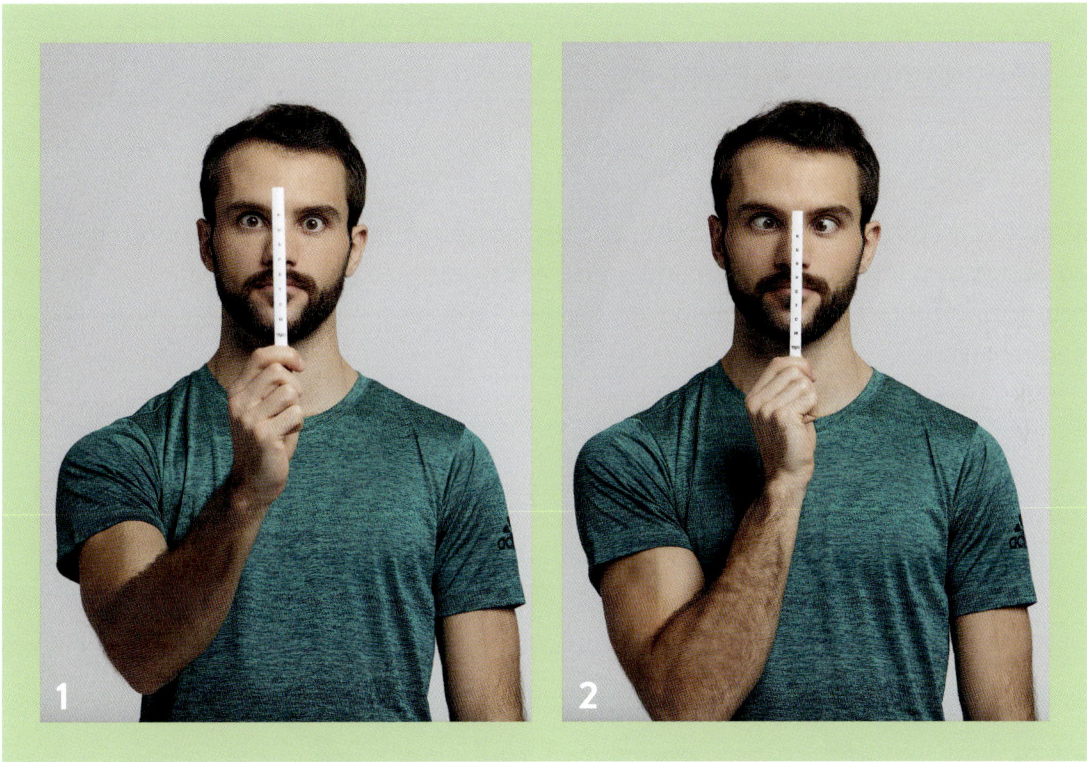

1. Nehmen Sie den neutralen Stand ein, Ihre Wirbelsäule ist lang und entspannt. Halten Sie den Vision Stick auf Augenhöhe in gerader Linie zu Ihrer Nase. Fixieren Sie einen der aufgeprägten Buchstaben und öffnen Sie die Augen so weit, als ob Sie sich erschrecken würden.
2. Führen Sie nun den Vision Stick geradlinig zu Ihrer Nasenspitze, sodass Ihre Augen nach innen und unten blicken müssen. Kommen Sie langsam zurück in die Ausgangsposition und führen Sie diese Übung 4- bis 5-mal hintereinander durch. Achten Sie stets darauf, dass Ihre Augen währen der gesamten Übung weit geöffnet bleiben.

▶ Variante: Einäugiger Augenliegestütz mit weit geöffnetem Auge und Augenklappe

Material: Augenklappe und Vision Stick

Meistens ist es effektiver, die Seite, auf der das Auge mehr Schwierigkeiten hatte zu konvergieren, intensiver beziehungsweise am Anfang sogar ausschließlich zu trainieren. Dafür führen Sie die Übung durch, während ein Auge mit einer Augenklappe bedeckt ist.

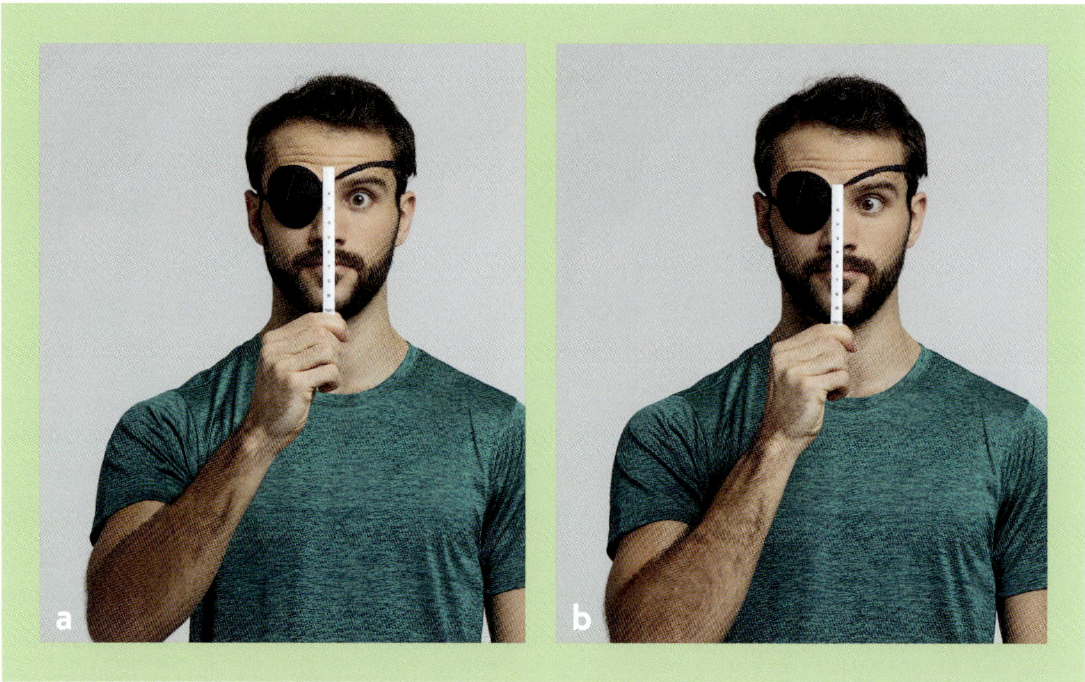

Die Bilder zeigen exemplarisch die Ausführung des Augenliegestützes für das linke Auge.

Hinweis: Selbstverständlich können Sie die Augenklappe auch nutzen, um zur Trainingsvorbereitung eine separate Aktivierung des Mittelhirns zu erwirken. Sie können beispielsweise gezielt Ihre linke Beugemuskulatur ansprechen, indem Sie das rechte Mittelhirn aktivieren. Dafür würden Sie Ihr linkes Auge verdecken und die Übungen nur mit dem rechten Auge ausführen.

Vertikale Augenbewegungen

Besonders vertikale Bewegungen der Augen haben großen Einfluss auf die Aktivität des Mittelhirns. Wie Sie bereits erfahren haben, wird die Bewegung der Augen zu großen Teilen über die Hirnnerven 3 und 4 reguliert. Wie zuvor schon beschrieben, bewegt der Hirnnerv 3 die Augen auch nach oben, wogegen der Hirnnerv 4 Ihre Augen nach unten zieht. Daher können Sie Übungen, die vertikale Augenbewegungen beinhalten, gut nutzen, um die Aktivität im Mittelhirn zu erhöhen. Im Folgenden werden Ihnen zwei Möglichkeiten gezeigt, die einfach und unkompliziert sind. Bei der ersten wird eine willkürliche Augenbewegung verlangt, während bei der zweiten über eine App namens OptoDrum eine reflexive Augenbewegung ausgelöst wird. Überprüfen Sie durch Assessments, welche Herangehensweise für Sie die bessere ist. Vielleicht können Sie auch beide Varianten in Ihr Training einbauen.

▶ Vertikale Augensprünge

Material: zwei visuelle Ziele

1. Befestigen Sie zwei visuelle Ziele im ungefähr gleichen Abstand ober- und unterhalb der Augen vor Ihnen an einer Wand. Nehmen Sie den neutralen Stand ein. Ihre Wirbelsäule ist lang und entspannt. Ihr Blick ist geradeaus gerichtet.
2. Springen Sie nun mit Ihren Augen für 10 bis 20 Sekunden im Wechsel auf das obere visuelle Ziel.
3. Dann springen Sie sofort auf das untere visuelle Ziel. Sie können, je nach Leistungsstand, das Training 2- bis 5-mal hintereinander durchführen.

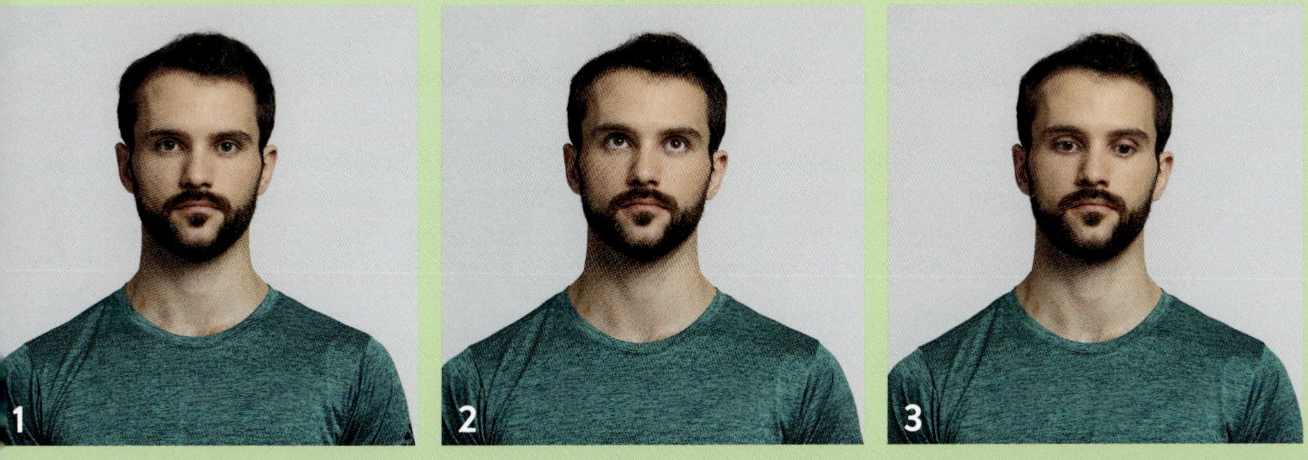

▶ Variante: Vertikale Augensprünge mit Augenklappe

Material: Augenklappe und vertikale Trainingskarte

Meistens ist es effektiver, die Seite, die mehr Schwierigkeiten bereitet hat, intensiver beziehungsweise am Anfang sogar ausschließlich zu trainieren. Dafür führen Sie die vorhergehende Übung wie beschrieben aus, bedecken jedoch vorher das andere Auge mit einer Augenklappe.

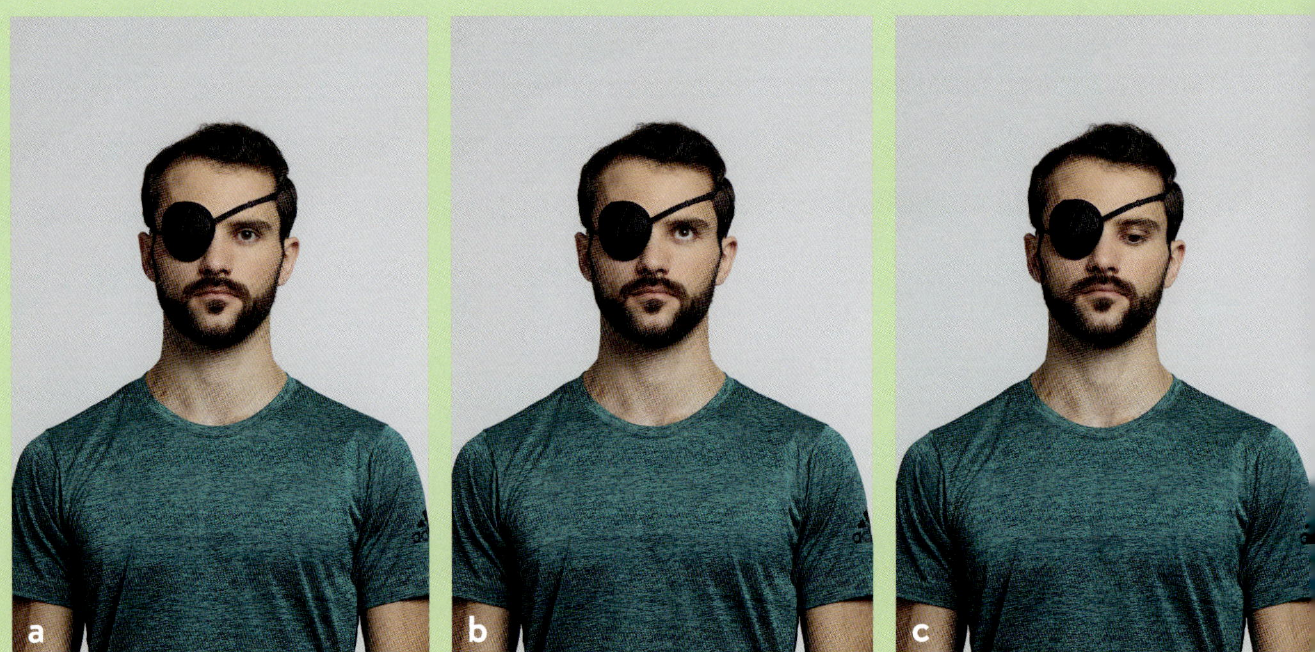

Die Bilder zeigen exemplarisch die Ausführung mit Augenklappe rechts.

Hinweis: Selbstverständlich können Sie die Augenklappe auch nutzen, um zur Trainingsvorbereitung eine separate Aktivierung des Mittelhirns zu erwirken. Beispielsweise können Sie gezielt Ihre linke Beugemuskulatur ansprechen, indem Sie das rechte Mittelhirn aktivieren. Dafür würden Sie Ihr linkes Auge verdecken und die Übung nur mit dem rechten Auge ausführen.

▶ Vertikale Augenbewegung mit Fließmuster

Material: Smartphone oder Tablet mit der App OptoDrum

Die nächste Möglichkeit, Ihr Mittelhirn stark zu aktivieren, besteht über das Nutzen von optokinetischen Reflexen, die über die OptoDrum-App leicht und einfach auszulösen sind. Hierbei blicken Sie auf fortlaufende Balken oder Symbole. Durch die Bewegungen der Balken und die Fließrichtung können bestimmte Augenbewegungen reflektorisch provoziert werden. Für das Aktivieren des Mittelhirns sind vertikale Bewegungen wichtig, daher wird hier das Fließmuster entweder von unten nach oben oder von oben nach unten genutzt.

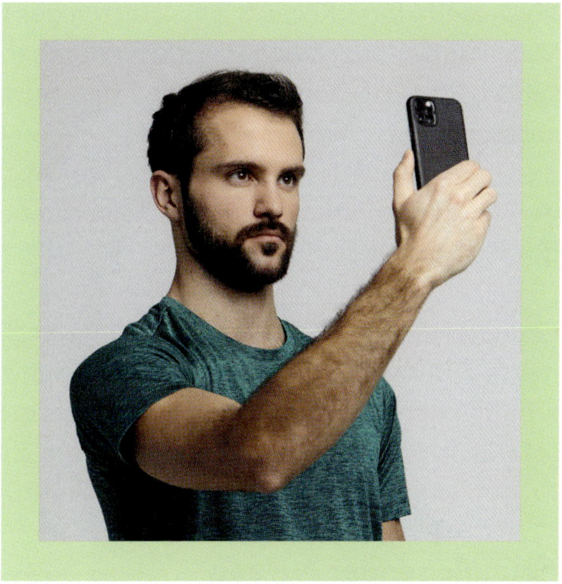

Nehmen Sie den neutralen Stand ein, Ihre Wirbelsäule ist lang und entspannt, Ihr Kopf in einer neutralen Position. Sie schalten die OptoDrum-App ein und halten das Smartphone oder Tablet auf Augenhöhe so vor sich, dass die Balken nach oben laufen. Wählen Sie hierfür eine Geschwindigkeit und Balkenbreite, die Ihnen angenehm ist. Halten Sie den Blick locker und entspannt auf den mittleren Balken gerichtet, ohne dabei zu »starren«. Führen Sie diese Übung, je nach aktueller Fähigkeit, 2- bis 5-mal für je 10 bis 20 Sekunden durch.

Hinweis: Auch diese Übung können Sie einäugig ausführen, um die Seite, die mehr Schwierigkeiten bereitet oder die sich im Mittelhirntest als auffällig erwiesen hat, gezielt zu trainieren.

Trainingsempfehlungen zur Aktivierung des Mittelhirns (Tractus tectospinalis und Tractus rubrospinalis)

Das Mittelhirn ist eines der wichtigsten Integrationszentren unseres Gehirns. Es reguliert die muskuläre Spannung Ihrer Beugemuskulatur, also grob zusammengefasst: die Vorderseite Ihres Körpers. Hier starten der Tractus tectospinalis, der besonders für die Stabilität des Kopf-, Augen- und Nackenbereichs zuständig ist, und der Tractus rubrospinalis, der insbesondere auf die Tonusmusterregulierung der Beuge- und Streckmuskulatur Einfluss nimmt. Wie schon bei den Gleichgewichtsreflexen können auch hier die Übungen auf drei Arten genutzt werden: zum grundlegenden Aufbau, zur allgemeinen Vorbereitung und zur unmittelbaren beziehungsweise spezifischen Vorbereitung des Krafttrainings.

Grundsätzlich sollten Sie zunächst immer die Stabilisationskomponenten der Körperhälfte aufarbeiten, auf der sich mehr Schwierigkeiten in den Tests zeigten. Ein Aufarbeiten der schwächsten Stellen hat das größte Potenzial, mehr Sicherheit und Stabilität in Ihr Krafttraining zu bekommen. Es führt langfristig zu den nachhaltigsten Ergebnissen, was die allgemeine Stabilisierung und Leistungsfähigkeit betrifft.

Grundlegender Aufbau

Für das nachhaltige Aufarbeiten sollten Sie circa 16 bis 18 Minuten täglich investieren, um Ihr Mittelhirn gezielt zu aktivieren. Hierfür können Sie sämtliche Übungen aus den Abschnitten »Tractus tectospinalis« ab Seite 98 und »Tractus rubrospinalis« ab Seite 90 nutzen, bei denen Sie ein positives Assessment hatten. Des Weiteren können Sie auch die Übungen zur Nackenisometrie, speziell der Beugemuskulatur, integrieren (ab Seite 54), die ebenfalls eine Aktivierung des Mittelhirns veranlassen.

Hinweis: Da gerade die Augenübungen neuronal sehr fordernd sein können, sollten Sie das Training über den Tag verteilt in kleineren Einheiten von 2 bis 3 Minuten ausführen.

Allgemeine Vorbereitung

Sie können eine Aktivierung des Mittelhirns auch gezielt als Vorbereitung für das Training nutzen. Beispielsweise können Sie die Stabilisationsverbesserungen über das Mittelhirn als Vorbereitung für das allgemeine Training in das Aufwärmen oder als unmittelbare und direkte Vorbereitung der einzelnen Übungen nutzen. Für die Integration in das Aufwärmen empfiehlt es sich, zwei bis drei Komponenten, die gute Assessments hatten, für insgesamt 2 bis 4 Minuten auszuführen. Für die direkte Vorbereitung oder als aktive Pause zwischen den Sätzen reicht es aus, ein bis zwei Übungen, die gute Assessments hatten, für insgesamt 20 bis 30 Sekunden auszuführen. Wichtig dabei ist, dass die Übungen Sie nicht ermüden oder von der Konzentration ablenken.

Spezifische Vorbereitung

Da über das Mittelhirn die Spannungsmuster der Beugemuskulatur reguliert werden, ist speziell das Training der Beugemuskulatur durch die Aktivierung des Mittelhirns neuronal gut vorzubereiten. Um beispielsweise die Beugemuskulatur Ihres linken Arms oder Beins vorzubereiten, aktivieren Sie unmittelbar vor dem Training für 20 bis 30 Sekunden das rechte Mittelhirn; und um umgekehrt das Training der rechten Beugemuskulatur vorzubereiten, aktivieren Sie das linke Mittelhirn. Nutzen Sie hierfür die Übungen, bei denen Sie ein positives Assessment hatten. Es profitiert vor allem das Training der Bauchmuskulatur sehr von der Aktivierung des Mittelhirns. Das Mittelhirn ist weiterhin zusammen mit dem Gleichgewichtssystem in hohem Maße verantwortlich für die essenziell wichtige Stabilität der willkürlichen Bewegung selbst, also dafür, die Ausführung der gezielten Bewegung zu stabilisieren.

Die Aktivierung des Tractus tectospinalis nutzen

Ähnlich wie der VCR stabilisiert das Mittelhirn über den Tractus tectospinalis auch den wichtigen Bereich des Kopfes und des Nackens. Daher profitiert von der Aktivierung des Tractus tectospinalis besonders stark:

- das Training des Schulter-Nacken-Bereichs,
- das gesamte Training der Beugemuskulatur, wie zum Beispiel
  - das Bauchtraining und
  - das Hüftbeugertraining.

Die Aktivierung des Tractus rubrospinalis nutzen

Über die Übung für den Tractus rubrospinalis können spezifisch vorbereitet werden:

- Das Training Ihrer Griffkraft
- Das Training der Armbeugemuskulatur
- Sämtliche Übungsformen, bei denen über die Arme Schwung geholt wird
- Das Kettlebell-, Clubbell- oder Medizinballtraining

Auch das Schnellkrafttraining der oberen Extremitäten profitiert von der Aktivierung des Tractus rubrospinalis oft sehr.

Trainingsempfehlungen zur Aktivierung des Mittelhirns	
Grundlegender Aufbau	16 bis 18 Minuten täglich • in Einheiten zu 2 bis 3 Minuten unterteilt • Übungen, bei denen Sie positive Assessments hatten Für 6 bis 10 Wochen ausführen
Allgemeine Vorbereitung	2 bis 4 Minuten ins Aufwärmen integrieren • Aspekt und Seite wählen, bei dem/der sich im Test Defizite zeigten • 2 bis 4 Übungen mit positiven Assessments ausführen
Unmittelbare Vorbereitung, insbesondere der spezifischen Aspekte durch gezielte Ansteuerung des • **Tractus tectospinalis** • **Tractus rubrospinalis**	Direkt vor der Übung und/oder in den Satzpausen ausführen • 1 bis 2 Übungen mit positiven Assessments • 20 bis 30 Sekunden ausführen

Die Formatio reticularis und der Tractus reticulospinalis

Der nächste wichtige Bereich des Hirnstamms, dem wir uns zuwenden wollen, ist der Tractus reticulospinalis. Er besitzt wahrscheinlich sogar die größte Wirkung auf die allgemeine Stabilität. Der Tractus reticulospinalis entspringt aus der Formatio reticularis, einer netzartigen Neuronenstruktur, die sich durch den gesamten Hirnstamm zieht.

Über die Nervenbahnen des Tractus reticulospinalis wird vor allem die muskuläre Spannung zwischen Beugern und Streckern innerhalb der Bewegungen reguliert, um hierdurch die Gelenke während der Bewegung optimal zu stabilisieren. Über den Tractus reticulospinalis werden also die globalen Tonusmuster der jeweiligen Körperhälften gesetzt. Gleichzeitig wird über die Formatio reticularis auch die Haltung mitgesteuert. Sie steht mit allen wichtigen motorischen Zentren in Verbindung und reguliert zahlreiche lebenssichernde autonome Funktionen.

Um die Aktivität der Formatio reticularis und des Tractus reticulospinalis zu überprüfen, eignen sich vor allem spezifische Krafttests der Hand- und Fingermuskulatur. Dies sind unkomplizierte und leichte Tests, die ohne weitere Hilfsmittel überall ausgeführt werden können. Sie benötigen lediglich einen Trainingspartner, der diese mit Ihnen durchführt.

▶ Fingerstreckertest

Wie schon erwähnt, ist die wichtigste Aufgabe der Formatio reticularis das Regulieren der globalen Tonusmuster und autonomen Funktionen der jeweiligen Körperhälften. Ein wichtiger Part hierbei ist das Lösen der distalen (äußeren) Spannungsmuster, also der Spannung um die Gelenke der Hände und Füße. Speziell das Entspannen der Beugemuskulatur ist notwendig, um eine optimale Motorik der Hände und Füße zu gewährleisten. Die Funktionalität des im Englischen als *distal release phenomenon* bezeichneten Ereignisses lässt sich nun gut mittels spezifischer Muskeltests überprüfen. Dabei wird die Fähigkeit der Formatio reticularis überprüft, die Spannung der Flexoren im Bereich der Hände und Füße zu regulieren. Einfach zusammengefasst bedeutet das: Wenn die Formatio reticularis nicht angemessen aktiv ist, können sich die Flexoren der Hände nur unzureichend entspannen, sodass ein Krafttest der Fingerstrecker und der Fingerspreizer schwach ausfällt. Funktioniert die Formatio reticularis jedoch gut, dann können die Flexoren das adäquat tun und die Extensoren und Abduktoren haben die Möglichkeit, mehr Spannung zu erzeugen.

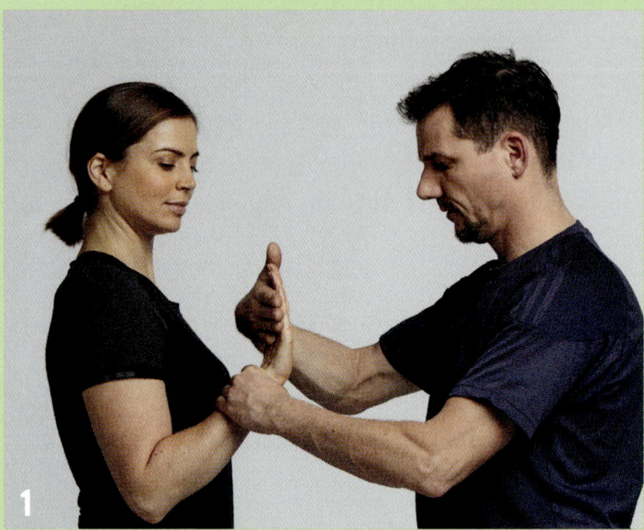

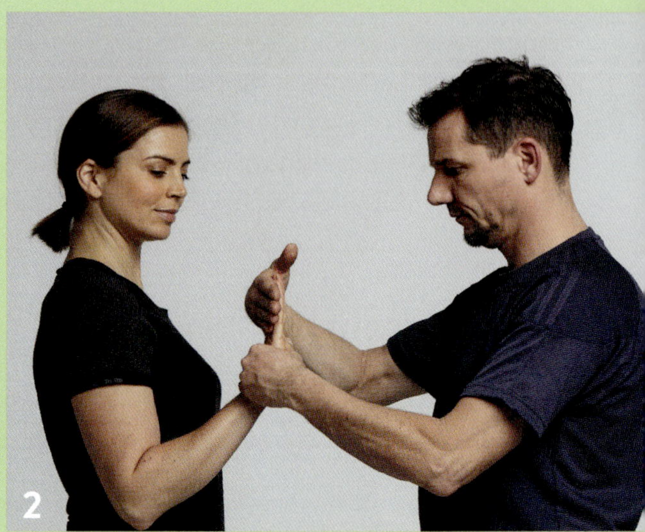

1. Nehmen Sie den neutralen Stand ein. Ihre Wirbelsäule ist lang und entspannt. Winkeln Sie Ihren rechten Arm um circa 90 Grad an. Beugen Sie nun Ihr Handgelenk und strecken Sie Ihre Finger. Aus dieser Position umfasst der Partner mit der linken Hand Ihren Unterarm unterhalb des Handgelenks, die rechte Hand legt er an den mittleren Bereich des Handrückens. Sie üben nun Kraft gegen die Hand Ihres Trainingspartners aus. Er versucht daraufhin, Ihre komplette Hand nach unten zu ziehen. Wiederholen Sie diesen Test 2-mal hintereinander.
2. Im Anschluss greift Ihr Partner mit der linken Hand Ihre Mittelhand und legt seine rechten Finger hinter Ihre gestreckten Finger. Sie üben nun Kraft über Ihre gestreckten Finger gegen die Hand Ihres Trainingspartners aus. Ihr Trainingspartner versucht daraufhin, Ihre gestreckten Finger nach vorn zu beugen. Wiederholen Sie auch diesen Test 2-mal hintereinander und wechseln Sie im Anschluss die Seite.

Testergebnisse: Fingerstreckertest		
	Rechte Hand	**Linke Hand**
Finger- und Handextension		

▶ Fingerabduktionstest

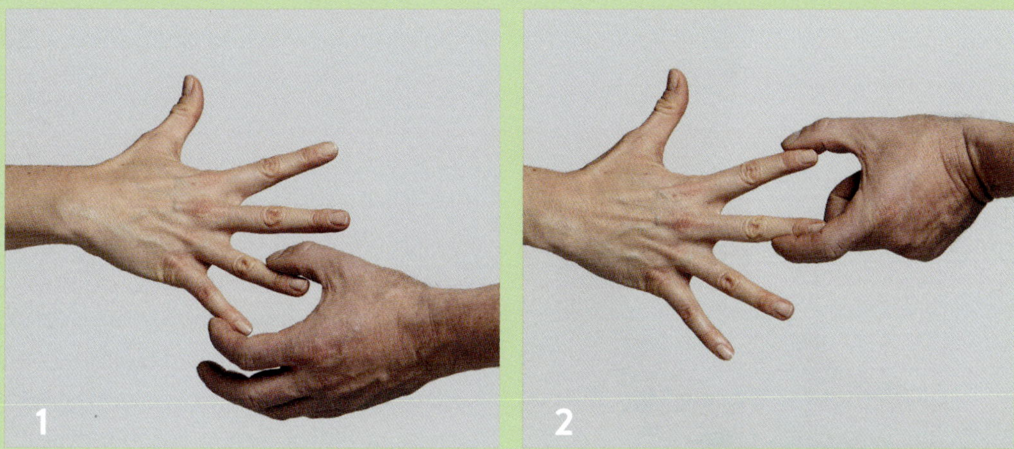

1. Nehmen Sie den neutralen Stand ein und beugen Sie Ihren rechten Ellenbogen um circa 90 Grad. Spreizen Sie Ihre Finger maximal auseinander. Ihr Trainingspartner versucht nun, mit Daumen und Zeigefinger zunächst Ihren kleinen Finger und den Ringfinger 2- bis 3-mal zusammenzudrücken.
2. Anschließend wechselt er zu Ihrem Zeige- und Mittelfinger und versucht, auch diese 2- bis 3-mal zusammenzudrücken. Merken Sie sich, wie schwer es Ihnen gefallen ist, den Widerstand gegen den Druck des Partners zu halten, und wechseln Sie dann zu Ihrer linken Seite. Führen Sie die Tests wie beschrieben nun mit Ihrer linken Hand aus.

Testergebnisse: Fingerabduktionstest		
	Rechte Hand	**Linke Hand**
Fingerabduktion		

Hinweise zur Auswertung: Es bietet sich an, diesen und den vorhergehenden Test als eine Abfolge auszuführen. Vergleichen Sie beide Seiten miteinander, um festzustellen, auf welcher Seite Ihre Formatio reticularis mehr Probleme hatte, die Spannung der Handmuskulatur optimal zu regulieren.

▶ Test des Großzehenstreckers

Als Nächstes wird exemplarisch am großen Zeh die Aktivität der Formatio reticularis dahingehend überprüft, ob sie auch am Fuß die Spannung zwischen Beugern und Streckern optimal reguliert.

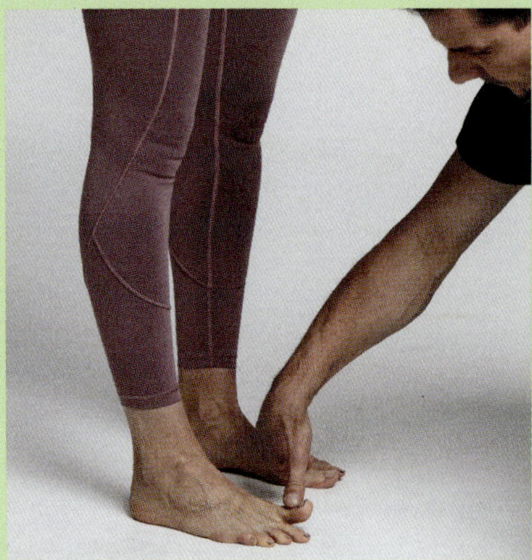

Nehmen Sie den neutralen Stand ein. Ihre Wirbelsäule ist lang und entspannt. Ziehen Sie Ihren rechten großen Zeh an. Aus dieser Ausgangsposition versucht Ihr Trainingspartner nun, Ihren großen Zeh Richtung Boden zu drücken. Hierbei sollte darauf geachtet werden, dass der Druck auf den Zeh nicht über den Zehennagel erfolgt, sondern über den unteren Bereich der Knochen. Wiederholen Sie diesen Test 2- bis 3-mal hintereinander und wechseln Sie dann zur anderen Seite. Führen Sie den gleichen Test auf der linken Seite aus.

Testergebnisse: Test des Großzehenstreckers		
	Rechter Fuß	**Linker Fuß**
Großzehenstrecker		

Weitere Hinweise auf eine Dysfunktion der Funktionalität der Formatio reticularis sind:

- Häufiges Umknicken des Fußes auf einer Seite: Ist die muskuläre Spannung im Bereich des Fußes nicht optimal, finden wir auf dieser Seite häufig Supinationstraumata. Daher kann die Häufigkeit des Umknickens auch ein Indikator für mangelnde Stabilisationseigenschaften der Formatio reticularis sein.

- Häufung körperlicher Beschwerden und Schmerzen auf nur einer Seite: Erinnern Sie sich? Die Formatio reticularis reguliert die globalen muskulären Spannungsmuster einseitig. Sind diese Spannungen unzureichend, treten Probleme auf dieser Körperseite oft deutlich vermehrt auf.
- Asymmetrien im Gangbild: Sehr häufig zeigt sich bei Problemen mit der Formatio reticularis, dass durch ihre haltungsregulierenden Funktionen im Gangbild eine stärkere Außenrotation des gleichseitigen Beins sowie eine tiefere innenrotierte und leicht nach vorn geschobene Schulter sichtbar sind. Der gleichseitige Ellenbogen beugt sich im Gang mehr und die Handfläche zeigt hier stärker nach hinten. Nehmen Sie sich die Zeit und achten Sie einmal auf diese Aspekte. Häufige Gründe für diese neuronale Asymmetrie sind die Händigkeit (also Rechts- oder Linkshänder) sowie Koordinations- und Gleichgewichtssystemprobleme auf der gegenüberliegenden Seite.

Aktivierung der Formatio reticularis und des Tractus reticulospinalis

Über kortikale Projektionen, also die neuronalen Verbindungen vom Kortex in den Hirnstamm, werden sehr große Mengen des Outputs vom Frontallappen und Parietallappen in die gleichseitige Formatio reticularis gesendet. Im Folgenden werden Ihnen verschiedene Möglichkeiten gezeigt, wie Sie durch einfache Übungen diese zwei Kortexbereiche leicht und effizient aktivieren können. Über diese Aktivierungen erhalten Sie optimale Rahmenbedingungen, um die Funktionen der Formatio reticularis zu steigern. Auch die Informationen, die durch den Tractus reticulospinalis zum Körper gesendet werden, werden so verbessert. Aktivieren Sie den rechten Frontal- und Parietallappen, so steigert dies die Aktivität der rechten Formatio reticularis. Umgekehrt führt das Training des linken Frontal- und Parietallappens zu einer vermehrten Aktivität der linken Formatio reticularis.

Weiterhin kann die Formatio reticularis über die Hirnnerven, die im Hirnstamm ihren Ursprung haben, angesprochen werden. Ebenso ist dies über das Ausführen bestimmter Bewegungen, an denen die Formatio reticularis stark beteiligt ist, möglich. Im Folgenden werden Ihnen einfache und effektive Möglichkeiten aufgezeigt, die Formatio reticularis auf allen drei Wegen zu adressieren, beginnend mit den spezifischen Bewegungen, bei deren Ausführung die Formatio reticularis besonders stark involviert ist. Dieser Zugang ist besonders empfehlenswert, wenn Ihnen das Augentraining oder das Gleichgewichtstraining größere Schwierigkeiten bereitet.

▶ Finger gegen Widerstandsbänder strecken

Material: elastische Fingerexpander

Eine schnelle und einfache Übung, die Formatio reticularis zu aktivieren, ergibt sich über das Strecken des Handgelenks und das Strecken und Abspreizen der Finger. Erinnern Sie sich? Das Strecken und Spreizen der Hand verlangt, dass die Tonusmuster der Hand gut reguliert werden, und dieses Phänomen wiederum ist Aufgabe der Formatio reticularis. Besonders effektiv wird das Training, wenn Sie Ihre Finger gegen einen äußeren Widerstand strecken. Dafür eignen sich kleine elastische Fingerexpander. Das Strecken der rechten Hand bewirkt dabei eine Aktivitätssteigerung der rechten Formatio reticularis und somit eine erhöhte Stabilität rechts und das Strecken der linken Hand eine erhöhte Stabilität links.

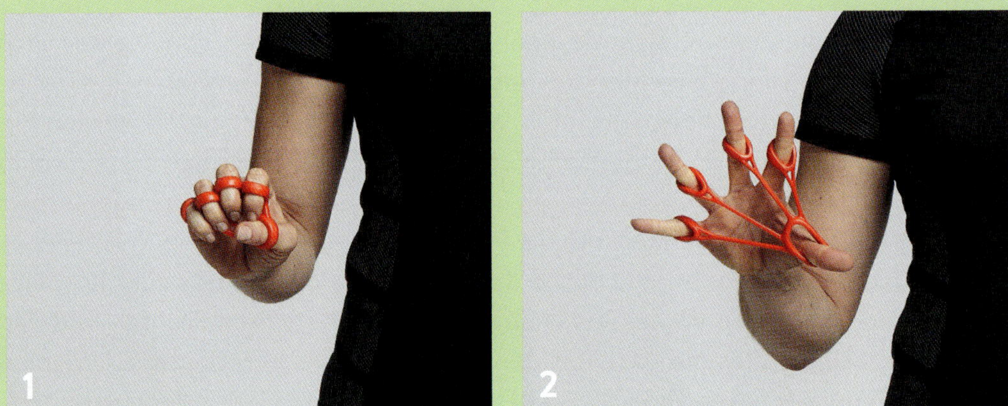

1. Legen Sie den Fingerexpander an den rechten Fingern an und nehmen Sie den neutralen Stand ein. Ihre Wirbelsäule ist lang und entspannt, Ihr rechter Arm ist angewinkelt.
2. Strecken Sie aus dieser Position Ihre Finger in dem Expander und spreizen Sie sie gegen den Widerstand so weit wie möglich auseinander. Halten Sie diese Position für 3 bis 6 Sekunden und wiederholen Sie die Übung 3- bis 5-mal hintereinander. Wählen Sie den Widerstand des Expanders so, dass Sie es schaffen, Ihre Finger komplett durchzustrecken.

▶ Maximal schnelles Klopfen

Die nächste, sehr einfache Übung zur Aktivierung der Formatio reticularis ist ein maximal schnelles hochfrequentes und kurzes Klopfen mit der Hand. Diese Übung fordert Ihren Frontallappen sehr, wodurch sie ebenfalls geeignet ist, um über eine vermehrte Aktivität im Frontallappen auch eine bessere Aktivität in der Formatio reticularis zu bewirken. Dabei führt das Klopfen auf der linken Seite zu einer Aktivierung und Stabilisationsverbesserung auf der rechten Seite. Umgekehrt führt das Klopfen auf der rechten Seite zu einer Verbesserung der Aktivität des Frontallappens und der Formatio reticularis auf der linken Seite.

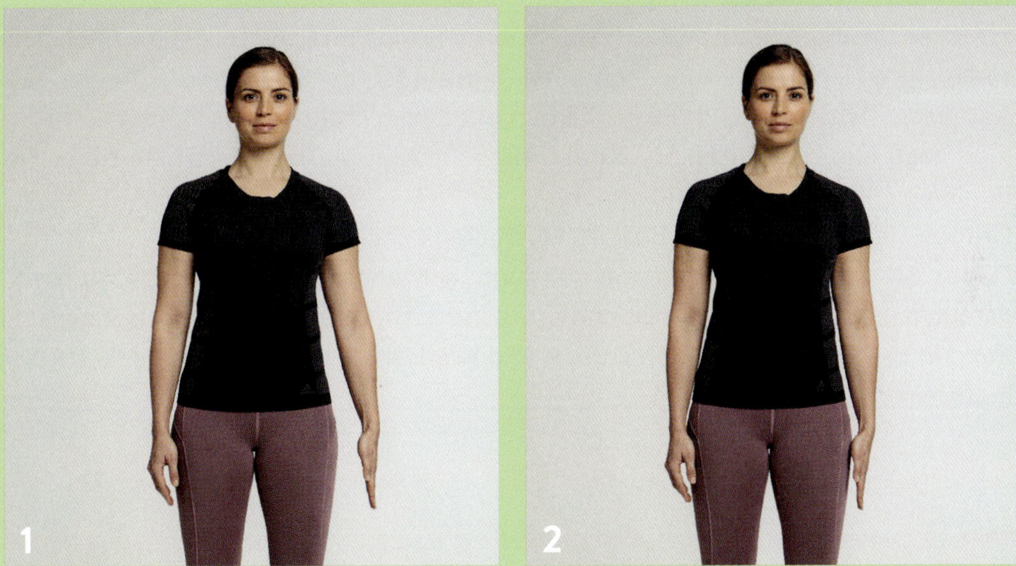

1. Nehmen Sie den neutralen Stand ein. Ihre Wirbelsäule ist lang und entspannt. Ihre linke Hand befindet sich nah an Ihrem linken Oberschenkel.
2. Beginnen Sie nun für 3 bis 5 Sekunden, kleine, kurze und maximal schnelle Klopfbewegungen gegen Ihren linken Oberschenkel auszuführen. Führen Sie die Übung 3- bis 5-mal hintereinander aus, wobei Sie zwischen den Durchgängen immer kurz entspannen. Achten Sie darauf, dass Sie bei jedem Durchgang maximal schnell arbeiten. Beenden Sie die Übung, sobald Sie langsamer werden.

▶ Türrahmen-Drill

Der sogenannte Türrahmen-Drill ist eine weitere Trainingsmöglichkeit, bei der Ihre Formatio reticularis stark beansprucht wird. Sie verlangt genau die Tonusmusterregulierung, für die die Formatio reticularis verantwortlich ist. Hierbei wirkt der Türrahmen-Drill auf Ihre rechte Formatio reticularis, wenn er auf der rechten Seite ausgeführt wird. Die Ausführung auf der linken Seite erzeugt entsprechend Effekte auf Ihre linke Formatio reticularis.

1. Stellen Sie sich in einen Türrahmen und nehmen Sie den neutralen Stand ein. Ihre Wirbelsäule ist lang und entspannt. Halten Sie sich mit der linken Hand locker am linken Türrahmen fest.
2. Strecken Sie Ihren rechten Arm und rotieren Sie ihn im Schultergelenk nach außen, sodass Ihre Handfläche nun nach oben gedreht ist, der Daumen zeigt nach außen. Aus dieser Armstellung drücken Sie nun mit Ihrem rechten Arm gegen den Türrahmen nach hinten. Achten Sie darauf, dass Ihr Arm außenrotiert bleibt und Sie zu Beginn nicht zu viel Kraft aufwenden.
3. Drehen Sie nun Ihr rechtes Bein im Hüftgelenk nach innen.
4. Heben Sie das rechte Bein dann gebeugt Richtung Bauchnabel hoch. Achten Sie darauf, dass Sie während der Übung groß und aufrecht bleiben. Kehren Sie anschließend in die Ausgangsposition zurück und wiederholen Sie die Übung 5- bis 8-mal hintereinander.

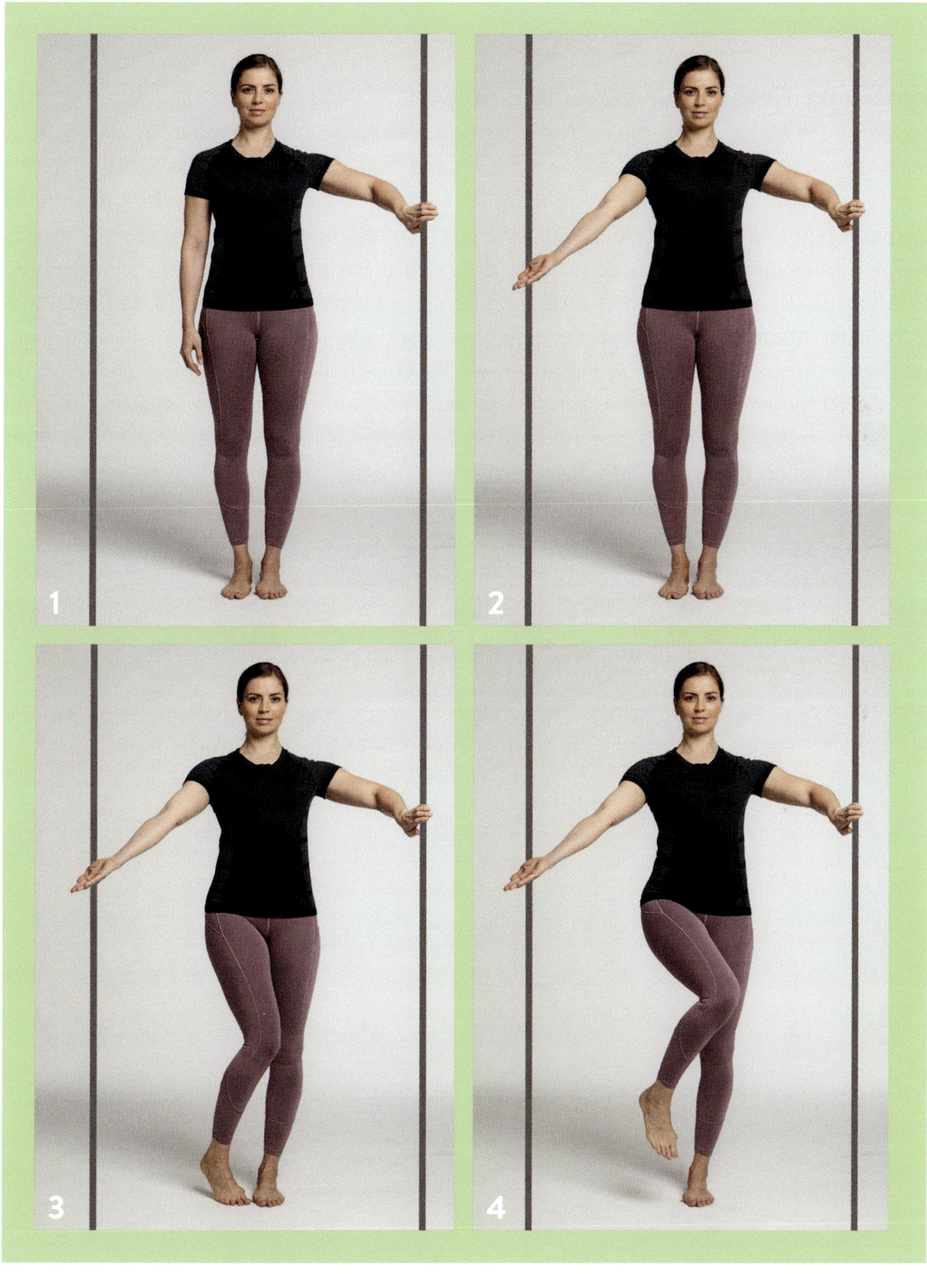
1
2
3
4

Kortexaktivierung durch Augenübungen

Eine weitere Möglichkeit, die extrem wichtige Stabilisierung durch den Tractus reticulospinalis zu verbessern, bieten Ihnen spezifische Augenübungen. Befasst man sich mit der Neurologie der Augenbewegungen, so zeigt sich, dass Augensprünge nach links von den frontalen Augenfeldern im rechten Frontallappen initiiert werden und dass bei den Blickverfolgungen nach rechts der rechte Parietallappen stark involviert ist. Erinnern Sie sich? Durch den Frontal- und Parietallappen wird über kortikale Projektionen die Formatio reticularis aktiviert, Ihr »Stabilisationszentrum«. Daher ist es möglich, über gerichtete Augenbewegungen gezielt Kortexareale zu adressieren und Einfluss auf die Aktivität der Formatio reticularis zu nehmen. Im Folgenden finden Sie zwei Wege, diese Augenbewegungen auszuführen: reflexiv mithilfe der OptoDrum-App oder willkürlich mit speziellen Trainingskarten. Testen Sie immer über Assessments oder das erneute Überprüfen der Stabilität, wie die einzelnen Methoden gewirkt haben. So finden Sie heraus, welche Vorgehensweise für Sie optimal ist.

Ein kleiner Werkzeugkasten zur Stabilitätsverbesserung

Mit »Finger gegen Widerstandsbänder strecken« (Seite 118), »Maximal schnelles Klopfen« (Seite 119) und »Türrahmen-Drill« (Seite 120/121) haben Sie Übungen zur Hand, die alle leicht, stressarm und ohne großen Aufwand ausgeführt werden können. Das ist ein guter Werkzeugkasten, mit dem Sie schnell deutliche Stabilisationsverbesserungen erzielen können. Sie können sehr gut als unmittelbare Vorbereitung, in den Satz oder in die Wiederholungspausen eingebaut werden. Oder Sie verteilen die Übungen regelmäßig in Ihrem Alltag als kleine Stabilitätsbooster.

▶ Horizontale Augenbewegungen mit der OptoDrum-App

Material: Smartphone oder Tablet mit der OptoDrum-App

Wie schon beschrieben, können Sie durch Augensprünge nach links und Augenfolgebewegungen nach rechts Ihre rechten Kortexareale aktivieren. Die sicherlich leichteste Methode besteht im Nutzen der OptoDrum-App. Möchten Sie Ihren rechten Kortex und Ihre rechte Formatio reticularis aktivieren, so lassen Sie die Balken nach rechts laufen. Umgekehrt nutzen Sie ein Fließmuster nach links, um Ihren linken Kortex und Ihre linke Formatio reticularis zu aktivieren.

Schalten Sie die OptoDrum-App auf Ihrem Smartphone oder Tablet ein und nehmen Sie den neutralen Stand ein. Ihre Wirbelsäule ist lang und entspannt. Aus dieser Ausgangsposition halten Sie Ihr Smartphone oder Ihr Tablet auf Augenhöhe vor sich, sodass die Balken oder Symbole in die Richtung laufen, die Sie aktivieren möchten. Wählen Sie hierfür eine Geschwindigkeit und Balkenstärke, die Ihnen angenehm ist. Halten Sie den Blick locker und entspannt auf den mittleren Balken gerichtet, ohne dabei zu »starren«. Führen Sie diese Übung, je nach aktueller Fähigkeit, 2- bis 5-mal für je 10 bis 20 Sekunden durch.

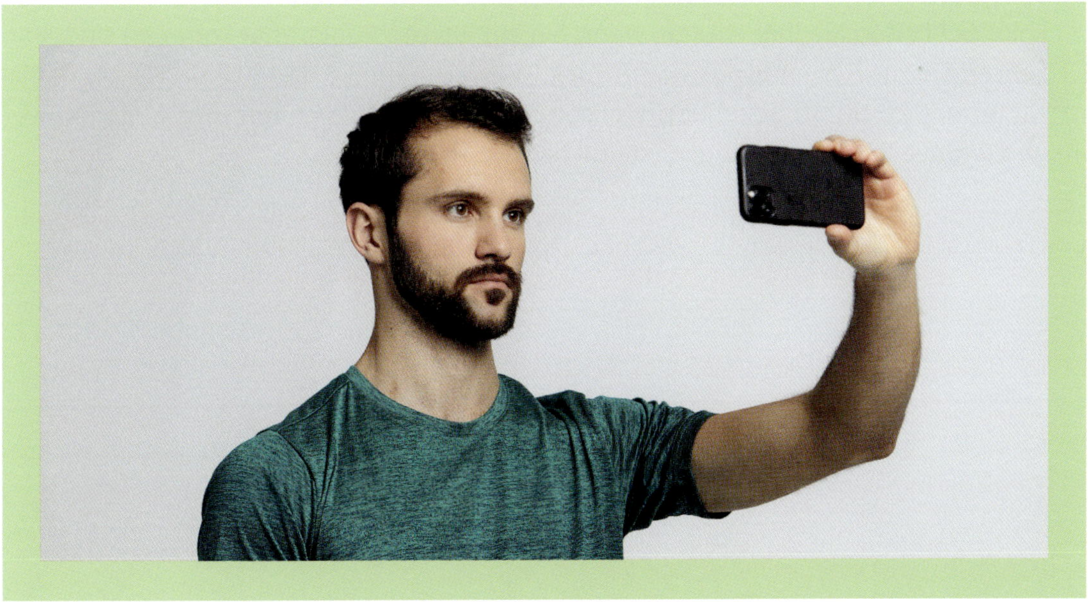

▶ Horizontale Augensprünge – Sakkaden

Material: Trainingskarte mit horizontalen Punkten

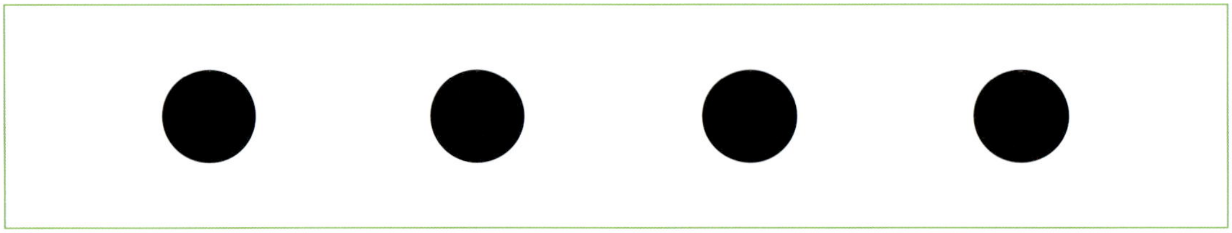

Wie auf Seite 107 beschrieben, können Sie die Augensprünge auch aktiv und willkürlich trainieren. Hierfür können Sie Trainingskarten nutzen, auf denen nebeneinanderliegende Punkte abgebildet sind. Für die Verbesserung der Stabilität Ihrer rechten Körperseite müssen Sie die Punkte von rechts nach links durchlaufen. Um die Stabilität auf der linken Körperhälfte zu verbessern, müssen Ihre Augen umgekehrt von links nach rechts springen.

1. Nehmen Sie den neutralen Stand ein. Ihre Wirbelsäule ist lang und entspannt. Sie blicken auf die Trainingskarte, die sich in Augenhöhe vor Ihnen befindet.
2. Springen Sie der Reihe nach mit den Augen von Punkt zu Punkt immer weiter nach links. Schließen Sie Ihre Augen, wenn Sie am letzten Punkt angekommen sind, und kehren Sie zur Ausgangsposition zurück. Wiederholen Sie diese Übung 2- bis 3-mal für jeweils 20 bis 30 Sekunden. Achten Sie darauf, dass sich nur Ihre Augen bewegen und Sie Ihren Kopf möglichst still halten.

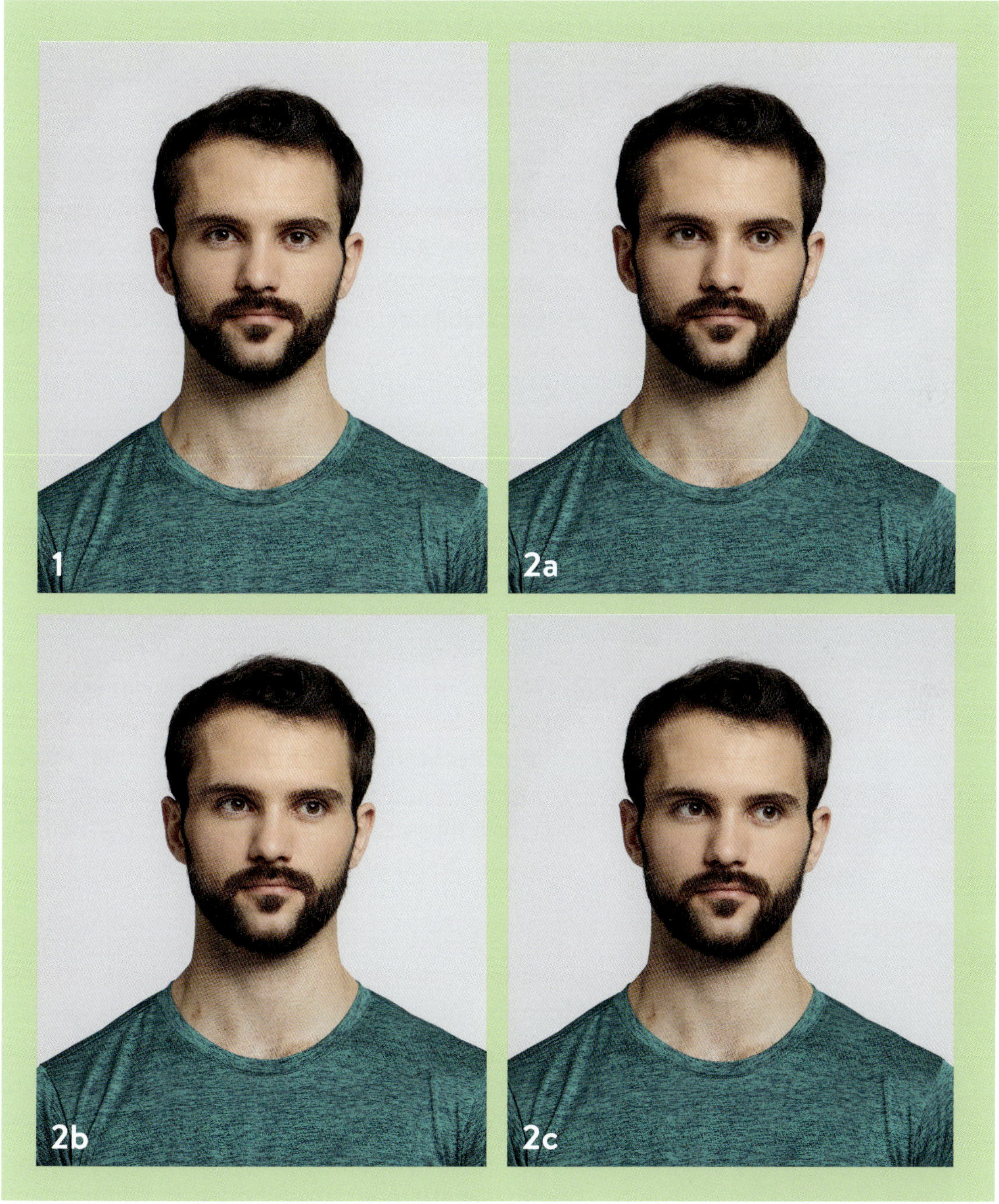
1
2a
2b
2c

▶ Horizontale Augenfolgebewegungen – Pursuits

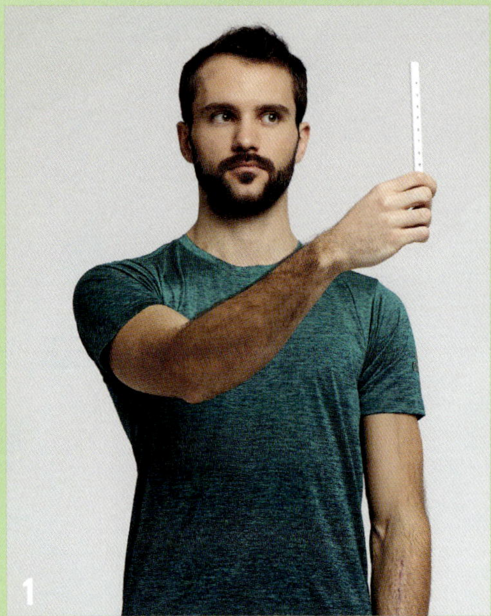

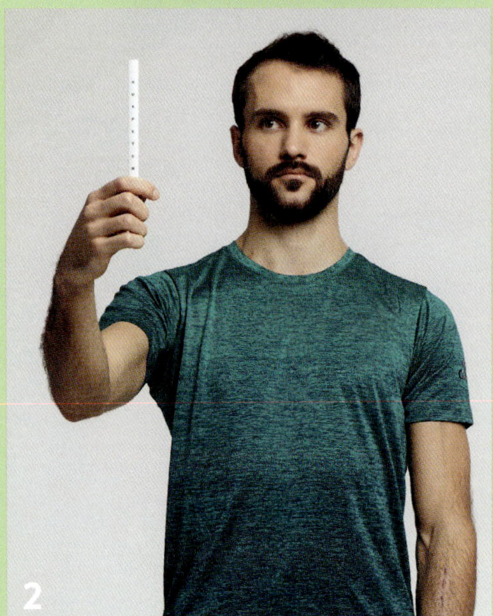

Material: Vision Stick

Die nächste willkürliche Augenbewegung, die Sie nutzen können, um durch eine gezielte Kortexaktivierung Ihre Stabilität über die Formatio reticularis zu verbessern, sind die Augenfolgebewegungen. Für das Stabilitätstraining Ihrer rechten Körperseite müssen Sie ein visuelles Ziel mit den Augen von links nach rechts verfolgen. Um die Stabilität auf der linken Körperhälfte zu verbessern, müssen Ihre Augen ein Objekt von rechts nach links verfolgen.

1. Nehmen Sie den neutralen Stand ein. Ihre Wirbelsäule ist lang und entspannt. Sie halten den Vision Stick mit der rechten Hand auf Augenhöhe, etwa bei Ihrer linken Schulter.
2. Halten Sie Ihren Blick auf dem visuellen Ziel und führen Sie den Vision Stick auf Augenhöhe zu Ihrer rechten Seite. Schließen Sie die Augen und beginnen Sie erneut in der Ausgangsposition. Führen Sie diese Übung 2- bis 3-mal für jeweils 20 bis 30 Sekunden durch.

Tipp: Es bietet sich an, Ihre horizontalen Augensprünge mit den Augenfolgebewegungen zu kombinieren. Führen Sie dazu einfach am Ende der Augensprünge Ihre Augenfolgebewegungen in die Gegenrichtung aus und beginnen Sie von Neuem. Dieses Vorgehen ist effektiv und spart Zeit. Führen Sie das Training in verschiedenen Körperpositionen wie stehend, sitzend oder im Einbeinstand durch und variieren Sie die Geschwindigkeit regelmäßig.

Mein Expertentipp

Augentraining kann neuronal sehr anspruchsvoll sein und ist nicht immer für jeden zu jedem Zeitpunkt geeignet. Sollten Sie also Schwierigkeiten bei den angegebenen Augenübungen haben, nutzen Sie einfach die anderen hier vorgestellten Übungen zur Aktivierung Ihrer Formatio reticularis, auf die Sie gut reagiert haben. Es empfiehlt sich jedoch, Ihr visuelles System umfassend aufzubauen, da dieses neuronal von sehr großer Bedeutung ist.

Aktivierung der Hirnnerven

Die letzte hier vorgestellte Möglichkeit, auf das Aktivitätslevel der Formatio reticularis gezielt Einfluss zu nehmen, erfolgt über eine Stimulation Ihrer Hirnnerven. Die Kerne der meisten Hirnnerven liegen im Hirnstammbereich des Pons und der Medulla und werden von den netzartigen Strukturen der Formatio reticularis quasi umwoben. Aus diesen heraus entspringt der Tractus reticulospinalis. Ein gezieltes Adressieren dieser Hirnnerven erhöht die neuronale Aktivität in ihren Kerngebieten und damit in der sie umgebenden Formatio reticularis. Im Stammhirnbereich des Pons haben die Hirnnerven 5 bis 8 ihren Ursprung, während die Hirnnerven 9 bis 12 ihren Ursprung in der Medulla haben. Über die jeweiligen Funktionen und Aufgaben der Hirnnerven können wir diese gezielt aktivieren, das Prinzip kennen Sie inzwischen ja schon gut.

Die Hirnnerven wirken gleichseitig, das heißt, ein Stimulieren der Hirnnerven auf der rechten Seite erhöht die neuronale Aktivität im rechten Hirnstamm und verbessert die Stabilisierung über die Formatio reticularis auf der rechten Körperseite. Umgekehrt kann ein Stimulieren der linken Hirnnerven eine bessere Stabilisierung der linken Körperhälfte bewirken.

▶ Riechen

Material: Duftfläschchen

Eine sehr gute und leicht umzusetzende Methode, Ihren Kortex über das Nutzen von Hirnnerven zu aktivieren, ist das Riechen. Der Hirnnerv 1, der die Geruchsinformationen überträgt, liegt zwar nicht im Hirnstammbereich, jedoch wird über den Geruchssinn eine recht große kortikale Aktivierung erzeugt. Die Signale, die bei der Geruchswahrnehmung entstehen, werden in den gleichseitigen Kortex gesendet und bewirken hier eine vermehrte neuronale Aktivität. Riechen ist daher eines der einfachsten Mittel, schnell und effektiv Ihre Stabilität über das Aktivieren von Hirnnerven zu verbessern. Für das Training des Geruchssinns empfiehlt es sich, ätherische Öle zu verwenden.

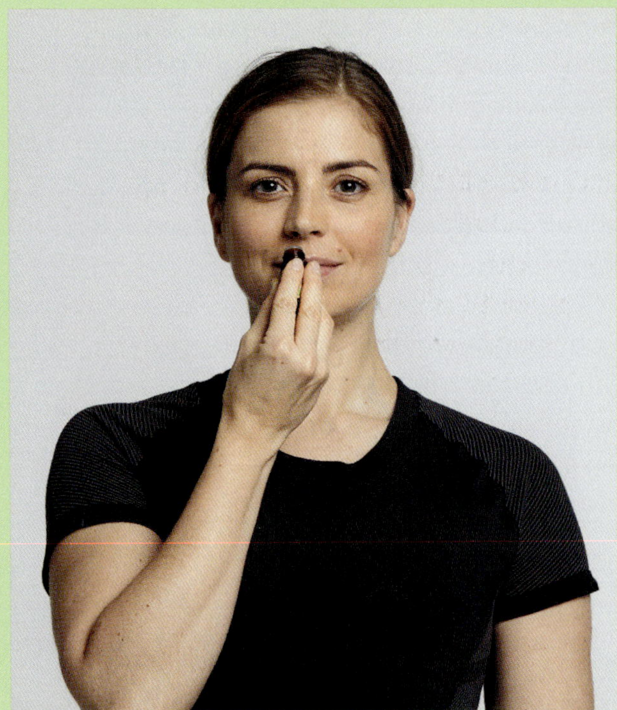

Halten Sie ein Riechfläschchen in Ihrer Hand und nehmen Sie den neutralen Stand ein, Ihre Wirbelsäule ist lang und locker nach oben aufgerichtet. Führen Sie das Fläschchen an das rechte Nasenloch. Atmen Sie ganz leicht durch die Nase ein und lassen Sie den Geruch in das rechte Nasenloch aufsteigen. Wie intensiv nehmen Sie den Geruch wahr? Können Sie den Geruch erkennen? Nehmen Sie den Geruch nach 4 bis 5 Sekunden wieder von Ihrem Nasenloch weg. Wiederholen Sie den Vorgang 2- bis 4-mal hintereinander. Gern kann auch Ihr linkes Nasenloch dabei zugehalten werden, um die Wirkung gezielter einseitig zu lenken. Das Riechen über das rechte Nasenloch erhöht die Stabilisierung der rechten Seite und das Riechen links Ihre linke Körperseite.

Die Hirnnerven des Pons aktivieren

Betrachtet man die Funktion der Hirnnerven 5 bis 8, so können Sie über folgende Übungen gezielt den Bereich des Pons und der Formatio reticularis aktivieren. Vor allem die Hirnnerven 5, 7 und 8 eignen sich gut, um schnell und einfach auf die Aktivität innerhalb des Pons in positiver Art und Weise Einfluss zu nehmen. Das Aktivieren des Pons eignet sich auch hervorragend, um das Training der Extensoren zu unterstützen, da dieser Hirnstammbereich nämlich an deren Regulation beteiligt ist (siehe auch Seite 137).

Der Hirnnerv 5 (Nervus trigeminus) ist unter anderem an Ihrem Beiß- und Kauvorgang und an der sensorischen Wahrnehmung der jeweiligen Gesichtshälfte beteiligt. Der Hirnnerv 7 versorgt die Muskeln, die an unserer Mimik beteiligt sind, mit Reizen. Und der Hirnnerv 8 übermittelt sowohl akustische Informationen als auch Informationen aus dem Gleichgewichtssystem.

Um einen größeren Stimulus zu erhalten, können die verschiedenen Reize kurz nacheinander oder gleichzeitig erzeugt werden. Durch die höhere Intensität ergibt sich meist eine deutlich größere Wirkung als bei einzelnen Reizen.

Nutzen Sie die rechten Hirnnerven, um Ihre rechte Formatio reticularis zu aktivieren und die Stabilität der rechten Seite zu verbessern. Die linken Hirnnerven führen zu einer Aktivierung der linken Formatio reticularis und verbessern die Stabilität der linken Körperhälfte.

▶ Beißen und Hautstimulus im Gesicht

Material: geteilter Mundschutz oder flaches Holzstäbchen, verschiedene Gegenstände, um die Gesichtshaut zu stimulieren, beispielsweise ein Tuch, eine elektrische Zahnbürste, ein metallischer Gegenstand oder Ähnliches

Um ein größeres Spektrum an Rezeptoren zu aktivieren und einen umfassenden Stimulus des Nervus trigeminus (Hirnnerv 5) zu erzeugen, eignet sich die Verwendung unterschiedlicher Gegenstände: Tücher für leichte Berührungen oder ein metallischer Gegenstand machen es möglich, Temperaturunterschiede zu fühlen, und eine elektrische Zahnbürste kann Vibrationen erzeugen. Um das Beißen zu optimieren und es besser auf einer Seite zu separieren, können Sie flache Holzstäbchen oder einen getrennten Mundschutz verwenden. Falls Sie andere diesen Zweck erfüllende Gegenstände haben, können Sie auch diese verwenden.

1. Nehmen Sie den neutralen Stand ein, Ihre Wirbelsäule ist lang und locker. Ihre Gesichtsmuskulatur ist entspannt. Nehmen Sie einen halben Mundschutz oder ein flaches Holzstäbchen zwischen Ihre Zähne auf der rechten Seite.
2. Beißen Sie so fest zu, wie es Ihnen noch angenehm ist. Lösen Sie nach ein paar Sekunden den Biss und entspannen Sie den Kiefer kurz. Wiederholen Sie die Übung für insgesamt 30 bis 40 Sekunden.
3. Für das Aktivieren von Hirnnerv 5 über den sensorischen Stimulus der Haut streichen Sie mit einem Tuch für 20 bis 30 Sekunden leicht die rechte Hälfte Ihres Gesichts ab.
4. Streichen Sie großflächig und versuchen Sie, möglichst viel der Hautfläche zu stimulieren.
5. Führen Sie im Anschluss die Übung mit einem anderen Stimulus durch, beispielsweise mit einem metallischen oder vibrierenden Gegenstand.

Hinweis: Um eine intensivere Wirkung zu erzielen, empfiehlt sich eine Kombination aus Beißen und Fühlen des Gesichts. Hierfür führen Sie die Übung für das Beißen wie unter Punkt 2 beschrieben durch und streichen, während Sie beißen, großflächig das Gesicht. Führen Sie auch diese Kombinationsübung für 30 bis 40 Sekunden durch.

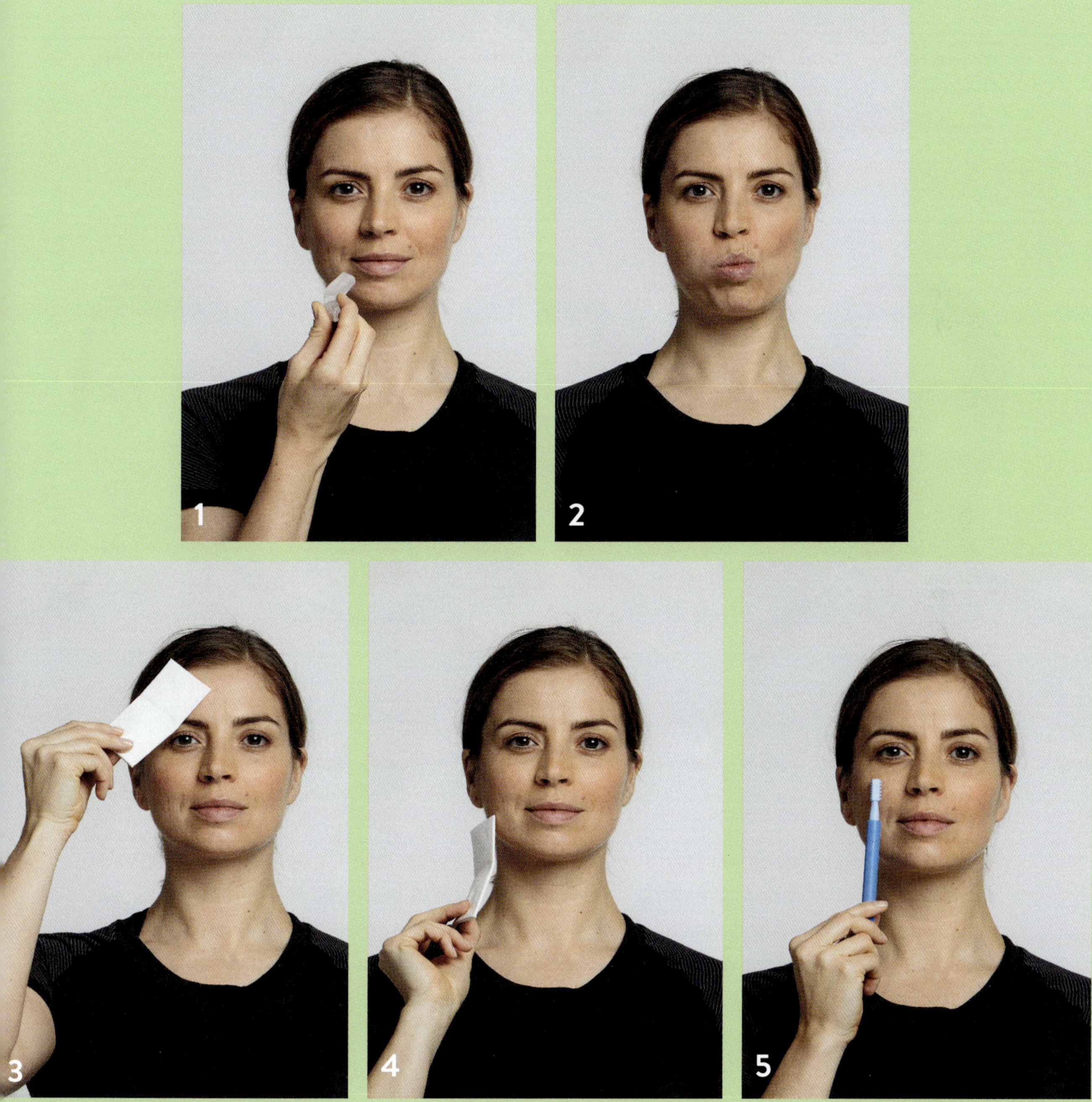
1
2
3
4
5

▶ Mimik

Im Anschluss an die Übung »Beißen und Hautstimulus im Gesicht« bietet es sich an, durch bewusste Mimik Ihren Hirnnerv 7 (Nervus facialis, den Gesichtsnerv) über die Gesichtsmuskulatur zu aktivieren.

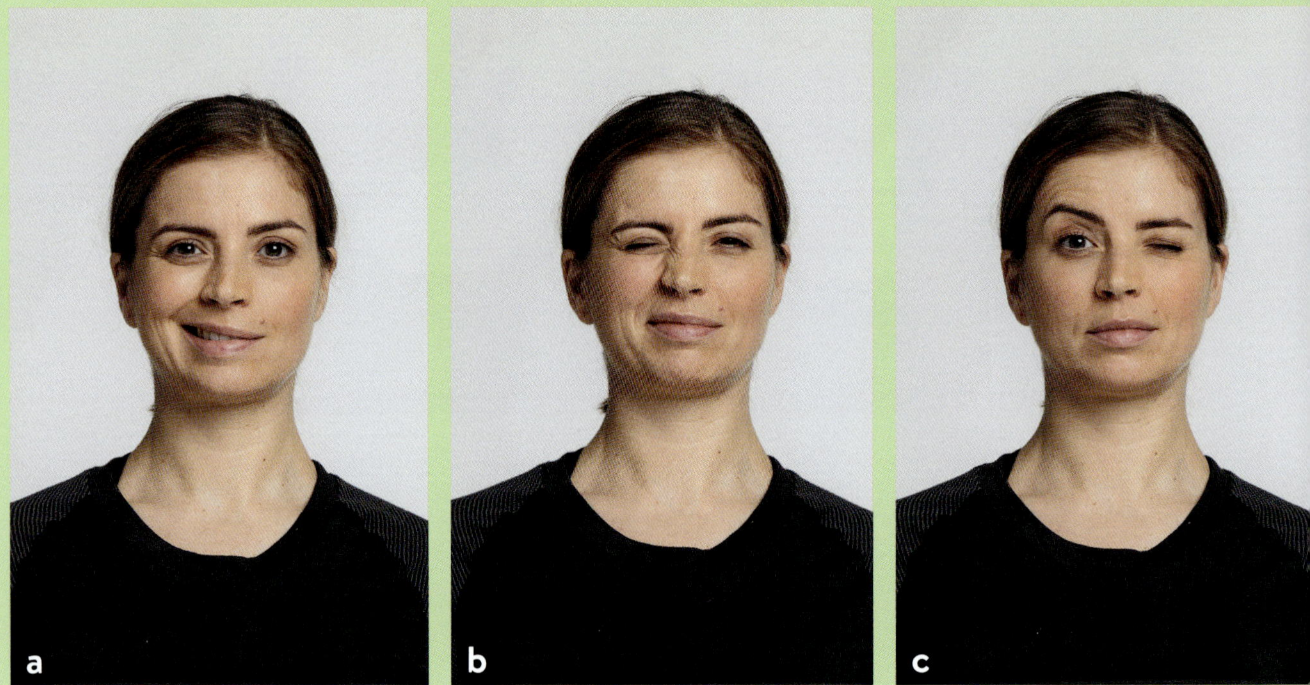

Nehmen Sie den neutralen Stand ein und aktivieren Sie Ihre Gesichtsmuskulatur auf der rechten Seite, indem Sie verschiedene mimische Ausdrücke wie ein Lächeln, ein saures Gesicht oder Ähnliches ausführen. Wichtig dabei ist, nur eine Gesichtshälfte zu benutzen. Führen Sie die wechselnden Gesichtsausdrücke für jeweils 20 bis 30 Sekunden hintereinander durch.

Hinweis: Es empfiehlt sich, hier zusätzlich das Beißen zu integrieren, um die allgemeine Wirkung zu erhöhen.

▶ Variante: Zusatzstimulus durch akustische Reize

Um Übungen zu intensivieren, können Sie stets zusätzlich Signale integrieren, die über akustische Reize entstehen. Reiben oder schnippen Sie mit den Fingern an Ihrem rechten Ohr, während Sie Ihre Gesichtsausdrücke üben und eventuell zusätzlich den Pons über das Beißen aktivieren.

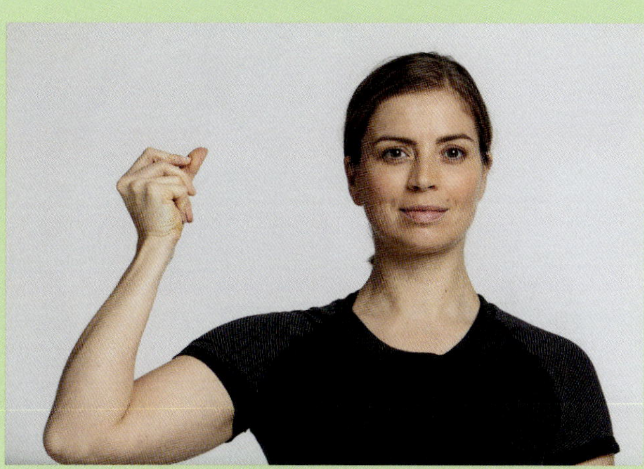

Die Hirnnerven der Medulla aktivieren

Auch die Hirnnerven, die in der Medulla Ihren Ursprung haben, können Sie nutzen, um mehr Stabilisierung über die Formatio reticularis zu erzeugen. Betrachtet man diese Hirnnerven und ihre Aufgaben, so kann man davon verschiedenste Möglichkeiten ableiten, mit denen man die Aktivität der Medulla schnell und effektiv positiv beeinflussen kann. Die Hirnnerven 9, 10 und 12 sind unter anderem am Schluckvorgang und dem Summen beteiligt. Der Hirnnerv 11 gibt Reize an den oberen Trapezmuskel und den Kopfwender. Der Hirnnerv 12 ist für Ihre Zungenbewegungen mitverantwortlich, wobei Ihre rechte Zungenmuskulatur die Zunge nach links und Ihre linke Zungenmuskulatur die Zunge nach rechts bewegt. Über die folgenden ausgewählten Übungen können Sie ohne viel Aufwand Ihre Stabilität verbessern.

Nutzen Sie die rechten Hirnnerven, um Ihre rechte Medulla und Formatio reticularis zu aktivieren und die Stabilität der rechten Seite zu verbessern. Die linken Hirnnerven führen zu einer Aktivierung der linken Medulla und Formatio reticularis und verbessern die Stabilität der linken Körperhälfte.

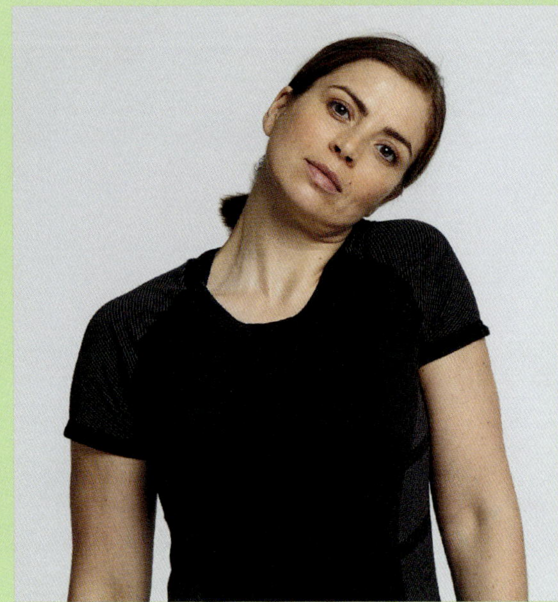

▶ Shrug – Schulterheben mit seitlichem Kopfneigen

Nehmen Sie den neutralen Stand ein, Ihre Wirbelsäule ist lang und locker und Ihre Gesichts- und Nackenmuskulatur entspannt. Sie aktivieren nun Ihren linken oberen Trapezmuskel und Ihren Kopfwender, indem Sie rhythmisch Ihr linkes Schulterblatt hochziehen und Ihren Kopf dabei nach links neigen. Halten Sie diese Spannung für 1 bis 3 Sekunden und lösen Sie sie dann wieder auf. Führen Sie diese Bewegungen für jeweils 20 bis 30 Sekunden hintereinander aus. Wiederholen Sie diese Übung 2- bis 3-mal hintereinander.

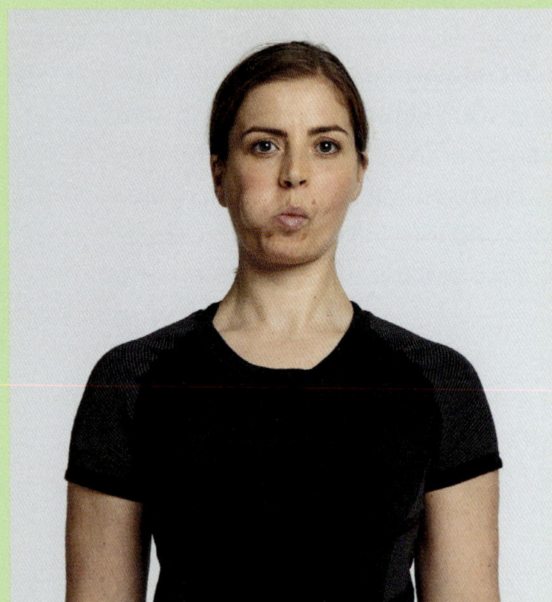

▶ Zunge seitlich in die Wange drücken

Im Anschluss bietet es sich an, den Hirnnerv 12 durch die Bewegung der Zunge zu aktivieren, indem Sie diese seitlich gegen Ihre Zähne oder in Ihre Wange drücken.

Nehmen Sie den neutralen Stand ein und drücken Sie mit Ihrer Zunge von innen gegen die Zähne der rechten Seite oder in die rechte Wange. Halten Sie den Druck für 2 bis 3 Sekunden aufrecht und lösen Sie die Spannung wieder. Führen Sie diese Bewegung für 20 bis 30 Sekunden aus. Wiederholen Sie diese Übung 2- bis 3-mal hintereinander.

▶ Kombination aus Shrug und Zunge seitlich in die Wange drücken

Diese Übung lässt sich auch sehr gut mit der vorherigen Übung kombinieren. Drücken Sie im gleichen Rhythmus, in dem Sie Ihr linkes Schulterblatt hochziehen und den Kopf zur linken Seite neigen, Ihre Zunge nach rechts gegen die Zähne oder in Ihre Wange.

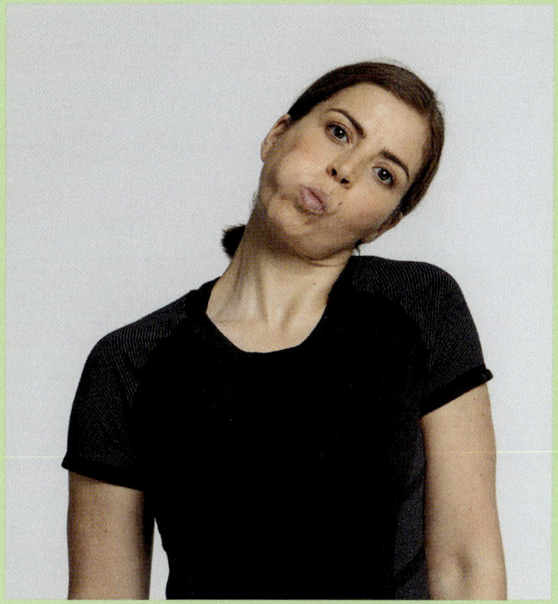

▶ Summen

Die nächste, aber oft zu Beginn etwas schwierigere Übung ist das Summen. Die Schwierigkeit des Summens besteht darin, dass Sie, um die rechte Medulla zu stimulieren, nur auf der rechten Seite Ihres Rachens summen sollen. Dies bedarf einiger Übung, aber es ist möglich. Häufig hilft es, wenn Sie den Kopf leicht zu der Seite neigen, auf der Sie summen möchten. Beherrschen Sie das einseitige Summen, können Sie gut zusätzlich noch die vorherigen Übungen integrieren. Während Sie auf der rechten Seite summen, ziehen Sie Ihr rechtes Schulterblatt hoch, neigen Ihren Kopf nach rechts und drücken die Zunge nach links – oder umgekehrt.

Hinweis: In der Praxis zeigt sich regelmäßig, dass Sie bessere Ergebnisse erhalten, wenn Sie entweder nur den Pons oder die Medulla durch Ihre Hirnnerven stimulieren und sie nicht vermischen.

Trainingsempfehlungen zur Aktivierung der Formatio reticularis

Der Tractus reticulospinalis, der aus der Formatio reticularis entspringt, leistet sicherlich den größten Beitrag zur allgemeinen und globalen Stabilisierung der jeweiligen Körperseite. Die Aktivierung der Formatio reticularis ist daher ein Aspekt, der immer in das Training und in den Alltag implementiert werden sollte.

Grundlegender Aufbau

Sie sollten grundsätzlich immer zuerst die Seite aufarbeiten, auf der sich mehr Schwierigkeiten in den Tests zeigten. Ein Aufarbeiten der instabileren Seite hat das größte Potenzial, im Allgemeinen mehr Sicherheit und Stabilität in Ihr Krafttraining zu bekommen, und führt langfristig zu den nachhaltigsten Ergebnissen, was die Leistungsfähigkeit betrifft. Für das nachhaltige Aufarbeiten sollten Sie circa 16 bis 18 Minuten täglich Ihre Formatio reticularis gezielt aktivieren. Hierfür können Sie sämtliche Übungen nutzen, bei denen Sie ein positives Assessment hatten.

Allgemeine Vorbereitung

Weiterhin können Sie eine gezielte Aktivierung der Formatio reticularis als Vorbereitung für Ihr Training nutzen, indem Sie sie entweder in das Aufwärmen integrieren oder als unmittelbare und direkte Vorbereitung einzelner Übungen nutzen. Für die Integration in das Aufwärmen empfiehlt es sich, zwei bis vier Übungen, die gute Assessments hatten, für insgesamt 3 bis 5 Minuten auszuführen. Für die direkte Vorbereitung der Trainingsübungen oder als aktive Pause zwischen den Sätzen reicht es aus, ein bis zwei Übungen, die gute Assessments hatten, für insgesamt 20 bis 30 Sekunden auszuführen. Wichtig dabei ist, dass die Übungen Sie nicht ermüden oder Ihre Konzentration stören.

Spezifische Vorbereitung

Da über die Formatio reticularis die globalen Spannungsmuster einer Körperseite reguliert werden, empfiehlt sich die Aktivierung der Formatio reticularis besonders, um sie zur Stabilisierung des Trainings der Gegenseite einzusetzen. Weiterhin ist das Aktivieren der Formatio reticularis der »schwächeren Seite« ein hervorragendes Mittel, um Ihr Training der Rumpfmuskulatur zu unterstützen – besonders bei einseitigen Stützübungen ist das der Fall, aber auch bei bilateralen Trainingsformen, bei denen sich beide Körperhälften synchron bewegen. Aufgrund der unterschiedlichen Tonusmusterregulierung der Formatio reticularis bietet es sich an, diese zur Trainingsunterstüt-

Trainingsempfehlungen zur Aktivierung der Formatio reticularis	
Grundlegender Aufbau	16 bis 18 Minuten täglich • in 2 bis 3 Einheiten unterteilt • Übungen, bei denen Sie positive Assessments hatten Für 6 bis 10 Wochen ausführen
Allgemeine Vorbereitung	3 bis 5 Minuten ins Aufwärmen integrieren • Aspekt und Seite wählen, bei dem/der sich im Test Defizite zeigten • 2 bis 3 Übungen mit positiven Assessments ausführen

• **Unmittelbare Vorbereitung, insbesondere der spezifischen Aspekte**
• **Gezielte Ansteuerung der Hirnnerven von**
  • **Pons für Strecker**
  • **Medulla für Beuger**
	Direkt vor der Übung und/oder in den Satzpausen ausführen
	• 1 bis 2 Übungen mit positiven Assessments
	• 20 bis 30 Sekunden ausführen

zung des oberen Rückens (wie Latissimustraining oder Trapezmuskeltraining) sowie der Beugemuskulatur des Beckens und Hüftbereichs einzusetzen (wie zum Beispiel des Trainings des Hüftbeugers der jeweils gleichen Körperseite).

Die Stimulation der Hirnnerven können Sie neben der globalen Aktivierung der Formatio reticularis auch nutzen, um das Training der Beuge- beziehungsweise Streckmuskulatur der jeweiligen Seite gezielt zu unterstützen. Nutzen Sie dafür die Übungen zur Aktivierung der Hirnnerven des Pons, um Ihre Streckmuskulatur zu unterstützen, und die Übungen zur Stimulation der Hirnerven der Medulla für die Beugemuskulatur.

Den Vermis aktivieren – für besondere Stabilität

Im Folgenden werden Ihnen weitere Stabilisationshelfer und Mechanismen vorgestellt, mit deren Hilfe Sie – zusätzlich zu den bisher beschriebenen Aspekten – wichtige Grundlagen für eine Optimierung Ihres Krafttrainings legen können. Der mittlere Anteil des Kleinhirns, der Vermis, ist ein entscheidender Helfer, wenn es darum geht, Stabilität und Kraft der Körpermitte zu erzeugen.

Den Vermis ist Teil des Spinocerebellums, einer alten Kleinhirnstruktur, die mit der Entwicklung der Gliedmaßen entstanden ist. In ihm werden Informationen aus dem Gleichgewichtssystem sowie der Körper- und Augenstellung verarbeitet und integriert. Grob vereinfacht gesagt, koordiniert der Vermis unsere Körpermitte, die Wirbelsäule und zum Teil auch die Augenbewegungen. Dadurch hat er einen großen Einfluss auf die Stabilität der Körpermitte. Über den Vermis wird zusätzlich die muskuläre Spannung der Streckmuskulatur reguliert. Funktionelle Einschränkungen des Vermis führen zu Kontroll- und Koordinationsproblemen von Hüfte, Wirbelsäule und Augen. Zusätzlich kann bei Defiziten im Vermis die für eine Aufrichtung und Stabilisierung des Körpers wichtige Streckmuskulatur in ihren muskulären Spannungen nicht optimal reguliert werden. Der rechte Teil des Vermis ist hierbei für die Aufrichtung und Koordination der rechten Körperseite verantwortlich, der linke Teil für die der linken Körperseite.

▶ Perturbationstest

Es ist schwierig, die einzelnen miteinander verwobenen Systeme isoliert zu testen, da sich ihre Aufgaben und Funktionen häufig überschneiden und in ihren Erscheinungen ähneln, neuronal sind sie jedoch verschiedenen Ursprungs. So ist es auch mit Funktionen des mittleren Anteils des Kleinhirns und des VSR. Beide Systeme koordinieren die Wirbelsäule und wirken dabei auf die Extensoren, die uns aufrichten und die Körpermitte zentrieren sowie stabilisieren. Dies bedeutet: Wenn der Körper durch Stöße ausgelenkt wird, arbeitet nicht nur ein isoliertes System, sondern mehrere – bei dem Test des VSR haben Sie das bereits kennengelernt (ab Seite 72). In diesem Fall wird auch der Vermis stark beansprucht.

Im Vermis werden unter anderem Informationen aus der Wirbelsäule, den Rumpfstreckern und dem Gleichgewichtssystem verarbeitet und blitzschnell integriert. Alle diese Systeme werden bei dem Perturbationstest aktiv. Das Gleichgewichtssystem und das Kleinhirn sind eng miteinander verwoben und in gegenseitiger Wechselwirkung. Das bedeutet, dass Schwierigkeiten im Gleichgewicht Funktionsdefizite im Kleinhirn nach sich ziehen und umgekehrt.

Um den Vermis zu überprüfen, führen Sie exakt den Perturbationstest für die Stabilität der Körpermitte durch, wie er bei den Gleichgewichtsreflexen des VSR auf Seite 76/77 beschrieben wurde. Die Beurteilung ist ebenfalls identisch. Die Seite, die länger zur Repositionierung benötigt, deutet auf Defizite des Vermis hin. Schubser von rechts beurteilen die Funktion des linken Teils des Vermis. Kommen die Schubser von links, muss der rechte Teil des Vermis aktiv werden.

Testergebnisse: Perturbationstest		
	Schubser von rechts/ linker Vermis	**Schubser von links/ rechter Vermis**
Stabilität		

Mein Expertentipp

Wie eben beschrieben, ist ein kurzes Auslenken der Wirbelsäulenposition durch kleine Stöße ein Mittel, um den Vermis zu aktivieren. Daher können Sie kleine Auslenkungen der Wirbelsäule auch im Training gut nutzen, um die Stabilisationsleistung über den Vermis zu verbessern. So könnten Sie sich zum Beispiel während eines Aufwärmsatzes, einer Kniebeuge oder eines Ausfallschritts kleine seitliche Stöße geben lassen. Stöße von rechts stabilisieren hierbei mehr Ihre linke Seite, während Stöße von links die rechte Seite stabilisieren. Wichtig dabei ist, dass Sie jederzeit absolut sicher sind. Wählen Sie daher immer die Übungen dementsprechend aus und steigern Sie die Intensität der Auslenkungen behutsam. Weniger ist hier unbedingt mehr.

▶ Tandemgang

Ein weiterer Test, um die Funktionalität des Vermis zu beurteilen, ist der sogenannte Tandemgang. Hierbei gehen Sie entlang einer Linie, indem Sie einen Fuß direkt vor den anderen setzen. Die geringe Standfläche in Kombination mit der Bewegung verlangt eine unglaublich hohe und präzise Koordination der Körpermitte. Ist der Vermis auf einer Seite nicht in der Lage, die Körpermitte gut zu koordinieren und die aufrichtende Muskulatur adäquat zu regulieren, kann diese Seite nur schwer die Position halten. Ihr Körper schwankt dadurch zu der Seite mit den größeren Schwierigkeiten. Wird Ihr Körper also immer nach links gezogen, zeigt Ihnen dies ein Koordinationsdefizit auf der linken Seite an. Umgekehrt gilt: Werden Sie beim Tandemgang nach rechts gezogen, steht dies für funktionelle Defizite der rechten Seite des Vermis.

1. Nehmen Sie den neutralen Stand ein und schließen Sie Ihre Füße zum engen Stand, Ihre Wirbelsäule ist lang und entspannt. Stellen Sie dann Ihren linken Fuß in einer Linie vor den rechten Fuß.
2. Beginnen Sie nun den Tandemgang, indem Sie Ihre rechte Ferse vor die linke Fußspitze stellen.
3. Im Anschluss kommt die linke Ferse vor die rechte Fußspitze. Setzen Sie diese Bewegung im Wechsel fort. Versuchen Sie, zügig zu gehen. Führen Sie den Tandemgang einige Meter durch. Achten Sie darauf, wie stabil Sie gehen können und ob Ihr Körper mehr zu einer Seite zieht. Hierbei ist entscheidend, in welche Richtung Ihr Körper zuerst gezogen wird. Oft machen wir reflexartige Gegenbewegungen, die uns über die Mitte hinausziehen und uns auf die Gegenseite schwanken lassen.

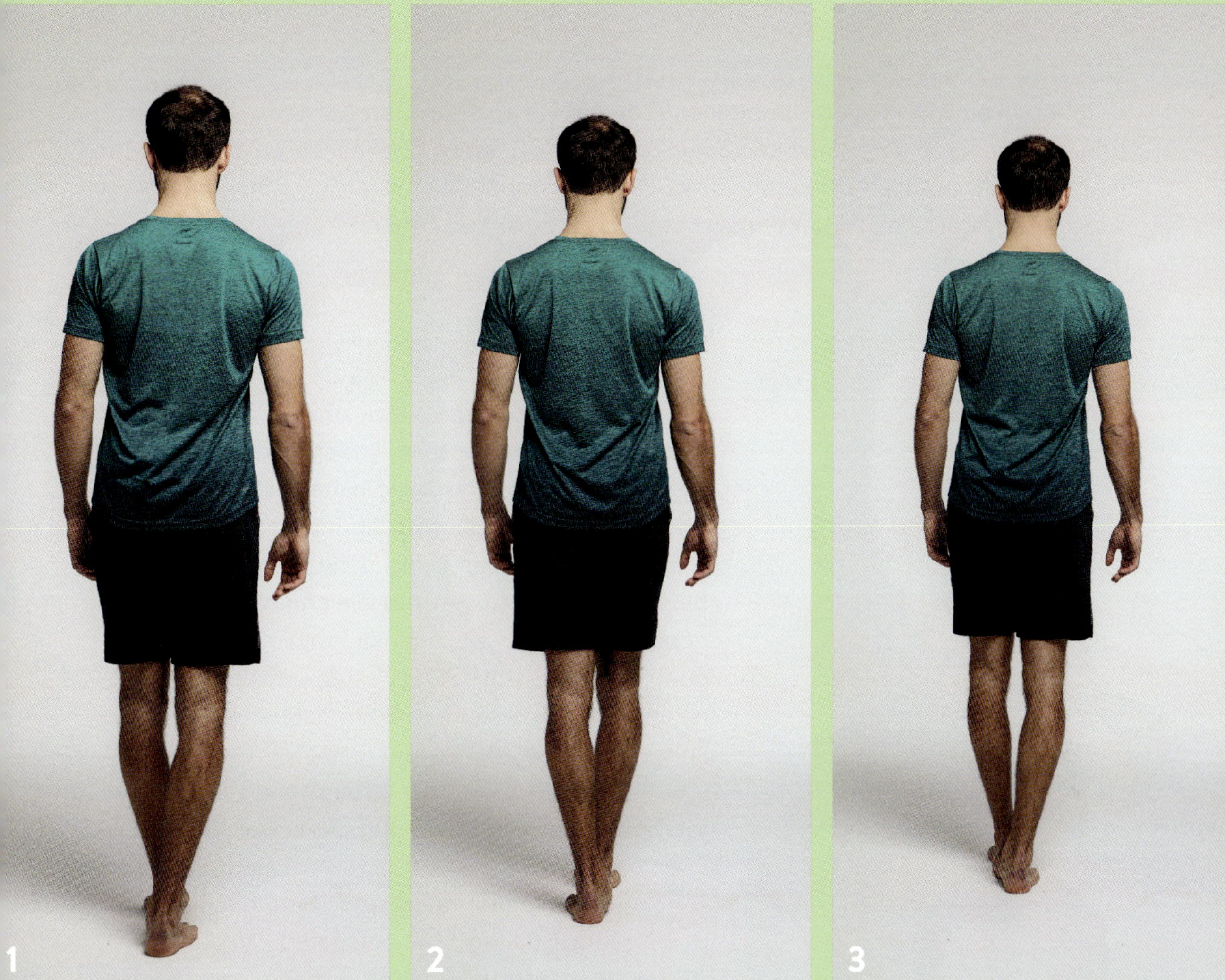

Testergebnisse: Tandemgang		
	Körper wird nach rechts gezogen/rechter Vermis	**Körper wird nach links gezogen/linker Vermis**
Schwankung		

Übungen zur Aktivierung des Vermis

Es gibt nun eine Reihe von Übungen, mit denen Sie ohne großen Aufwand dieses wichtige Hirnareal trainieren und seine Funktionen verbessern können. Im Folgenden wird Ihnen eine Auswahl an Übungen vorgestellt, mit denen Sie mittels verschiedener sensorischer Systeme eine Funktionsverbesserung bewirken können.

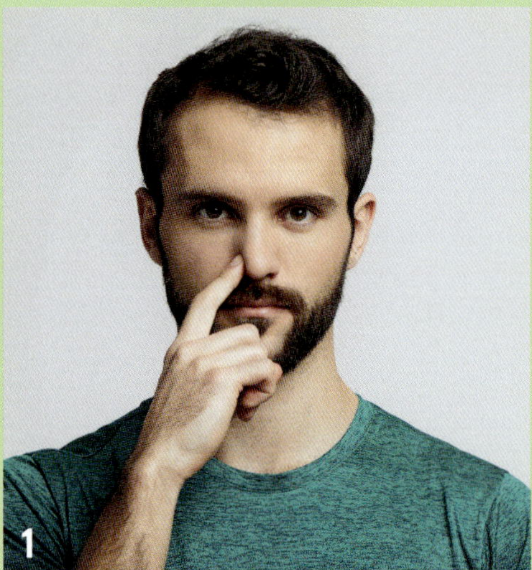

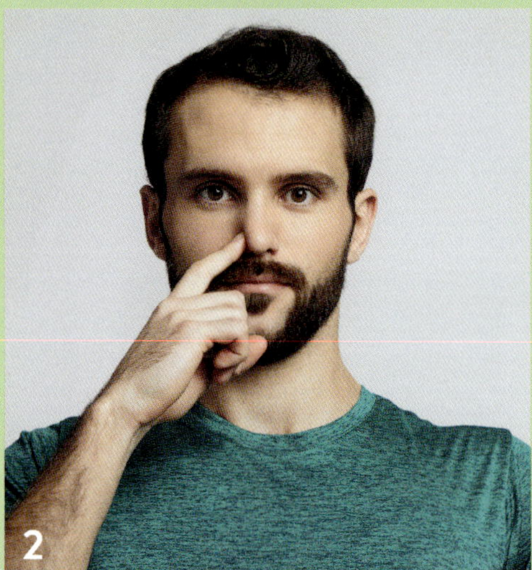

▶ Schniefen

Eines der kuriosesten Mittel, um die Stabilität der Körpermitte zu verbessern, ist sicherlich die Schniefbewegung mit der Nase. Je näher ein Stimulus am Gehirn ist, desto höher ist die Intensität dieses Stimulus. Daher können gehirnnahe Reize, wie sie zum Beispiel über die Augen, das Gleichgewicht, die Zungenbewegungen, aber auch durch die Schniefbewegung der Nase stattfinden, einen intensiven neuronalen Stimulus erzeugen. Beim Schniefen wirkt die linke Schniefbewegung auf Ihren rechten Vermis, umgekehrt führt die Schniefbewegung Ihrer rechten Seite zu einer Aktivierung des linken Vermis.

1. Nehmen Sie den neutralen Stand ein, Ihre Wirbelsäule ist lang und entspannt. Verschließen Sie Ihr rechtes Nasenloch mit dem rechten Zeigefinger.
2. Aus dieser Ausgangsposition führen Sie nun für 20 bis 30 Sekunden kurze Schniefbewegungen mit Ihrem linken Nasenflügel aus. Falls Sie die Schniefbewegung kurz unterbrechen müssen, um wieder zu Atem zu kommen, ist das in Ordnung. Atmen Sie kurz durch und setzen Sie die Übung im Anschluss einfach fort. Gern können Sie die Übung auch ausführen, ohne auszuatmen. Dies erhöht oft den Effekt.

▶ Zügiges rhythmisches Dehnen der Brustmuskulatur

Der Vermis ist an der Regulation der muskulären Spannung Ihrer Streckmuskulatur beteiligt. Vor allem die Grundspannung der Rückenmuskulatur wird durch seine Funktion beeinflusst. Ein gutes Mittel, den Vermis in Aktivität zu zwingen, stellen schnelle Dehnmethoden dar. Durch diese kann eine reflexive Aktivität in der Streckmuskulatur bewirkt werden, wenn die Dehnungen die in funktioneller Wechselwirkung stehende Beugemuskulatur ansprechen. Die einfachste Art, über diese Methode den Vermis zu aktivieren, ist es, Ihre Brustmuskulatur kurz und schnell zu dehnen. Dabei muss die Streckmuskulatur stark arbeiten. Eine Dehnung der rechten Seite aktiviert den rechten Teil des Vermis, die Dehnung der linken Brustmuskulatur den linken Teil.

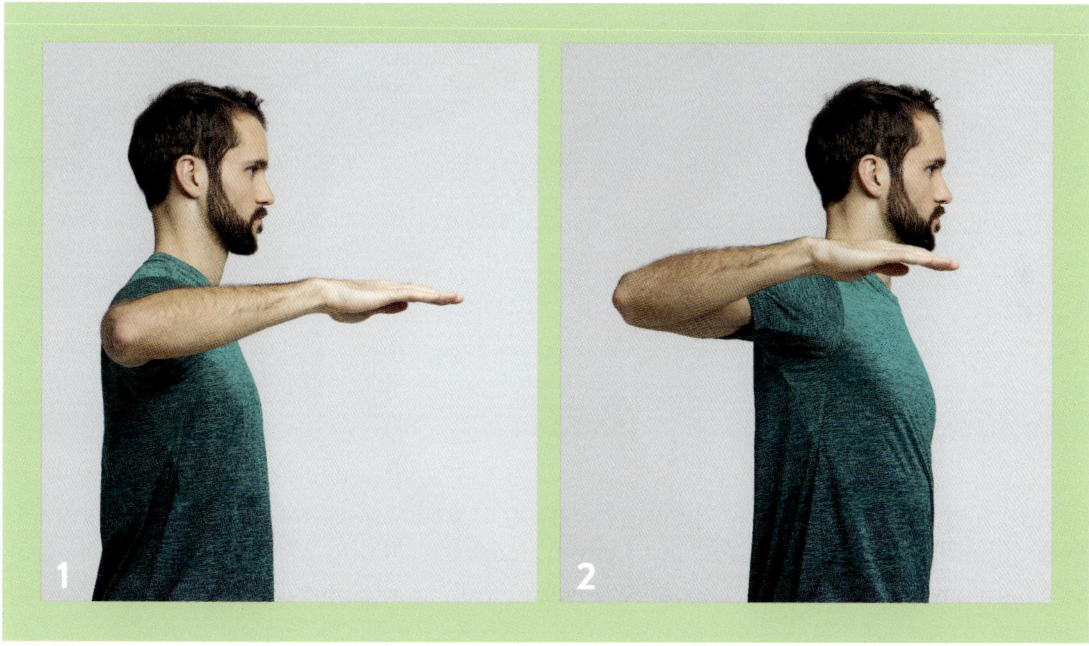

1. Nehmen Sie einen neutralen bis schulterbreiten Stand ein, Ihre Wirbelsäule ist lang und locker nach oben aufgerichtet. Heben Sie Ihren rechten Arm seitlich auf Schulterhöhe an.
2. Aus dieser Ausgangsposition ziehen Sie Ihren Arm 5- bis 8-mal zügig und kurz nach hinten und leicht nach oben in die Dehnung. Wiederholen Sie diese Übung 2- bis 3-mal hintereinander.

▶ Kombination aus Schniefen und Dehnen der Brustmuskulatur

Wenn Sie mit den eben vorgestellten Übungen »Schniefen« und »Zügiges rhythmisches Dehnen der Brustmuskulatur« gut zurechtkommen, empfiehlt es sich, beide Übungen miteinander zu kombinieren, um den Reiz auf den Vermis zu intensivieren.

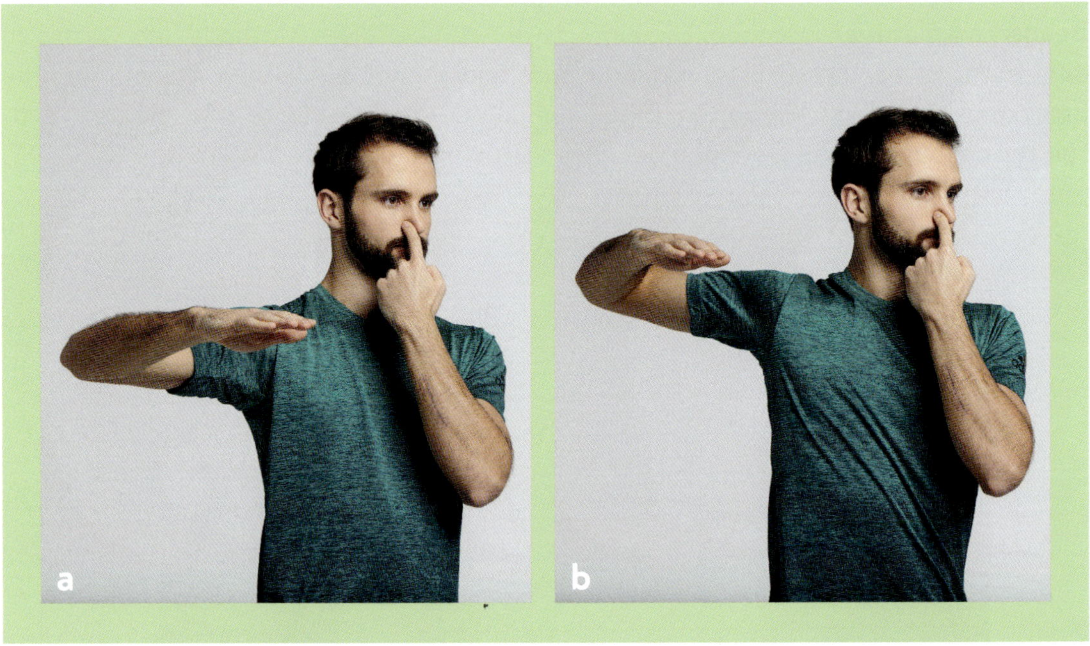

Führen Sie, sobald Sie Ihre Schniefbewegung starten, gleichzeitig die Dehnung der gegenüberliegenden Brust aus, ansonsten bleibt die Übung wie bereits beschrieben. Es ist am einfachsten, wenn Sie beide Bewegungen im gleichen Rhythmus ausführen.

▶ Augenisometrie

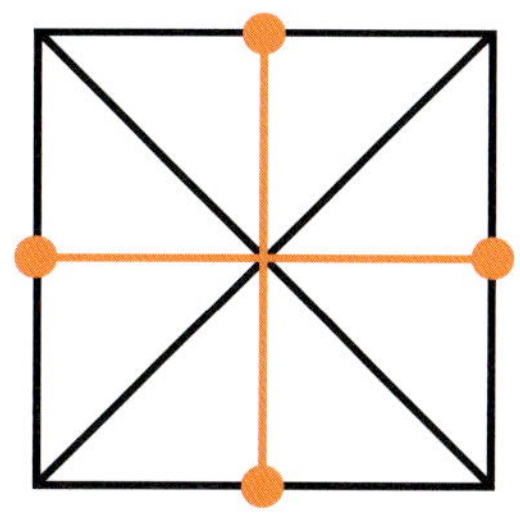

Material: Trainingskarten, zum Beispiel Sterndiagramm Kreuz

Eine wichtige Aufgabe, in die der Vermis involviert ist, ist die Koordination der Augenbewegungen. Eine sehr effektive Möglichkeit, Ihre Stabilität zu verbessern, sind deshalb isometrische Augenstabilisierungsübungen. Die Augen länger in einer Position zu halten, verlangt ein hohes Maß an Koordination. Zu einer großen Aktivität im Vermis führen vor allem Übungen mit vertikalen Augenpositionen, das heißt, Sie blicken nach oben oder unten. Diese zeigen tatsächlich die besten Wirkungen. Es empfiehlt sich, dafür Trainingskarten oder visuelle Markierungen zu nutzen, damit Sie ein klares und gut fokussierbares Ziel haben.

1. Nehmen Sie den neutralen Stand ein, Ihre Wirbelsäule ist lang und entspannt. Befestigen Sie eine Trainingskarte auf Augenhöhe vor sich. Springen Sie nun im Wechsel 3- bis 5-mal mit Ihren Augen auf das obere und untere Ziel. Halten Sie das visuelle Ziel jeweils für 5 bis 8 Sekunden stabil, bevor Sie die Augen zum nächsten Ziel bewegen. Führen Sie diese Übung 2- bis 3-mal hintereinander aus.
2. Sie können diese Übung auch mit Blick nach rechts und links ausführen.

Um die jeweilige Seite des Vermis isoliert anzusteuern, sollten Sie das Training einäugig durchführen, indem Sie das andere Auge mit einer Augenklappe abdecken. Um etwa Ihre rechte Seite zu stabilisieren, führen Sie die Übungen mit Ihrem rechten Auge durch und verdecken hierfür Ihr linkes Auge.

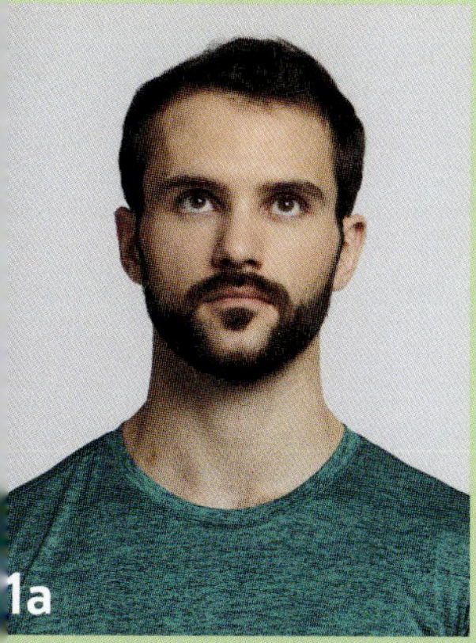

1a

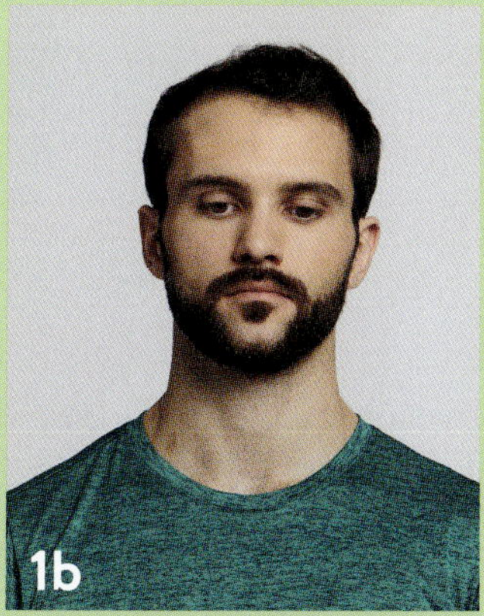

1b

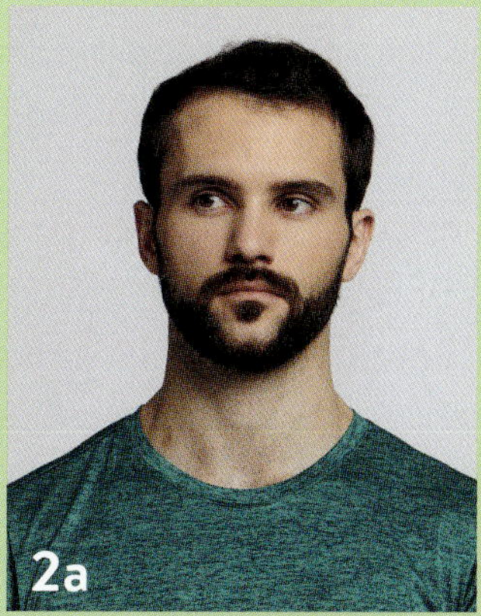

2a

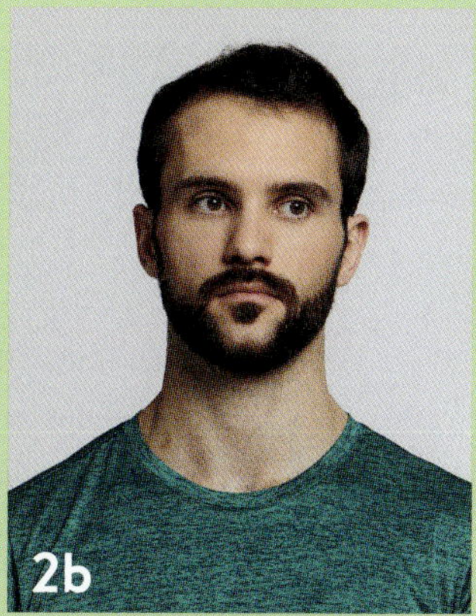

2b

▶ Vertikale Augenfolgebewegungen

Material: Vision Stick

Neben den isometrischen Halteübungen der Augenpositionen können Sie auch vertikale Augenfolgebewegungen im Wechsel von oben nach unten ausführen.

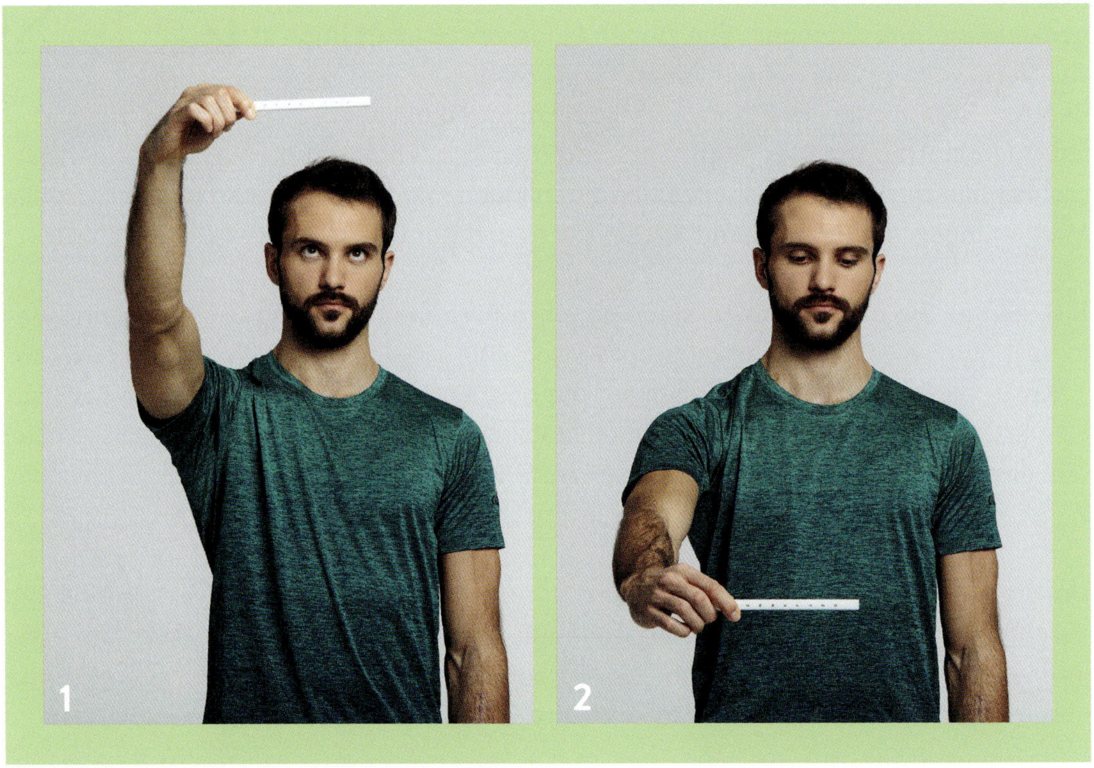

1. Nehmen Sie den neutralen Stand ein, Ihre Wirbelsäule ist lang und entspannt. Halten Sie einen Vision Stick oder ein anderes visuelles Ziel in der Hand mittig vor das Gesicht, leicht oberhalb der Augen.
2. Führen Sie nun das visuelle Ziel für 20 bis 30 Sekunden mit Ihrer Hand im Wechsel von oben nach unten und zurück nach oben. Verfolgen Sie es mit Ihren Augen. Wählen Sie die Bewegungsgeschwindigkeit so, dass Sie Ihr visuelles Ziel stets klar erkennen können. Achten Sie darauf, dass sich nur Ihre Augen bewegen und der Kopf locker in seiner Position fixiert bleibt.

▶ Variante: Vertikale Augenfolgebewegungen mit Augenklappe

Material: Augenklappe und Vision Stick

Um die jeweilige Seite des Vermis gezielter anzusteuern, sollten Sie das Training einäugig durchführen, indem Sie das andere Auge mit einer Augenklappe abdecken. Um etwa Ihre rechte Seite zu stabilisieren, führen Sie die Übung mit Ihrem rechten Auge durch und verdecken hierfür Ihr linkes Auge.

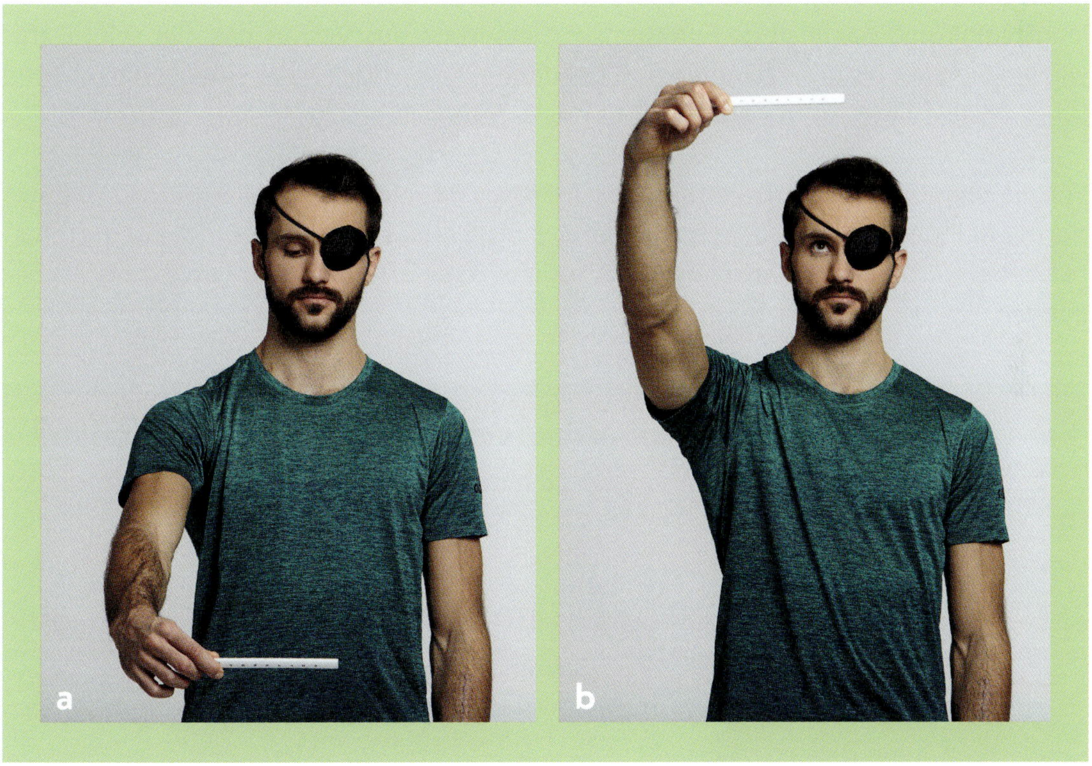

Die Bilder zeigen exemplarisch die Ausführung der vertikalen Augenfolgebewegungen für das rechte Auge.

Trainingsempfehlungen zur Aktivierung des Vermis

Der Vermis ist ein Stabilisationshelfer von besonderer Wichtigkeit. Dieser mittlere Bereich des Kleinhirns hat großen Anteil an der Kontrolle und Koordination der gesamten Körpermitte und ist ein entscheidender Part zur Spannungsregulation der aufrichtenden Muskulatur und ihrer Strecker. Dieser Bereich unterstützt das allgemeine Stabilitätstraining, das Training der Schnellkraft und der Streckmuskulatur und eignet sich besonders gut, wenn Sie grundsätzlich mit schwachen Armen und Beinen zu kämpfen haben.

Wie bei den vorangegangenen Aspekten der reflexiven Kraft, so sollte auch hier eine langfristige und nachhaltige Funktionsverbesserung des Vermis das Ziel sein. Dafür wählen Sie zwei bis drei Übungen aus, bei denen Sie positive Assessments hatten, und führen diese für 16 bis 18 Minuten über den Tag verteilt aus.

Für die unmittelbare Vorbereitung des Trainings integrieren Sie eine Aktivierung des Vermis in Ihr Aufwärmen. Planen Sie dafür 3 bis 5 Minuten ein und für die unmittelbare Vorbereitung der spezifischen Trainingsinhalte eine Aktivierung von 20 bis 30 Sekunden.

Trainingsempfehlungen zur Aktivierung des Vermis	
Grundlegender Aufbau	16 bis 18 Minuten täglich • in 2 bis 3 Einheiten unterteilt • Übungen, bei denen Sie positive Assessments hatten Für 6 bis 10 Wochen ausführen
Allgemeine Vorbereitung	3 bis 5 Minuten ins Aufwärmen integrieren • Aspekt und Seite wählen, bei dem/der sich im Test Defizite zeigten • 2 bis 3 Übungen mit positiven Assessments ausführen
Unmittelbare Vorbereitung, insbesondere der spezifischen Aspekte	Direkt vor der Übung und/oder in den Satzpausen ausführen • 1 bis 2 Übungen mit positiven Assessments • 20 bis 30 Sekunden ausführen

Initiale Bewegungsstrategien

Eine der wichtigsten Voraussetzungen, die Sie für ideale Kraftergebnisse benötigen, ist eine gute muskuläre Spannung zwischen den Beugern und Streckern, die sich um die Gelenke herum befinden. Ausgeglichene, harmonische Tonusmuster sind eine essenzielle Voraussetzung, um ein Gelenk optimal stabilisieren und koordinieren zu können.

Die initialen und grundlegenden Spannungsmuster einer Bewegung, die Sie aktuell besitzen, sind durch Ihr Erlernen geformt worden. Nach und nach wurde die Bewegung in Ihrem Gehirn automatisiert und abgespeichert. Hatten Sie in den ersten Entwicklungsjahren eine gute reflexive Stabilisierung und ein hohes Maß an natürlichen Bewegungen, sind die dadurch entwickelten initialen Bewegungsstrategien in Ihren muskulären Spannungsmustern meist ausgeglichen. Waren diese Grundlagen der muskulären Spannungsregulierung innerhalb der motorischen Entwicklung allerdings nicht ausgeglichen, haben sich diese Muster nach und nach abgelegt und bilden nun die initialen Bewegungsstrategien Ihrer Bewegung. Auf diese wird beim Erstellen des Bewegungsprogramms zurückgegriffen. Probleme von früher werden dadurch zu Problemen von heute: War in jungen Jahren aufgrund von mangelnder Information aus dem Gleichgewichtssystem, dem visuellen System, dem Kleinhirn oder Ähnlichem die Regulierung der Tonusmuster nicht optimal, hat das bis in die Gegenwart negative Auswirkung, da Ihr Gehirn bei der Erstellung eines Bewegungsprogramms auf früher erlernte Muster und Bewegungen zurückgreift.

Initiale Bewegungsstrategien testen

Nun lernen Sie einen Test kennen, mit dem Sie Ihre initialen Bewegungsstrategien identifizieren und einordnen können. Es folgen Trainingsmaßnahmen, um möglichen Ungleichgewichten oder Disbalancen entgegenzuwirken. Mit diesen schaffen Sie im Training bessere Voraussetzungen, die nach und nach in Ihre Bewegung übergehen. Auf diese Weise modulieren und optimieren Sie die Bewegungsspannung der alten Strategien. Das Grundprinzip des Tests ist einfach. Bewegt sich Ihre Wirbelsäule zu Beginn der Bewegung nach hinten in die Streckung, haben die Extensoren, die Strecker, zu viel Grundspannung. Bewegt sich Ihre Wirbelsäule zu Beginn nach vorn, zeigen die Flexoren, die Beuger, zu viel Spannung. Sind die initialen Bewegungsstrategien einmal identifiziert, können Sie gezielt Maßnahmen zur Gegenregulation ergreifen: Aktivieren Sie dazu vor Ihrem Training diejenigen Hirnareale, die Tonusmuster regulieren und so der initialen Bewegungsstrategie entgegenwirken.

▶ Test der initialen Bewegungsstrategien

Um die initialen Bewegungsstrategien zu überprüfen, eignet sich Ihre Wirbelsäulenbewegung als Marker. Die Kontrolle der Wirbelsäulenbewegung ist in ihrer motorischen Entwicklung sehr früh entstanden, sie bildet Ihre initialen und grundlegenden Bewegungsstrategien daher sehr gut ab. Anhand einfacher Seitneigebewegungen der Hals- und Lendenwirbelsäule können Sie Ihre initialen Bewegungsstrategien identifizieren. Hierbei werden die Resultate aus dem Test der Strategien der Halswirbelsäule für das Oberkörper- und Armtraining herangezogen. Die Strategien, die sich bei der Lendenwirbelsäulenbewegung zeigen, sollten dementsprechend bei Ihrem Bein- und Unterkörpertraining Beachtung finden. Sie brauchen lediglich einen Trainingspartner, der Ihre Bewegungen anhand der aufgezeigten Kriterien einordnet. Alternativ können Sie ein Foto oder Video von Ihrer Kopfbewegung erstellen.

Nehmen Sie den neutralen Stand ein, Ihre Wirbelsäule ist lang und entspannt. Aus dieser Ausgangsposition neigen Sie nun Ihren Kopf und die Halswirbelsäule zur rechten Seite. Ihr Trainingspartner steht seitlich neben Ihnen und beurteilt die Seitneigebewegung Ihres Kopfes. Wichtig ist, dass Ihr Partner die erste auftretende Bewegung in den Fokus nimmt und nicht nur die Endposition der Seitneigung bewertet. Führen Sie diese Bewegung 1- bis 3-mal hintereinander aus und wechseln Sie dann zur Lendenwirbelsäule.

Führen Sie nun aus dem neutralen Stand eine Seitneigung mit dem gesamten Oberkörper aus, sodass die Bewegung über die Lendenwirbelsäule erfolgt. Ihr Trainingspartner steht seitlich neben Ihnen und beurteilt die Seitneigebewegung Ihres Oberkörpers. Führen Sie im Anschluss die gleichen Tests auf der linken Seite durch.

1. Hier sehen Sie eine natürliche, ausgeglichene Seitneigung des Kopfes und der Halswirbelsäule.
2. Dieses Bild zeigt eine Seitneigung mit zu viel Extension, der Kopf rollt nach hinten und das Kinn schiebt nach vorn. Auch die Wirbelsäule geht in die Bewegung nach hinten. Dies sind aus Praxiserfahrungen die häufigsten erkennbaren Strategien.
3. Dieses Bild zeigt eine Seitneigung mit zu viel Flexion, der Kopf rollt hier zu Beginn nach vorn. Ebenso zeigt die Wirbelsäule eine Bewegung nach vorn in die Beugung.

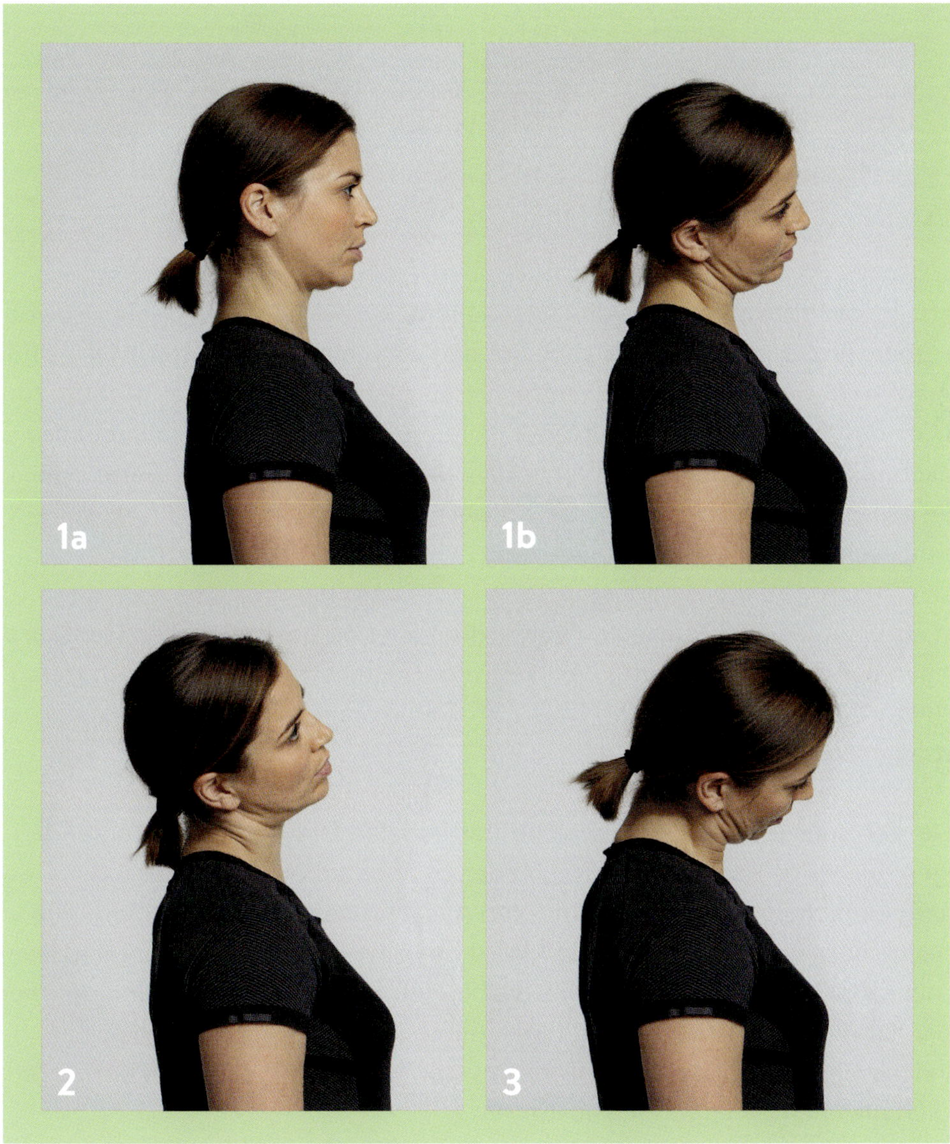

In welche Richtung hat sich Ihre Wirbelsäule bewegt? Waren Hals- und Lendenwirbelsäulenbewegungen einheitlich mit einem Muster oder gab es unterschiedliche Strategien zwischen den beiden Wirbelsäulenabschnitten? Zeigten sich Unterschiede zwischen Ihrer rechten und Ihrer linken Seite? Das Wissen um die jeweiligen Strategien können Sie nun hervorragend nutzen, um Ihr Training zu optimieren.

Testergebnisse: Test der initialen Bewegungsstrategien		
	Rechte Seite	Linke Seite
Oberkörper – Halswirbelsäule		
Unterkörper – Lendenwirbelsäule		

Hinweis: In der Praxis zeigen sich überwiegend einheitliche Strategien sowohl zwischen Ober- und Unterkörper als auch auf den verschiedenen Seiten. Meist sind diese jedoch auf einer Seite stärker und deutlicher ausgeprägt. Dann ist es wichtig, zunächst vor allem das Training dieser Seite gut vorzubereiten. Es kann aber ebenso unterschiedliche Strategien zwischen Ober- und Unterkörper auf einer Seite oder Unterschiede zwischen den Strategien der Körperhälften geben. Im Training sollten diese dann unterschiedlich vorbereitet werden.

Liegen unterschiedliche Strategien vor, sollten Sie sich bei komplexen Ganzkörperbewegungen auf die Verbesserung der Halswirbelsäulenstrategie konzentrieren. Dieses Vorgehen ergibt sich aus deren Nähe zum Gehirn und der Hierarchie innerhalb der Wirbelsäulenabschnitte.

Falls Sie sich sehr unsicher sind, welche der initialen Bewegungsstrategien bei Ihnen vorliegen, bietet es sich an, die verschiedenen angegebenen Übungen der Gegenregulierung einfach auszuprobieren und den Ausgangstest zu wiederholen. Wie verhält sich die Wirbelsäulenbewegung jetzt? Wird die Bewegung weiter, lockerer, eventuell sogar neutraler? Dann können Sie diese Übungen zur Gegenregulierung der muskulären Spannungen in Ihr Training und Ihren Alltag integrieren. Wichtig ist, dass Sie den Test und die Gegenregulierung der Tonusmuster immer für die gleiche Körperseite und unter den gleichen Bedingungen ausführen.

Verbesserung von Extensionsstrategien

Für das Gegenregulieren bei einer extensionsdominanten Strategie bieten sich zwei Möglichkeiten an. Die wichtigste Gegenregulierung ist sicherlich über eine Funktionsverbesserung des Mittelhirns zu erreichen. Hierfür aktivieren Sie Ihr gleichseitiges Mittelhirn durch eine der Übungen, die Sie ab Seite 104 finden. Wichtig ist, dass Sie ein positives Assessment hatten. Führen Sie jeweils ein bis drei Durchgänge für 20 bis

30 Sekunden durch. Testen Sie anschließend die Wirkung durch ein Assessment oder wiederholen Sie den Ausgangstest und vergleichen Sie, ob sich das Ausmaß der Extensionsstrategie verändert hat.

Die gleiche Herangehensweise nutzen Sie, um eine mögliche Funktionsverbesserung über die Medulla zu überprüfen. Nutzen Sie die Übungen, die Ihnen im Abschnitt *Die Hirnnerven der Medulla aktivieren* ab Seite 133 beschrieben wurden. Überprüfen Sie auch hier durch ein Assessment oder den Eingangstest der Seitneigung die Wirkung der gegenregulierenden Maßnahmen.

Verbesserung extensionsdominanter initialer Bewegungsstrategien			
	Extensionsdominante initiale Bewegungsstrategie rechts	**Extensionsdominante initiale Bewegungsstrategie links**	**Beidseitig extensionsdominante Bewegungsstrategien**
Mittelhirn aktivieren	• Armschwung mit Objekt in der linken Hand (Seite 96/97) • Augenliegestütz mit weit geöffneten Augen, Augenklappe rechts (Seite 106) • Vertikale Augensprünge mit Augenklappe rechts (Seite 108) • Vertikales Fließmuster OptoDrum-App mit Augenklappe rechts (Seite 109)	• Armschwung mit Objekt in der rechten Hand (Seite 96/97) • Augenliegestütz mit weit geöffneten Augen, Augenklappe links (Seite 106) • Vertikale Augensprünge mit Augenklappe links (Seite 108) • Vertikales Fließmuster OptoDrum-App mit Augenklappe links (Seite 109)	• Armschwung mit Objekt in beiden Händen (Seite 96/97) • Augenliegestütz mit weit geöffneten Augen (Seite 104/105) • Vertikale Augensprünge (Seite 107) • Vertikale Augenbewegungen mit Fließmuster der OptoDrum-App (Seite 109)
Medulla aktivieren	• Shrug rechts (Seite 134) • Zunge in die linke Wange drücken (Seite 134) • Shrug rechts mit Zunge links (Seite 135) • Summen rechts (Seite 135)	• Shrug links (Seite 134) • Zunge in die rechte Wange drücken (Seite 134) • Shrug links mit Zunge rechts (Seite 135) • Summen links (Seite 135)	• Schultern beidseitig rhythmisch heben (Seite 134) • Zungenkreisen (Seite 306) • Summen (Seite 135)

Verbesserung von Flexionsstrategien

Für das Gegenregulieren bei einer flexionsdominanten initialen Bewegungsstrategie bieten sich ebenfalls zwei Möglichkeiten an: die Aktivierung des Vermis sowie die Aktivierung des Pons.

Die wichtigste Gegenregulierung ist sicherlich über eine Funktionsverbesserung des Vermis zu erreichen. Hierfür aktivieren Sie den Vermis auf der gleichen Seite durch eine der Übungen, die Sie ab Seite 142 finden. Führen Sie jeweils ein bis drei Durchgänge für 20 bis 30 Sekunden durch. Testen Sie anschließend die Wirkung durch ein Assessment oder wiederholen Sie den Ausgangstest und vergleichen Sie, ob sich das Ausmaß der Flexionsstrategie verändert hat.

Die gleiche Herangehensweise nutzen Sie, um eine Funktionsverbesserung durch die Aktivierung des Pons zu überprüfen. Hierfür verwenden Sie die Übungen zur Aktivierung der Hirnnerven des Pons auf den Seiten 130 bis 135. Überprüfen Sie durch ein Assessment oder den Eingangstest der Seitneigung die Wirkung der gegenregulierenden Maßnahmen.

Trainingsempfehlungen zur Verbesserung initialer Bewegungsstrategien

Eine Ausgleichsregulierung gegen dominante initiale Spannungsmuster in Ihren Bewegungen sollte, wenn möglich, kurz vor jeder Übung und in den Satzpausen erfolgen. Nur bei ausgeglichenen Spannungsmustern sind optimale technische Ausführungen möglich, ohne viel kompensieren zu müssen. Je mehr Wiederholungen Sie mit guter reflexiver Stabilität und guten Spannungsmustern absolvieren, desto schneller legen sich diese Muster ab – nach und nach kann Ihr Gehirn so auf bessere Grundmuster für Ihr Bewegungsprogramm zugreifen.

Es reicht, unmittelbar vor jeder Übung beziehungsweise vor jedem Satz für 20 bis 30 Sekunden die jeweilige Spannung auszugleichen. Wählen Sie hierfür jeweils eine bis drei Übungen der entsprechenden Kategorien aus, die bei Ihnen gute Resultate zeigten. Dieser Punkt kann nicht hoch genug eingeschätzt werden.

Verbesserung flexionsdominanter initialer Bewegungsstrategien			
	Flexionsdominante initiale Bewegungsstrategie rechts	**Flexionsdominante initiale Bewegungsstrategie links**	**Flexionsdominante initiale Bewegungsstrategien beidseitig**
Vermis aktivieren	• Schniefen links (Seite 142) • Zügiges rhythmisches Dehnen der Brustmuskulatur rechts (Seite 143) • Kombination aus Schniefen links und Dehnen der Brustmuskulatur rechts (Seite 144) • Augenisometrie einäugig mit Augenklappe links (Seite 145) • Vertikale Augenfolgebewegungen mit Augenklappe links (Seite 147)	• Schniefen rechts (Seite 142) • Zügiges rhythmisches Dehnen der Brustmuskulatur links (Seite 143) • Kombination aus Schniefen rechts und Dehnen der Brustmuskulatur links (Seite 144) • Augenisometrie einäugig mit Augenklappe rechts (Seite 145) • Vertikale Augenfolgebewegungen mit Augenklappe rechts (Seite 147)	• Augenisometrie beidäugig (Seite 145) • Vertikale Augenfolgebewegungen (Seite 146)
Pons aktivieren	• Beißen rechts (Seite 130/131) • Hautstimulus im Gesicht rechts (Seite 130/131) • Beißen mit Hautstimulus rechts (Seite 130/131) • Mimik rechts (Seite 132) • Mimik mit Beißen rechts (Seite 132) • Zusatzstimulus mit akustischen Reizen rechts (Seite 133)	• Beißen links (Seite 130/131) • Hautstimulus im Gesicht links (Seite 130/131) • Beißen mit Hautstimulus links (Seite 130/131) • Mimik links (Seite 132) • Mimik mit Beißen links (Seite 132) • Zusatzstimulus mit akustischen Reizen links (Seite 133)	• Beißen beidseitig (Seite 130/131) • Mimik beidseitig (Seite 132) • Mimik mit Beißen gleichzeitig, beidseitig (Seite 132)

Kleine technische Aspekte mit großer Wirkung

Neben den neuronalen Komponenten der Stabilität können auch kleine mechanische Details großen Einfluss auf die Stabilität bewirken. So haben besonders die Zungenposition, die Rollrichtung des Kopfes und eine lang aufgerichtete Wirbelsäule große Auswirkungen auf Ihre Fähigkeit, Kraft zu erzeugen. Die Verbesserung der mechanischen Komponenten sollte grundlegend geübt werden, sei es in der Freizeit oder auch als technisches Element im Training.

Einfacher Selbsttest

Probieren Sie es aus! Absolvieren Sie eine Kraftübung Ihrer Wahl, wie zum Beispiel die Brustpresse oder die Kniestreckung an einer Maschine. Nehmen Sie ein mittleres Gewicht und merken Sie sich, wie leicht Ihnen die Übung gefallen ist. Das ist nun Ihr Assessment. Machen Sie eine kurze Pause und führen Sie im Anschluss die gleiche Übung erneut aus, nun jedoch mit Ihrer optimierten Zungenposition (Seite 157), einer optimierten Kopfposition (Seite 157/158) oder einer verlängerten Wirbelsäule (Seite 160/161). Vergleichen Sie die Übung ohne und mit veränderten mechanischen Bedingungen.

Zungenposition

Eine optimale Zungenposition stabilisiert Kopf und Nacken von innen und verbessert hierdurch eine der wichtigsten Komponenten, die unser Gehirn benötigt, um viel Spannung zuzulassen: Kopf, Nacken und Halswirbelsäule müssen stabil sein. Im Training, aber auch im Alltag sollte die Zunge daher so oft wie möglich in diese Position gebracht werden. Vor allem im Krafttraining zeigen sich dadurch schnell deutliche Verbesserungen. Die Zungenposition führt zu günstigeren mechanischen und neuronalen Bedingungen, die sich positiv auf die Fähigkeit, Kopf und Rumpf zu stabilisieren, auswirken. Bringen Sie hierfür Ihre Zunge in die nachfolgend beschriebene Position und integrieren Sie diese in Ihr Training.

▶ Optimale Zungenposition

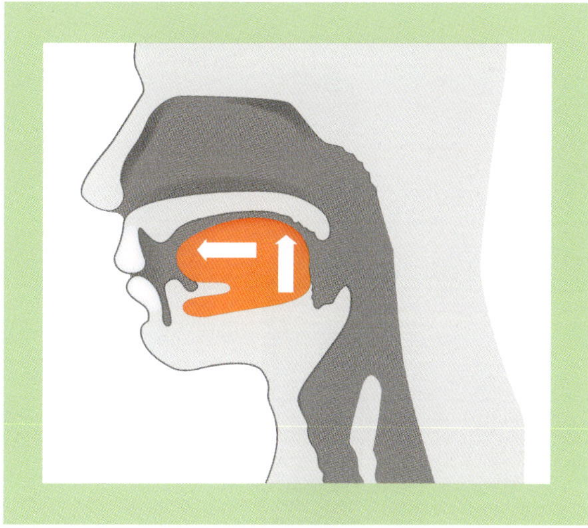

Führen Sie die Zungenspitze hinter den Schneidezähnen hoch zum Gaumen und dort entlang nach hinten, bis Sie zu der Kante kommen, die circa einen Zentimeter hinter den Schneidezähnen liegt. Von hier wird die komplette Zunge bis tief in den weichen Gaumen oben angelegt und dort leicht nach oben und vorn gedrückt. Wichtig dabei ist, dass sich die Zunge gleichmäßig und gerade an den Gaumen rechts und links anschmiegt. Oft neigt man dazu, die Zunge mehr zu einer Seite zu schieben. Halten Sie Ihren Mund geschlossen und Ihre Zunge während des gesamten Trainings in dieser Position. Sollten Sie durch den Mund atmen müssen – zum Beispiel bei einem Sprint –, halten Sie zumindest den vorderen Teil der Zunge an den Gaumen angelegt.

Kopfrollrichtung

Wichtig bei der Ausführung aller Übungen ist die Kopfhaltung. Der Kopf sollte im Sport stets eine leichte Rollrichtung nach vorn und unten haben. Durch diese Position verlängert sich die Wirbelsäule, was die neuromechanischen Bedingungen des Rückenmarks, durch das fast alle Signale zum Gehirn und zu den Muskeln laufen, verbessert. Zudem bewirkt die lange Wirbelsäule mehr Aktivität im inneren Anteil des Kleinhirns, der an der Regulierung der Haltung und der Steuerung der Streckmuskulatur beteiligt ist. Durch die optimierte Kopfposition rollen aber vor allem die Augen leicht nach oben. Dies führt zu einer vorteilhafteren Ansteuerung der Streckmuskulatur und hilft nochmals, mehr Stabilität zu kreieren. Das leichte Einrollen des Kopfes aktiviert zusätzlich Haltungsreflexe, die über den Nacken ausgelöst werden. Zuletzt führt es auch dazu, dass die horizontalen Gleichgewichtskanäle physiologisch besser ausgerichtet sind und angesteuert werden können. Eine kleine Bewegung mit großer Wirkung.

▶ Korrekte Kopfrollrichtung

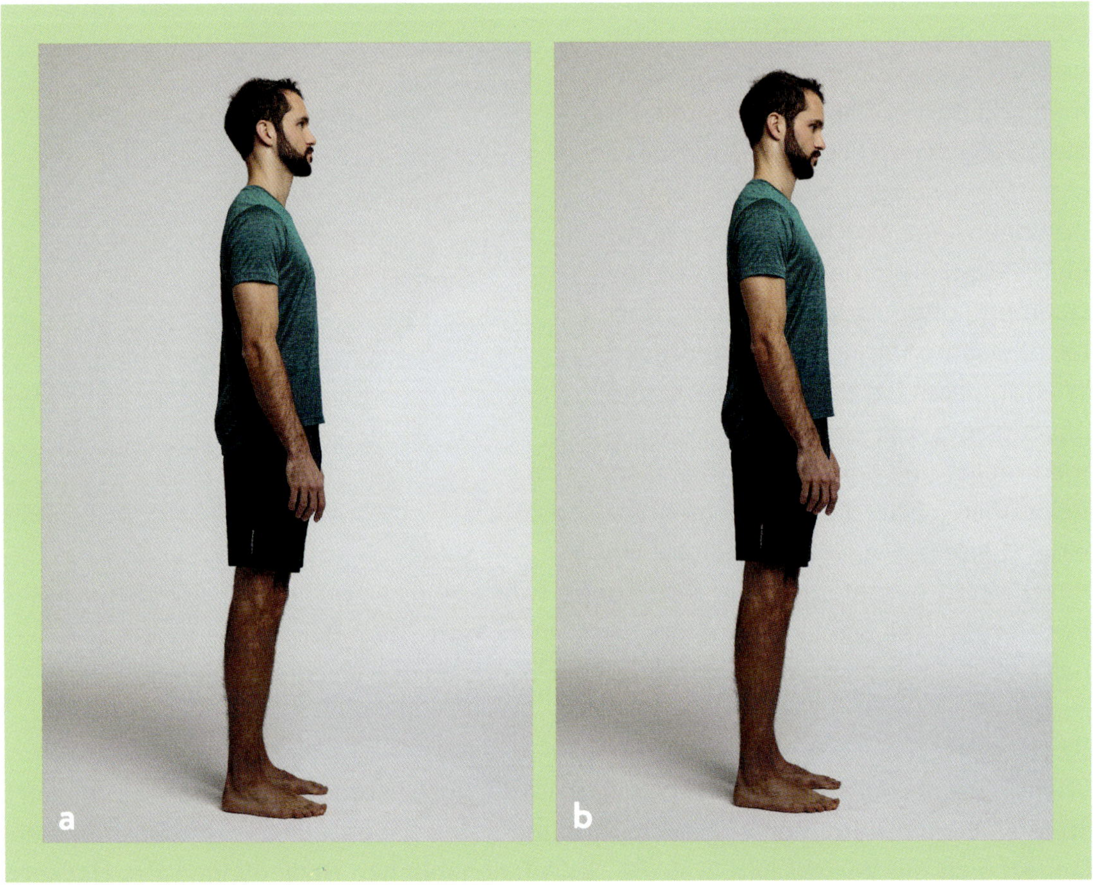

Nehmen Sie mit langer, entspannter Wirbelsäule den neutralen Stand ein und halten Sie Ihren Kopf in einer neutralen Stellung. Aus dieser Position rollen Sie den Kopf leicht ein, sodass die Nase sich etwa einen Zentimeter absenkt. Wichtig ist, dass nur der Kopf eine kleine Rollbewegung nach vorn macht, die Halswirbelsäule wird nicht sichtbar gebeugt.

Hinweis: Die Kopfrollrichtung ist unabhängig von der Körper- oder Halswirbelsäulenposition. Egal, in welcher Position Sie sich gerade befinden, ob Ihr Oberkörper verdreht oder Ihre Halswirbelsäule stark gestreckt ist: Es geht hier unabhängig von dem Rest der Wirbelsäule lediglich um ein sehr kleines Einrollen des Kopfes.

▶ Spezifische Anwendung der Kopfrollrichtung im Krafttraining

Die Kopfrollrichtung ist besonders gut in das Technik- und Krafttraining integrierbar: Rollen Sie in der Ausgangsposition Ihren Kopf ein, korrigieren Sie aber ebenfalls während des Trainings bewusst immer wieder Ihre Kopfhaltung.

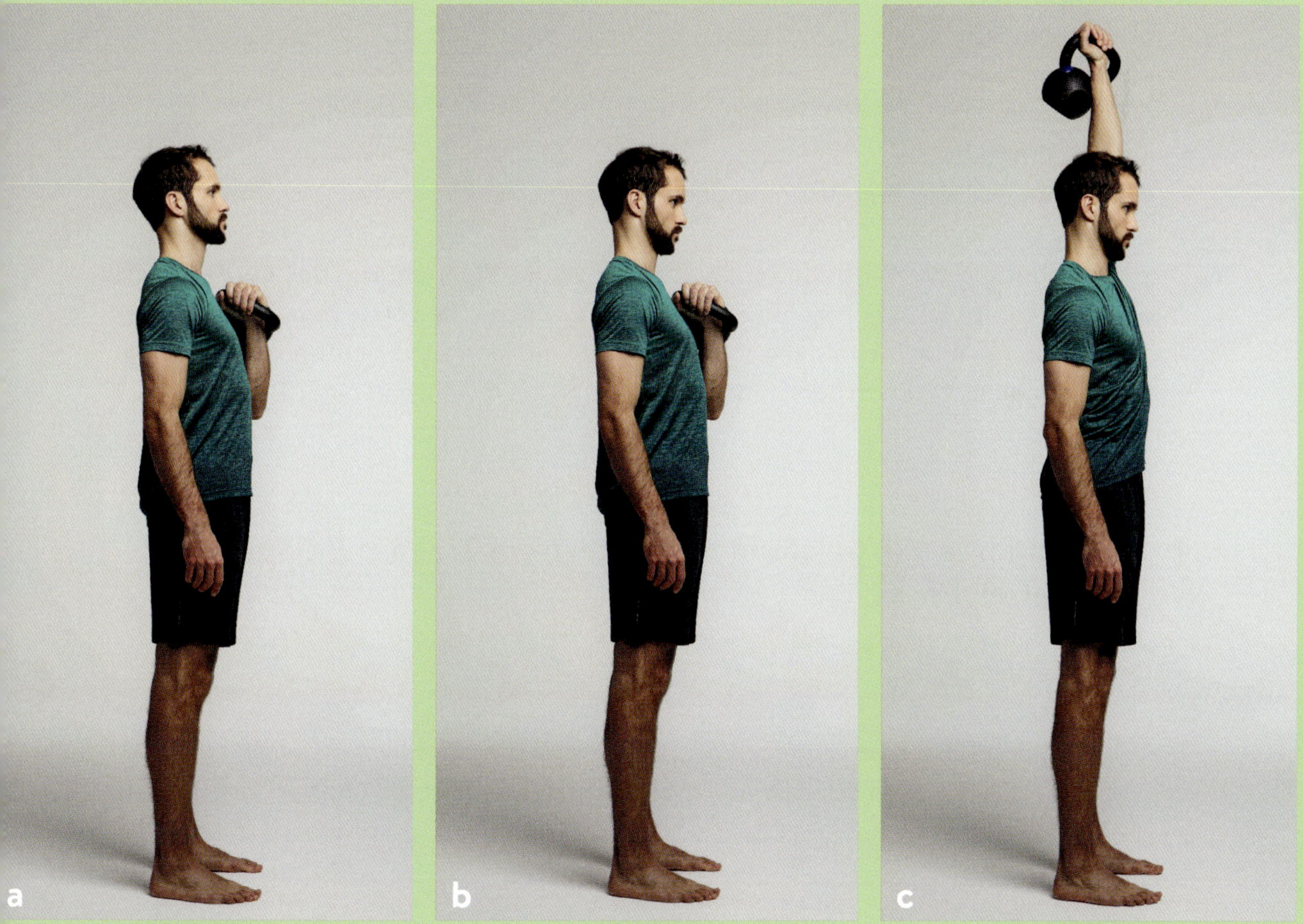

Diese Bilder zeigen exemplarisch, wie Sie vor einer Kraftübung Ihren Kopf in die korrekte Kopfposition rollen und dann die gewählte Übung durchführen.

Lange Wirbelsäule

Auch eine nach oben verlängerte Wirbelsäule ist essenziell, damit Sie optimal Kraft entwickeln können. Ein Verlängern der Wirbelsäule nach oben hat neben den verbesserten mechanischen Bedingungen auch zahlreiche positive Auswirkungen im neuronalen Bereich, unter anderem auf:

- den Vermis
- die Augen
- die Tonusmuster
- das Gleichgewicht
- die Balance
- das Rückenmark
- die neuromechanischen Bedingungen

Eine Verlängerung der Wirbelsäule ist, ähnlich wie die Rollrichtung des Kopfes, nicht an eine bestimmte Situation gebunden. Vielmehr sollten Sie versuchen, in sämtlichen Körperpositionen Ihre Wirbelsäule zu entspannen und lang aufzurichten, etwa auch bei einer Drehung des Oberkörpers, einer Seitneigung oder während einer Beugung nach vorn.

▶ Verlängerte Wirbelsäule mit externem Ziel am Beispiel Kettlebell Press

Material: Kettlebell, Ball

Die Grundübung für die verlängerte Wirbelsäule wird am effektivsten mit einem externen Ziel ausgeführt, gegen das sich die Wirbelsäule aktiv aufrichten und verlängern muss.

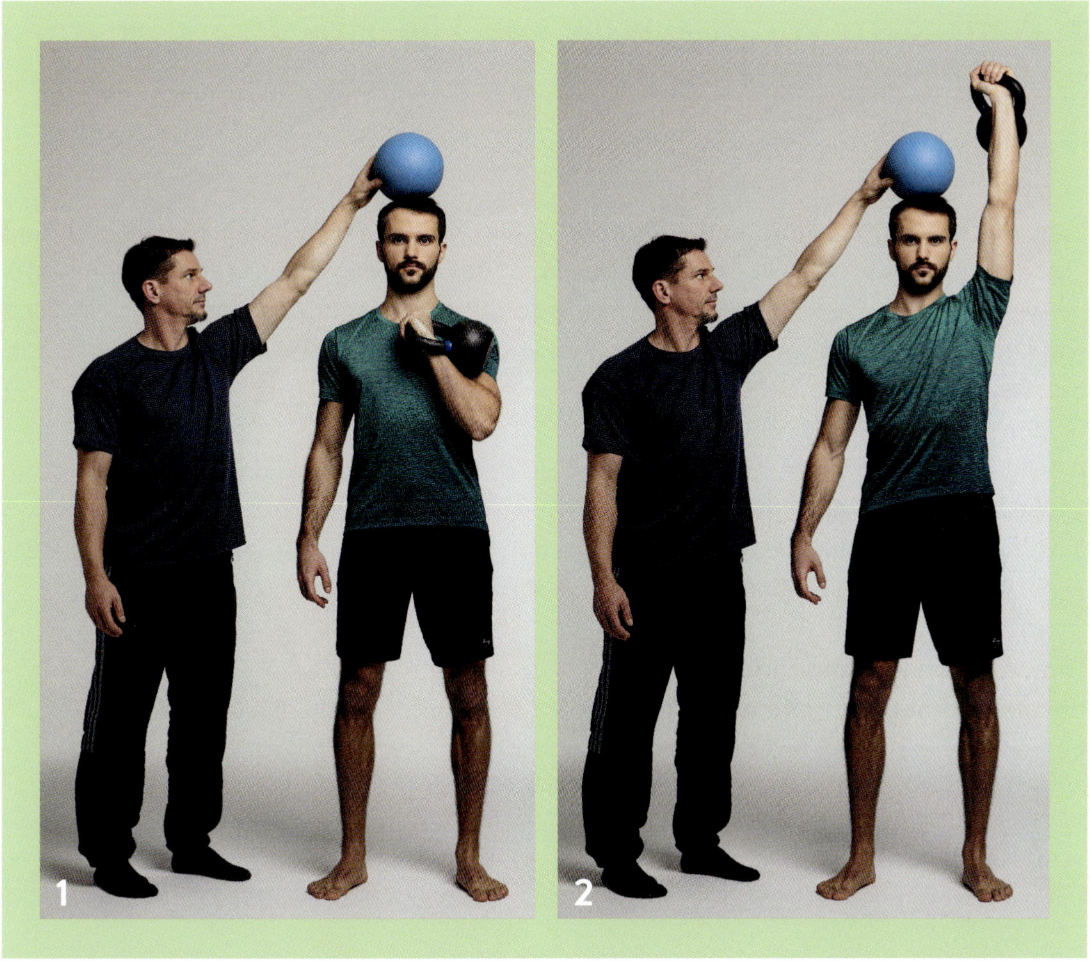

1. Nehmen Sie den neutralen Stand ein, Ihre Wirbelsäule ist lang und locker. Halten Sie die Kettlebell in der Ausgangsposition nah am Körper. Ihr Trainingspartner drückt einen Ball leicht von oben direkt auf den Scheitelpunkt des Kopfes. Aus dieser Ausgangsposition verlängern Sie die Wirbelsäule aktiv gegen den Ball nach oben.
2. Halten Sie diese Position mit so wenig Spannung wie möglich und führen Sie jetzt die Schulterpresse durch. Achten Sie darauf, dass Sie die Wirbelsäule während der Übung aktiv, aber locker gegen den Ball aufrichten.

▶ Verlängerte Wirbelsäule mit zwei Widerstandsbändern am Beispiel des Kettlebell Press

Material: zwei elastische Bänder und eine Kettlebell

Eine weitere Möglichkeit, eine aktive Verlängerung der Wirbelsäule zu bewirken und gleichzeitig die Körpermitte zu stabilisieren, ist das Nutzen von zwei elastischen Kraftbändern. Diese werden jeweils gleichseitig so um den Körper gespannt, dass ein Band von der rechten Schulter zum rechten Fuß und das andere Band von der linken Schulter zum linken Fuß verläuft.

1. Legen Sie die Bänder an und nehmen Sie den neutralen Stand ein. Verlängern Sie die Wirbelsäule aktiv nach oben.
2. Aus dieser Ausgangsposition führen Sie nun Ihr Training aus. Achten Sie darauf, dass Sie die Wirbelsäule während der Übung aktiv, aber locker aufrichten.

Hinweis: Üben Sie das Verlängern der Wirbelsäule regelmäßig. Es ist eines der wichtigsten technischen Hilfsmittel, das Sie ohne großen Aufwand erlernen können, um bessere Bedingungen für Ihr Training zu erreichen.

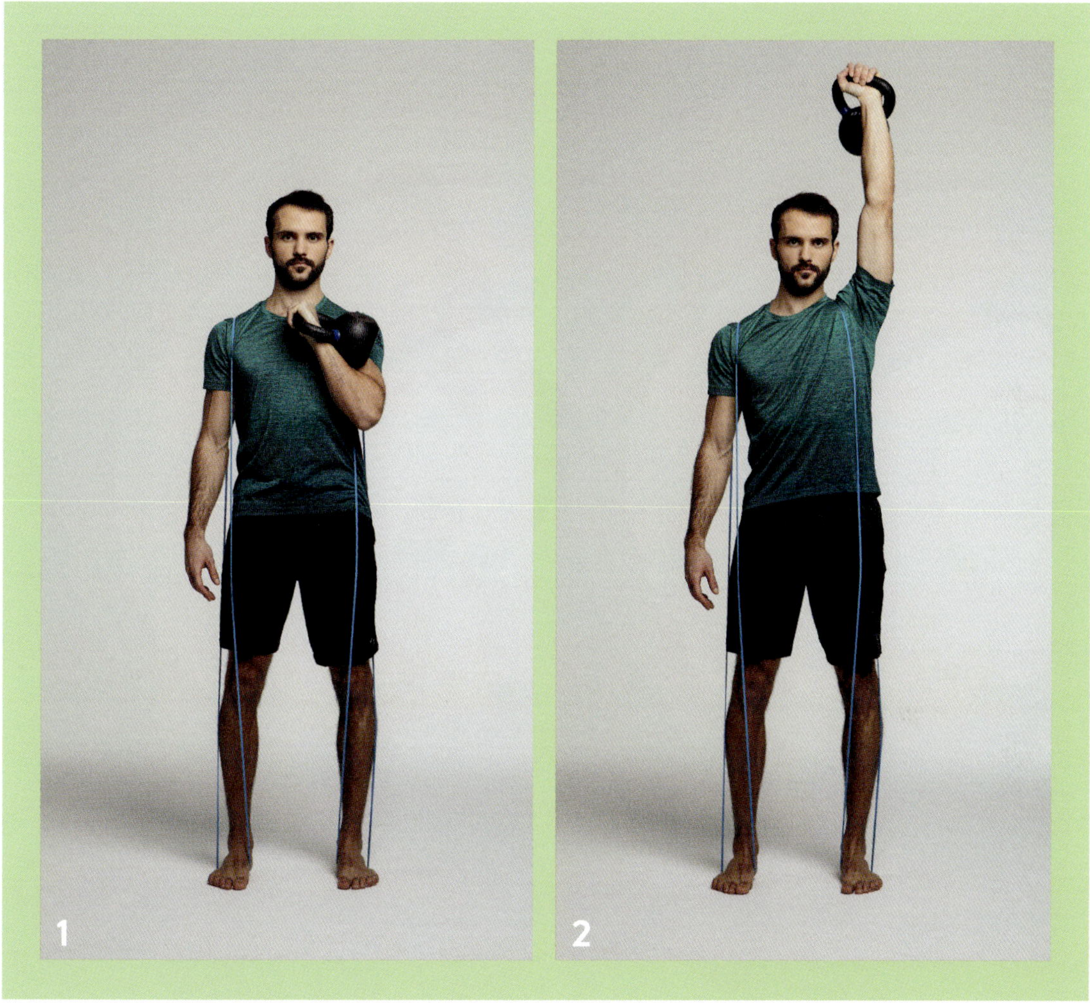
1
2

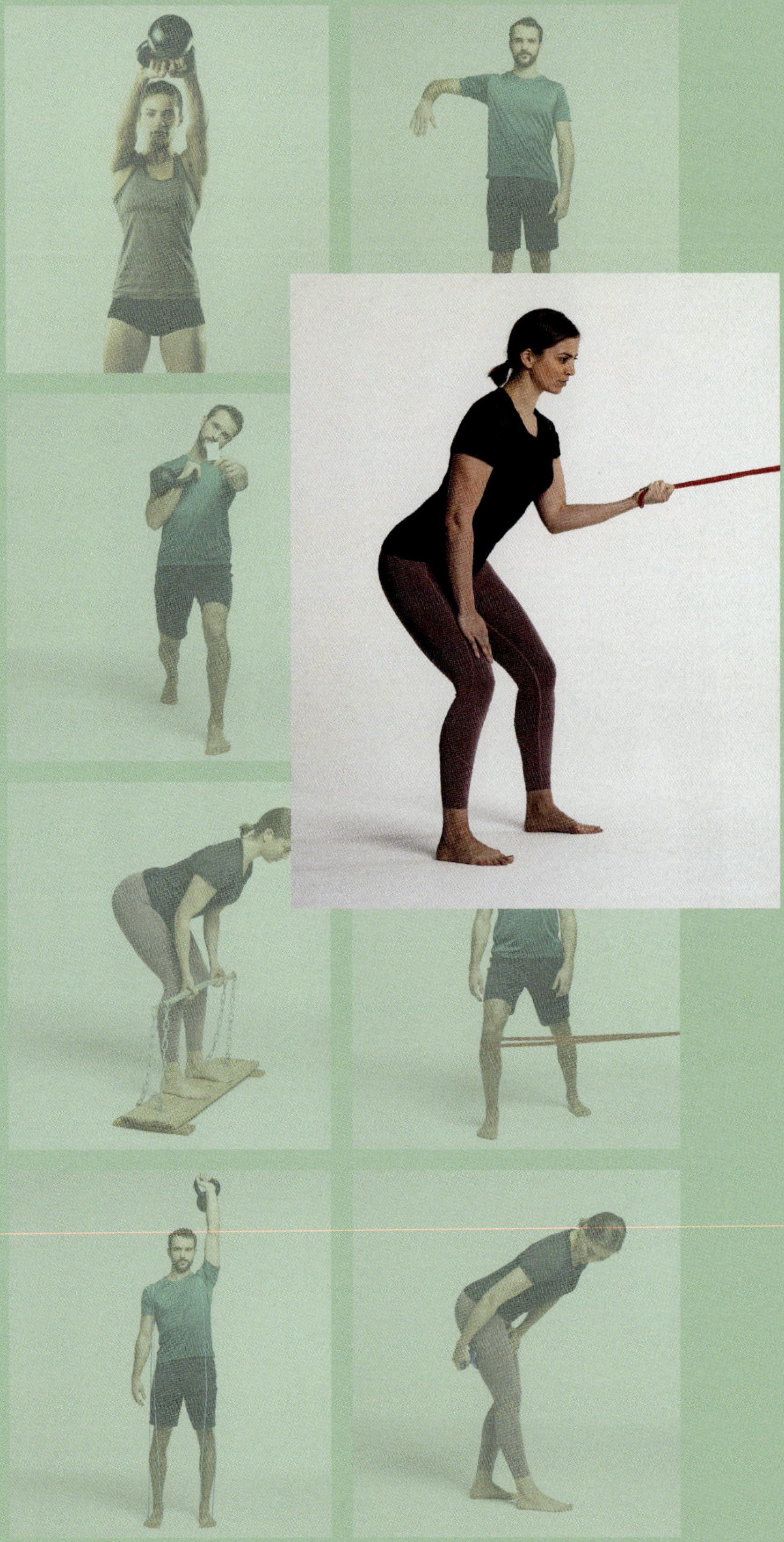

4

Die Fähigkeit, willkürliche Kraft zu erzeugen

Die Komponenten des Neural Drive

Im Krafttraining wird überwiegend davon ausgegangen, dass über die Höhe und Art der (externen) Last beziehungsweise des Widerstandes automatisch auch die muskuläre Spannung reguliert wird. Selbstverständlich erfordert ein Widerstand, gegen den eine Bewegung stattfindet, die Erzeugung muskulärer Spannung. Die externe Last, die durch muskuläre Spannung überwunden werden soll, ist aus neuronaler Sicht jedoch zunächst einmal »nur« ein Bewegungsproblem, das über muskuläre Spannung gelöst werden muss. Wie Ihr Gehirn die Bewegungsaufgabe löst und wie es dabei die notwendige Spannung erzeugt, ist dabei nicht von der externen Last, sondern von den muskelspannungsregulierenden Prozessen im Hintergrund abhängig. In diesem Kapitel wird Ihnen nun speziell gezeigt, wie Sie die wichtigsten neuronalen Komponenten, die am Zustandekommen der Bewegung und des willkürlichen Kontraktionsvorgangs beteiligt sind, durch einfache Übungen adressieren und ihre Aktivität optimieren können. Die Funktionalität und Qualität all dieser Komponenten tragen entscheidend dazu bei, bestmögliche und optimale willkürliche muskuläre Spannung zu erzeugen.

Im Krafttraining ist es ein beständiges Ziel, mehr des sogenannten Neural Drive zu erzeugen. Dieser Ausdruck beschreibt grob die Fähigkeit, über eine optimale neuronale Ansteuerung möglichst viele motorische Einheiten im kontrahierenden Muskel anzusteuern. Gesendet werden die Informationen dabei über den Tractus corticospinalis (TCS). Die Funktionalität der Areale, die ihre Informationen über den TCS an den Muskel senden, hat Einfluss auf die Art und Weise, wie die muskuläre Spannung im Muskel erfolgt. Im Folgenden werden daher die wichtigsten Komponenten dargestellt, die direkten Einfluss auf seine Funktionalität und Aktivität haben. Vor allem von Frontal- und Parietallappen werden Informationen über den TCS zu den ausführenden Muskeln gesendet. Neben der Aktivierung des Parietallappens und des Frontallappens, von denen der TCS seine Informationen erhält, sind für eine bestmögliche willkürliche Kontraktion auch alle Areale von Bedeutung, die an der Konstruktion und Erstellung des Bewegungsprogramms beteiligt sind. Ist die Funktionalität dieser Hirnareale beeinträchtigt, hat dies natürlich Auswirkungen auf die Qualität des Bewegungsprogramms und somit auch auf die Leistungsfähigkeit. Bedeutsam in diesem Zusammenhang sind vor allem die Basalganglien und der Thalamus. Übungen, um diese Bereiche zu aktivieren, folgen im Anschluss ab Seite 172.

Abschließend erfahren Sie noch, wie Sie Einfluss auf die Koordination und Korrektur Ihrer willkürlichen Bewegungen nehmen können. Je weniger Ihr Gehirn während einer Kontraktion korrigieren und koordinieren muss, desto weniger wird die muskuläre Spannung reduziert werden. Dies wird vor allem über das Kleinhirn gewährleistet. Die Rahmenbedingungen, die in diesem Kapitel adressiert werden, führen dazu, dass Ihr Gehirn mehr Neural Drive und damit eine bessere Kontraktionsfähigkeit erzeugen kann.

Der Frontallappen als Befehlsgeber

Der Muskel, durch den die Kraft »erzeugt« wird, ist lediglich das ausführende Organ am Ende einer langen Reihe neuronaler Prozesse. Daher ist es neben dem Training des Muskels selbst vor allem entscheidend, diejenigen Bereiche gut vorzubereiten und zu optimieren, die an der Erstellung des Bewegungsprogramms und des Bewegungsbefehls beteiligt sind. Diese Areale bestimmen letztlich, wie die Kontraktion des Muskels auszusehen hat und wie sie auszuführen ist. Von ihnen hängt ab, wie viele und welche motorischen Einheiten beteiligt sind. Wenn der Muskel in diesem Sinn der Befehlsempfänger ist, sollten Sie dafür sorgen, dass der Befehlsgeber seine Aufgaben bestmöglich erfüllt.

Unser Gehirn vermittelt den Bewegungsbefehl einer willkürlichen Bewegung über den TCS an den Muskel. Der TCS bekommt die meisten seiner Informationen aus dem Frontallappen. Eine gezielte Aktivierung des Frontallappens ist daher die entscheidende Grundlage, wenn Sie eine bessere neuronale Aktivität des TCS erzielen und Ihren Neural Drive optimieren möchten. Die Praxis zeigt, dass schon eine globale und recht unspezifische Aktivierung des Frontallappens die Fähigkeit, willkürliche muskuläre Spannung zu erzeugen, deutlich verbessert. Hier führt eine Aktivierung des rechten Frontallappens zu einer besseren willkürlichen Muskelkontraktion auf der linken Körperseite, umgekehrt führt eine Aktivierung des linken Frontallappens zu einer besseren willkürlichen Muskelarbeit auf der rechten Seite.

Für die allgemeine Grundaktivierung verwenden Sie zwei bis drei Übungen, bei denen Sie ein positives Assessment hatten, aus »Maximal schnelles Klopfen«, »Horizontale Augensprünge – Sakkaden«, »Riechen« und »Horizontale Augenbewegungen mit der OptoDrum-App« aus Kapitel 3 auf den Seiten 119 bis 128. Aktivieren Sie hiermit in ein bis drei Durchgängen für jeweils 20 bis 40 Sekunden Ihren Frontallappen, bevor Sie Ihr Training beginnen.

Die Aktivierung spezifischer motorischer Areale

Sie können zusätzlich zu der mehr globalen Aktivierung der Frontallappen auch eine spezifische Aktivierung des Frontallappens nutzen, um eine bessere Kommunikation zwischen Frontallappen und Muskel zu erreichen. Es sind vor allem drei Areale, die direkt in den TCS senden:

- Der primär-motorische Kortex
- Der prämotorische Kortex
- Die supplementär-motorischen Areale

Alle drei Areale wirken auf die gegenüberliegende Körperseite, sie wirken also kontralateral. Der Bereich des primär-motorischen Kortex erhält überwiegend Informationen aus einfachen, unkomplizierten Bewegungen, wie dem Beugen und Strecken der Arm- und Beingelenke, dem Nach-vorn- oder Zurückschwingen von Armen und Beinen oder Ähnlichem. Um den primär-motorischen Kortex zu aktivieren, nutzen Sie lediglich geradlinige Beuge- und Streckbewegungen der Schulter, Ellenbogen oder der Hand: Beugen und strecken oder schwingen Sie für circa 60 Sekunden Ihre Arme und Beine und Sie erhöhen hierdurch die Durchblutung dieses wichtigen Bereichs im Frontallappen.

Der Bereich des prämotorischen Kortex hingen erhält Informationen über komplexere und verbundene Bewegungen, die nicht linear verlaufen. Diesen Bereich des Frontallappens aktivieren Sie über kreisförmige und spiralig verschraubte Bewegungen. Hierfür lassen sich Zug- oder Druckbewegungen nutzen, bei denen Ihr Arm rotiert oder sich währenddessen dreht. Wechseln Sie zum Beispiel während einer Zug- oder Druckbewegung von einer Außen- in eine Innenrotation. Auch das Integrieren von zusätzlichen Körper- und Beinbewegungen ist ein hervorragendes Mittel, den prämotorischen Kortex zu aktivieren. Für den rechten prämotorischen Kortex könnten Sie zum Beispiel einen Ausfallschritt mit dem linken Bein ausführen, während Ihr Oberkörper nach links dreht und Sie eine Kurzhantel mit Ihrer linken Hand in einer nicht linearen, verschraubten Bewegung nach oben pressen. Seien Sie kreativ und erfinderisch und nutzen Sie auch die Sternschritte auf Seite 273/274, um Ihr Training abwechslungsreich zu gestalten.

Das bedeutet auch, dass Sie, um eine wirklich umfangreiche Aktivität in diesen wichtigen Arealen zu erreichen, ebenfalls in Ihrem Krafttraining beide Formen der Bewegung ausführen sollten. Meistens werden nur einfache Bewegungen unter Last ausgeführt – auch das sogenannte funktionelle Training arbeitet überwiegend mit einfachen und funktionell normierten Bewegungen. Gehen Sie neue Wege und führen Sie Krafttraining in neuen Positionen und komplexen Bewegungen aus. Ihr Gehirn wird es Ihnen danken und Ihre Leistungsfähigkeit wird steigen.

Die letzten Bereiche des Frontallappens, die direkt Signale in den TCS senden, sind die sogenannten supplementär-motorischen Areale. Diese Bereiche bereiten, vereinfacht gesagt, die Koordination beider Körperhälften vor und haben Anteil an der Synchronisierung und Stabilisierung der Körpermitte und Bewegung. Übungen zum Aktivieren der supplementär-motorischen Areale finden Sie in Kapitel 7 im Abschnitt *Bilaterales Training* ab Seite 302.

Den Parietallappen aktivieren

Wie einleitend beschrieben, erhält der Tractus corticospinalis auch Informationen aus dem Parietallappen. Der Parietallappen empfängt sensorische und motorische Informationen aus der jeweils gegenüberliegenden Körperseite. Ihr rechter Parietallappen empfängt und verarbeitet also Signale aus Ihrer linken Körperhälfte und Ihr linker Parietallappen aus Ihrer rechten Körperhälfte. Im Folgenden stelle ich Ihnen verschiedene Möglichkeiten vor, mit denen Sie gezielt den Parietallappen adressieren können, um mehr Aktivierung in Ihrem Tractus corticospinalis zu bewirken und so den Neural Drive zu verbessern. Zudem machen Sie damit Ihre Bewegung vorhersehbarer.

Vibration der Zielmuskulatur

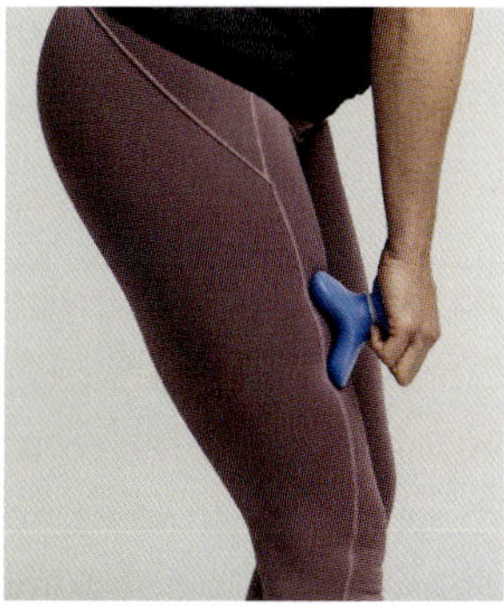

Die wohl leichteste Methode, den Parietallappen zielgerichtet zu aktivieren, besteht im Vibrieren der Zielmuskulatur, also der Muskeln oder Muskelgruppen, die Kraft erzeugen sollen. Ein Vibrationsstimulus löst auf einfache und unkomplizierte Weise viele und unterschiedliche Reize in kürzester Zeit aus. Dafür werden mit einem Vibrationsgerät der jeweilige Muskel beziehungsweise die beteiligten Muskelgruppen für 10 bis 20 Sekunden sensorisch stimuliert, bevor Sie das

Krafttraining für diesen Bereich beginnen. Es empfiehlt sich, dieses sensorische Vorbahnen als Vorbereitungsritual allgemein in Ihr Krafttraining zu integrieren.

Hinweis: Sie können Ihren Parietallappen auch über einen anderen sensorischen Stimulus aktivieren, indem Sie zum Beispiel einfach die Zielmuskulatur und die beteiligten Gelenke reiben, klopfen, sanft mit einem Tuch berühren und so weiter. Sie können durch Assessments überprüfen, welcher sensorische Stimulus bei Ihnen die beste Wirkung zeigt.

Gelenkmobilisation

Wie bereits einleitend beschrieben, aktivieren komplexe Bewegungen wichtige Kortexareale Ihres Frontallappens, die an der Qualität Ihrer willkürlichen Muskelkontraktion erheblich beteiligt sind. Kreis- oder Achterbewegungen können dieses bewirken. Allgemein rufen anspruchsvollere, nicht lineare Bewegungen Signale hervor, die das Kleinhirn und den Parietallappen passieren, bevor Sie den Frontallappen erreichen. Das macht eine aktive Mobilisierung Ihrer Gelenke durch komplexe Bewegungen zu einem Mittel, mit dem Sie direkt mehrere an der Aktivität des Tractus corticospinalis beteiligte Bereiche Ihres Gehirns voraktivieren können.

Besonders zu empfehlen ist die Mobilisierung der Gelenke, die durch den Zielmuskel bewegt werden. Wollen Sie also Ihre Oberschenkelmuskulatur trainieren, bietet es sich an, Ihr Kniegelenk und Ihr Hüftgelenk aktiv anzusteuern, indem Sie beispielsweise Kniekreisen oder Hüftgelenkkreisen in Ihre Vorbereitung integrieren.

Da der Signalverlauf kontralateral verläuft, müssen Sie, um die rechten Kortexareale anzusprechen, die linksseitigen Gelenke mobilisieren. Um den linken Kortex zu aktivieren, arbeiten Sie mit den rechtsseitigen Gelenken. Auch hier empfiehlt es sich, Routinen für Ihr Training zu entwickeln: Mobilisieren Sie zum Beispiel, nachdem Sie die Zielmuskeln vibriert haben, immer kurz aktiv die Gelenke, die im Krafttraining beteiligt sind.

Augenfolgebewegungen

Eine weitere Möglichkeit, den Parietallappen zu aktivieren, besteht in den in Kapitel 3 vorgestellten horizontalen Augenfolgebewegungen (Seite 126). Führen Sie Folgebewegungen von links nach rechts zur Aktivierung des rechten Parietallappens und Augenfolgebewegungen von rechts nach links zur Aktivierung des linken Parietallappens.

Eine Kombination aus Augenfolgebewegungen und Vibration der Zielmuskulatur zeigt sich in der Praxis als sehr effektives Mittel, um über den Parietallappen eine Verbesserung der willkürlichen Kontraktionsfähigkeit zu erhalten.

Die Basalganglien – Architekten der Bewegung

In den nächsten beiden Abschnitten werden die Komponenten adressiert, die an der Erstellung und Konstruktion des Bewegungsprogramms (Kapitel 1, Seite 14/15) mitbeteiligt sind: die Basalganglien und der Thalamus. Die Basalganglien werden auch als »Architekten der Bewegung« bezeichnet. Grob vereinfacht gesagt, entwerfen sie auf Anweisung des Frontallappens den Bewegungsplan für die vorgenommene Handlung im Detail und senden diesen Plan dann zurück an den Frontallappen. Der Frontallappen gibt daraufhin den Umsetzungsbefehl über den Tractus tectospinalis zu den ausführenden Organen, also an die Muskulatur.

Je umfangreicher Durchblutung und Aktivität innerhalb der Basalganglien sind, desto besser kann der Plan entworfen werden. Dieser Bereich ist nicht direkt und isoliert adressierbar, jedoch ist es möglich, hier eine Aktivitätserhöhung zu erreichen, zum Beispiel durch rhythmische Arbeit. Das präzise Regulieren rhythmischer Bewegungen verlangt viel Arbeit von den Bereichen, die eine Bewegung erstellen. Hierbei führen Bewegungen der linken Körperhälfte, die zu einem Rhythmus ausgeführt werden, zu einer Aktivitätssteigerung innerhalb der rechts liegenden Basalganglien. Umgekehrt führen an einem Rhythmus orientierte Bewegungen der rechten Körperseite zu einer Aktivitätssteigerung der links gelegenen Basalganglien.

Um den wichtigen Bereich der Basalganglien für Ihr Training vorzubereiten, brauchen Sie lediglich ein Metronom, das Ihnen einen Rhythmus vorgibt. Diese Art der Aktivierung bietet sich besonders gut in der unmittelbaren Vorbereitung an. Integrieren Sie Rhythmusarbeit in Ihr Aufwärmen oder nutzen Sie es als aktive Pausengestaltung. Da die Basalganglien auch auf spezifische abgelegte Muster zurückgreifen, ist es hilfreich, die Rhythmusarbeit mit den Gelenken beziehungsweise Körperteilen auszuführen, die Sie anschließend trainieren möchten. Gern können Sie auch einfach die Zielbewegung rhythmisieren. Beispielhaft werden Ihnen jeweils eine Zug- und eine Druckübung vorgestellt, die Sie rhythmisch ausführen können. Sie sollten zu Beginn Übungen nehmen, mit denen Sie bereits gut vertraut sind.

▶ Druckbewegung zu einem vorgegebenen Rhythmus

Material: Metronom und elastisches Band

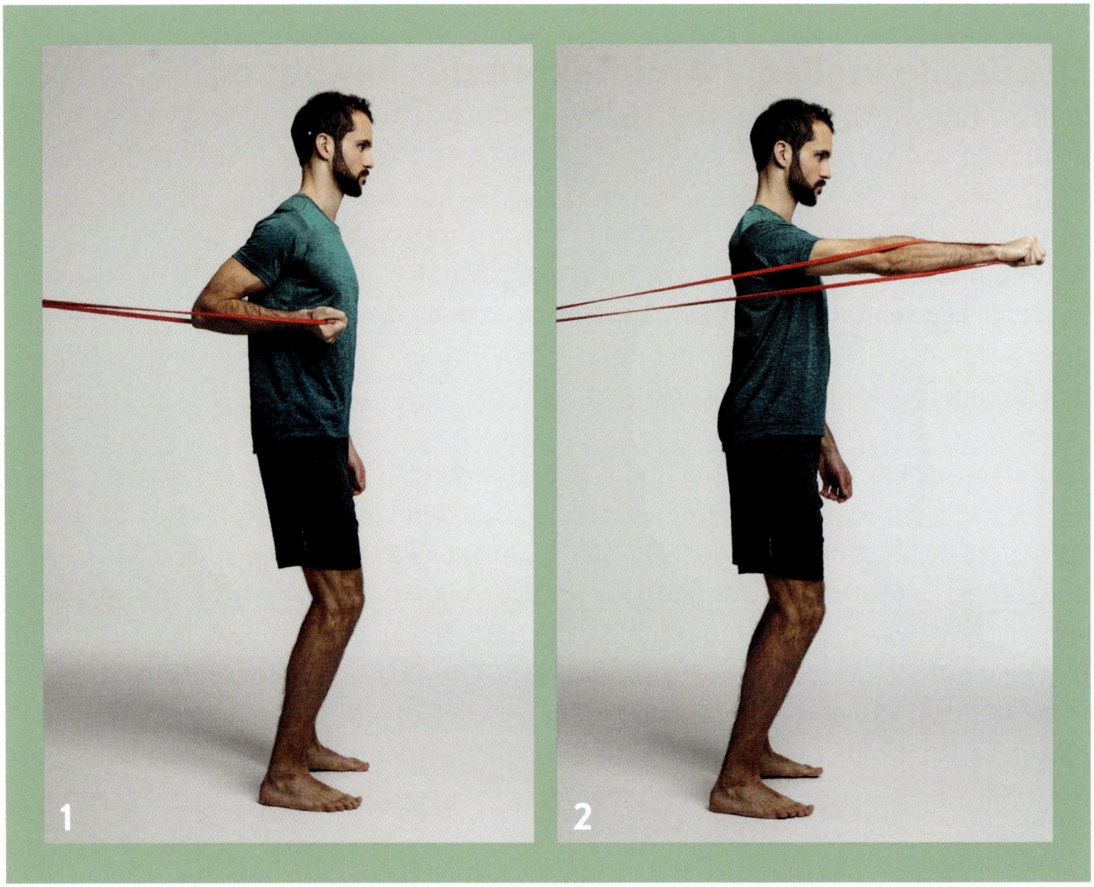

1. Nehmen Sie einen schulterbreiten Stand ein, Ihre Wirbelsäule ist lang und locker. Greifen Sie das Band. Starten Sie das Metronom und wählen Sie eine Frequenz, die zu Beginn nicht zu schnell ist. Nehmen Sie den Rhythmus für eine kurze Zeit wahr und fangen Sie an, Ihren Arm in einer Druckbewegung im Rhythmus zu bewegen, wobei die Ausgangsposition exakt im Takt des Rhythmus erreicht werden sollte.
2. Dasselbe gilt für die Endposition. Führen Sie diese Übung für 30 bis 60 Sekunden durch. Wählen Sie hierfür eine Intensität, die Sie als leicht bis mittelschwer empfinden.

▶ Rudern zu einem vorgegebenen Rhythmus

Material: Metronom und elastisches Band

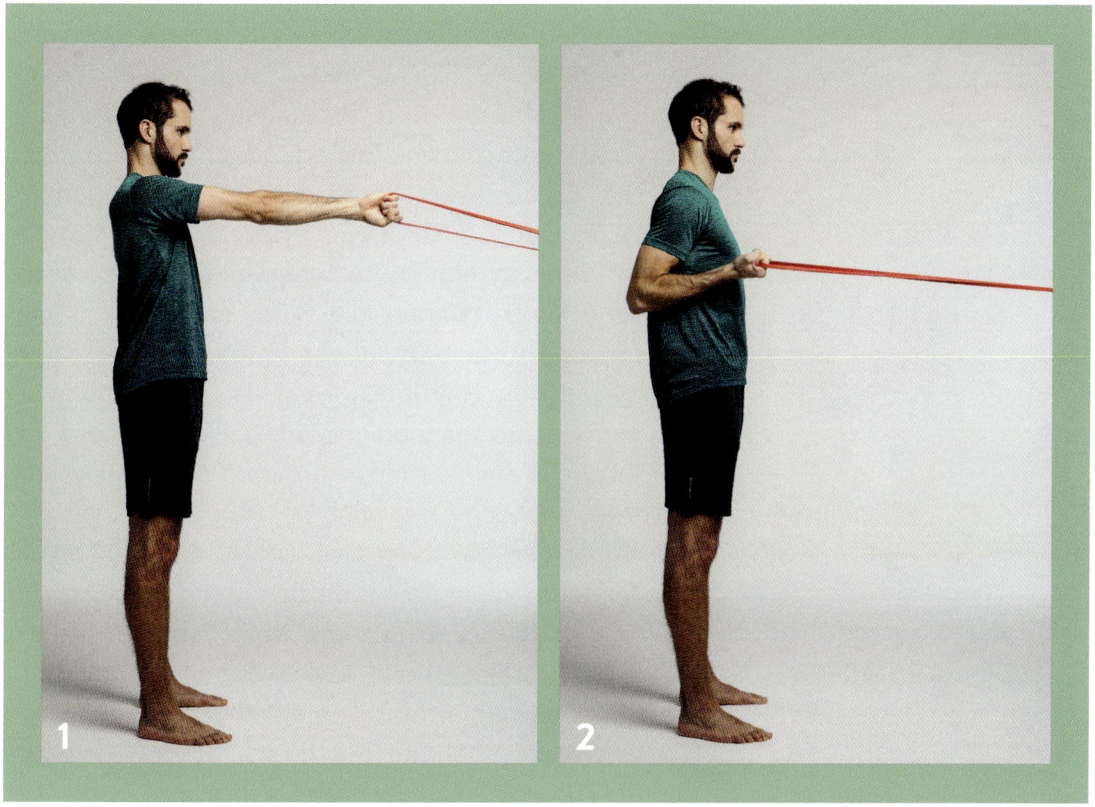

1. Nehmen Sie einen schulterbreiten Stand ein, Ihre Wirbelsäule ist lang und locker. Greifen Sie das Band. Starten Sie das Metronom und wählen Sie eine Frequenz, die zu Beginn nicht zu schnell ist. Nehmen Sie den Rhythmus für eine kurze Zeit wahr und fangen Sie an, Ihren Arm in einer Ruderbewegung im Rhythmus zu bewegen, wobei die Ausgangsposition exakt im Takt des Rhythmus erreicht werden sollte.
2. Dasselbe gilt für die Endposition. Führen Sie diese Übung für 30 bis 60 Sekunden durch. Wählen Sie hierfür eine Intensität, die Sie als leicht bis mittelschwer empfinden.

Tipp: Variieren Sie hin und wieder das Rudern, indem Sie zum Beispiel aus verschiedenen Winkeln und Richtungen arbeiten.

▶ Aktivieren durch wechselnde Bewegungsanforderungen

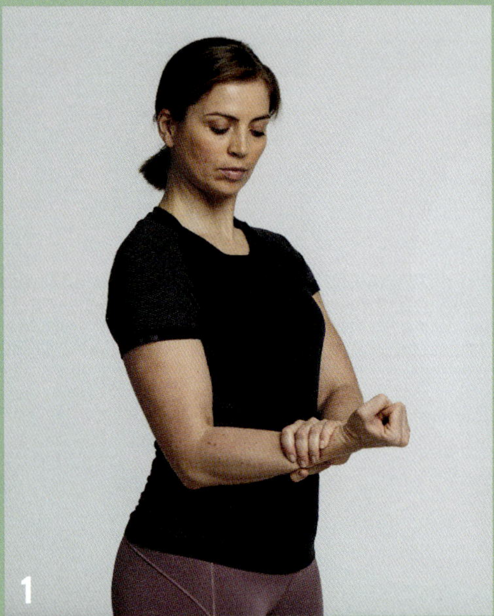

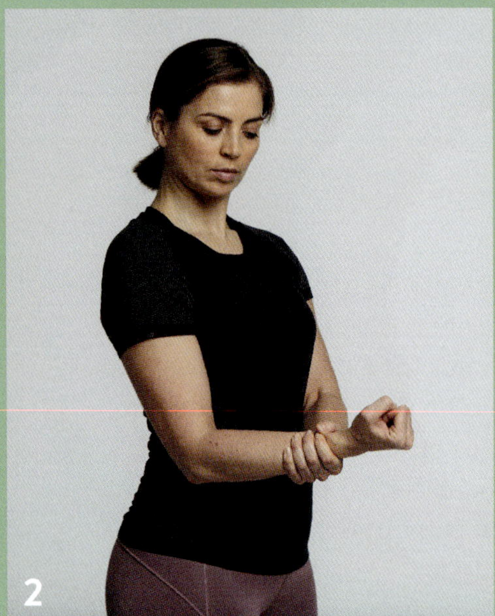

Material: Metronom

Die Basalganglien sind besonders stark involviert, wenn sich wechselnde Bewegungsaufgaben für Ihr Gehirn stellen. Diese Beteiligung an der Regulierung wechselnder Bewegungsaufgaben können Sie hervorragend nutzen, um diesen wichtigen Bereich zu fördern. Für eine effiziente Umsetzung in Ihr Training eignen sich hervorragend isometrische Kontraktionen, die zwischen Agonist (Spieler) und Antagonist (Gegenspieler) in einem vorgegebenen Rhythmus wechseln. Die Übung ist einfach: Sie spannen im Wechsel Ihren Bizeps und Ihren Trizeps isometrisch gegen den Widerstand Ihres anderen Arms an.

1. Nehmen Sie den neutralen Stand ein, Ihre Wirbelsäule ist locker und lang. Schalten Sie das Metronom an und wählen Sie einen eher langsamen Rhythmus von circa 30 Schlägen pro Minute. Beugen Sie Ihren rechten Arm um 90 Grad und platzieren Sie Ihre linke Hand über dem rechten Unterarm. Spannen Sie zunächst Ihren rechten Unterarm gegen den Widerstand der linken Hand beziehungsweise des linken Arms nach oben isometrisch an.
2. Im Anschluss greifen Sie um und arbeiten nun gegen den linken Arm isometrisch nach unten. Wechseln Sie die Kontraktion immer zum nächsten Schlag. Führen Sie die Übung für 20 bis 40 Sekunden durch, bevor Sie Ihr Training beginnen.

Der Thalamus

An der Erstellung des Bewegungsprogramms ist auch der Thalamus teilweise beteiligt – hier besonders an der Verfeinerung des zuvor erstellten Programms. Den Thalamus über eine direkte neuronale Verbindung spezifisch zu adressieren, ist nicht möglich. In den Thalamus laufen jedoch die meisten sensorischen Informationen aus dem Körper und er steht in enger Kommunikation mit den Basalganglien, dem Kleinhirn und dem Frontallappen. Daher ist es möglich, über spezifische sensorische Informationen und durch ein Adressieren der Gehirnareale, mit denen er für die Modulation des Bewegungsprogramms in enger Verbindung steht, seine Aktivität zu erhöhen. Die auf den Seiten 167 bis 169 durchgeführte Aktivierung des Frontallappens, der Basalganglien (Seite 171 bis 174) und des Kleinhirns (Seite 187 bis 202) führen dadurch bereits zu einer verstärkten Aktivität des Thalamus, da dieser in deren neuronalen Kommunikationsschleifen integriert ist.

Die Fähigkeit zu differenzieren

Im Thalamus befinden sich viele sogenannte Relaiskerne. Grob vereinfacht gesagt, sind diese Kerngebiete zur Einordnung und Differenzierung eingehender sensorischer Signale zuständig. Ist nun diese Fähigkeit zur Feindifferenzierung eingeschränkt, hat das Konsequenzen für die Beurteilung der akuten Situation und das Bewegungsprogramm wird dementsprechend angepasst.

Der Thalamus wirkt mit seiner Verbindung zu den Basalganglien und zum Kortex als Schlüsselkomponente des motorischen Lernens – insbesondere bei der Abspeicherung und Automatisierung erlernter Bewegungen. Eine Dysfunktion in diesem Bereich würde eine Veränderung der angelegten Tonusmuster nach sich ziehen und die Stabilisationsanforderungen beeinflussen. Um bestmöglich Kraft zu erzeugen, ist es daher wichtig, dass wir die Antwort des Thalamus auf die anstehenden Bewegungen beziehungsweise die Muskelspannungen bestmöglich vorbereiten, indem wir ihn durch fein differenzierte Wahrnehmung veranlassen, aktiver zu werden. Hierfür werden im Folgenden spezifische sensorische Reize genutzt. Der sensorische Stimulus erfolgt dabei innerhalb der Bereiche, die im Anschluss belastet werden sollen. Hierfür brauchen Sie nur Konzentration, ein Tuch, eine Büroklammer und einen vibrationsfähigen Massagepilz oder Ähnliches. Neben der Aktivierung der Relaiskerne im Thalamus wird über die zusätzlichen sensorischen Signale auch der Parietallappen aktiver. Seine Bedeutung für die Fähigkeit, willkürliche muskuläre Spannungen zu verbessern, wurde bereits vorgestellt (Seite 166).

Der Thalamus hat quasi die Aufgabe zu differenzieren, was wichtig ist und was nicht. Eine grundlegende Methode, den Thalamus zu aktivieren, besteht in der Lenkung Ihrer Aufmerksamkeit durch Fokussetzung. Sobald Sie einen intensiven Fokus setzen, wird Ihr Thalamus aktiver. Sie sagen Ihrem Thalamus durch Ihre Aufmerksamkeitslenkung – vereinfacht dargestellt –, aus welchem Bereich Sie gerade genauere differenziertere Informationen wünschen. Daher ist es nicht nur für die nachfolgenden Übungen, sondern für Ihr gesamtes Training wichtig, immer präsent im Hier und Jetzt zu sein und die Aufmerksamkeit bestmöglich auf das zu lenken, worin Sie gerade besser werden wollen.

▶ Leichte Berührung

Material: feines Tuch, Feder oder ähnlicher Gegenstand

Im Folgenden wird exemplarisch anhand des Unterarms gezeigt, wie Sie durch ein fokussiertes Wahrnehmen von feinen sensorischen Unterschieden das Aktivitätsniveau des Thalamus erhöhen können. Die einfachste Basisübung ist sicherlich das Erfühlen von feinsensorischen Unterschieden, wenn Sie leichte Berührungen wahrnehmen müssen. Hierfür eignet sich das Streichen mit einem leichten Tuch besonders gut. Diese Übung können Sie auch bei sich selbst durchführen. Noch wirksamer ist es jedoch, wenn jemand anderer, zum Beispiel Ihr Trainingspartner, Sie mit dem Tuch berührt, da der Kontakt dann unerwartet kommt.

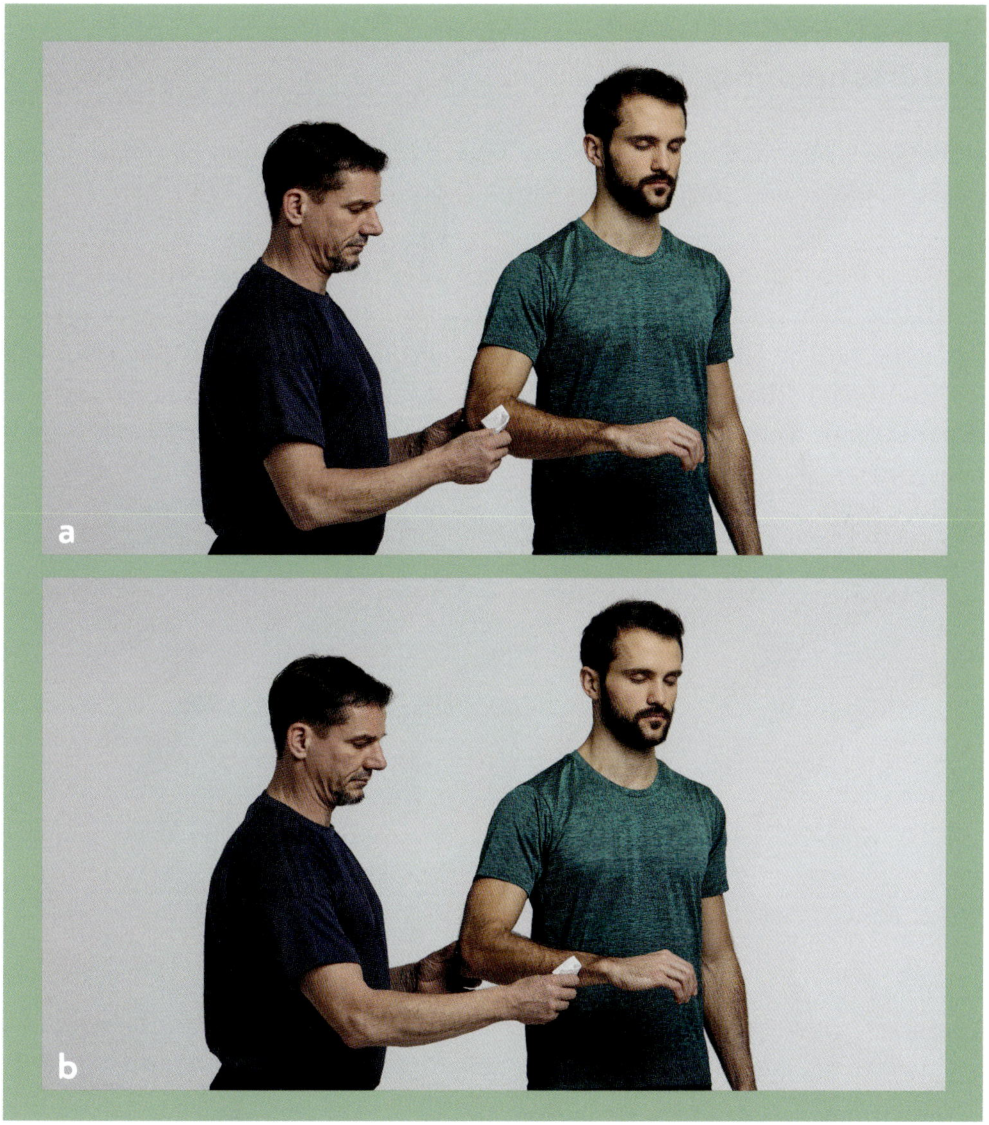

Nehmen Sie den neutralen Stand ein, Ihre Wirbelsäule ist lang und entspannt. Ihr Trainingspartner nimmt ein feines Tuch oder Ähnliches und streicht bei Ihnen 15 bis 20 Sekunden über den Bereich, den Sie neuronal vorbereiten möchten. Konzentrieren Sie sich auf die verschiedenen sensorischen Informationen, die Sie durch die leichten Berührungen des Tuchs erhalten, und wiederholen Sie die Übung 1- bis 2-mal hintereinander.

▶ Spitz-stumpf-Unterscheidung und Ein-Punkt-zwei-Punkt-Unterscheidung

Material: Gabel oder anderes Objekt mit einer mäßig spitzen und einer stumpfen Seite, unterschiedlich weit aufgebogene Büroklammern

Eine weitere Trainingsmöglichkeit, die sowohl eine starke Fokussierung als auch eine differenzierte Wahrnehmung verlangt, besteht darin, zum einen die Reize »spitz« und »stumpf« und zum anderen die Anzahl von Berührungspunkten auf Ihrer Haut voneinander zu unterscheiden. Die Bereiche der Haut, auf die die Reize ausgeübt werden, sollen dabei recht dicht beieinanderliegen. Für diese Übung sollten Sie die Hilfe eines Trainingspartners in Anspruch nehmen.

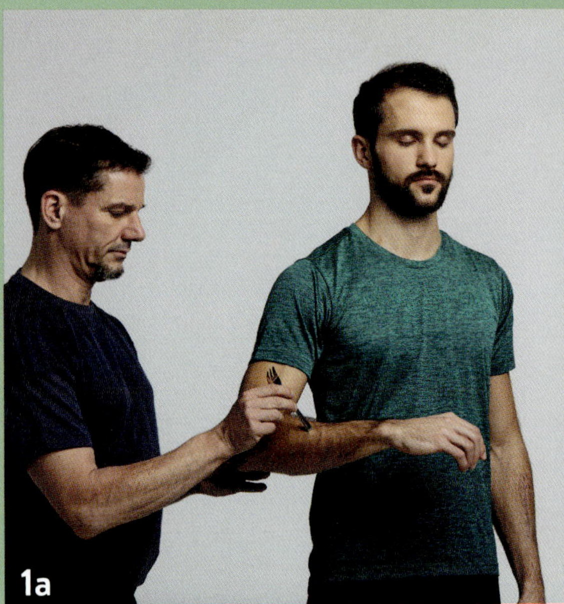
1a

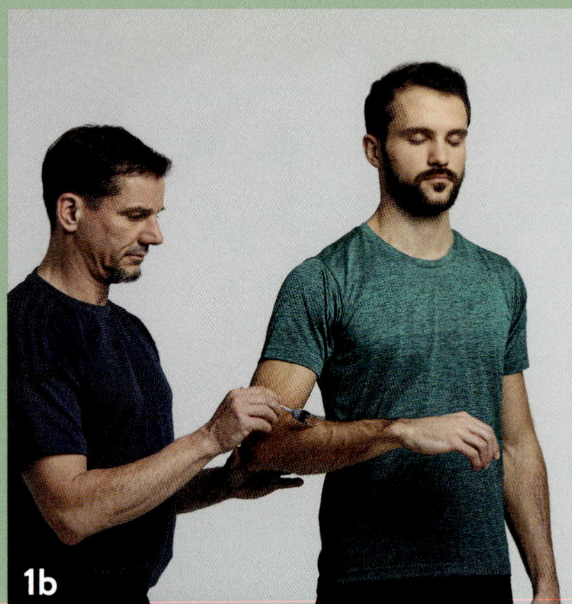
1b

1. Nehmen Sie den neutralen Stand ein, Ihre Wirbelsäule ist lang und entspannt. Schließen Sie die Augen. Ihr Trainingspartner berührt nun kurz die verschiedenen Bereiche Ihres Unterarms beziehungsweise des Muskels, entweder mit der stumpfen oder spitzen Seite der Gabel. Diesen Stimulus gibt er für insgesamt 20 bis

40 Sekunden. Konzentrieren Sie sich auf die verschiedenen sensorischen Informationen und sagen Sie immer an, ob Sie die stumpfe oder die spitze Seite gefühlt haben. Wenn Sie falschlagen, gibt Ihnen Ihr Partner Rückmeldung. Sollte es Ihnen große Schwierigkeiten bereiten, können Sie kurz Ihre Augen öffnen und überprüfen, ob Sie richtiglagen. Wiederholen Sie die Übung 1- bis 2-mal hintereinander.

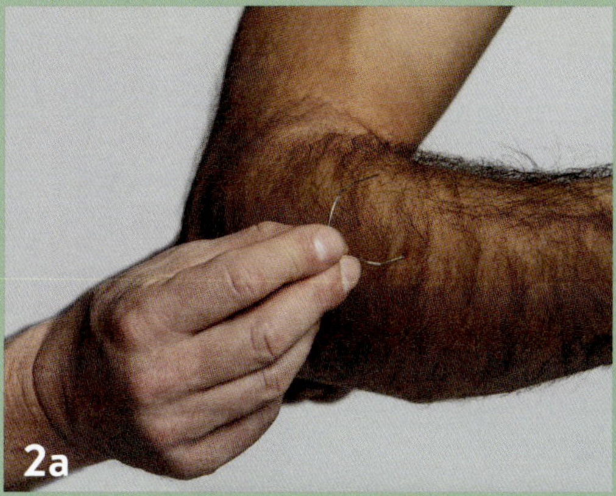
2a

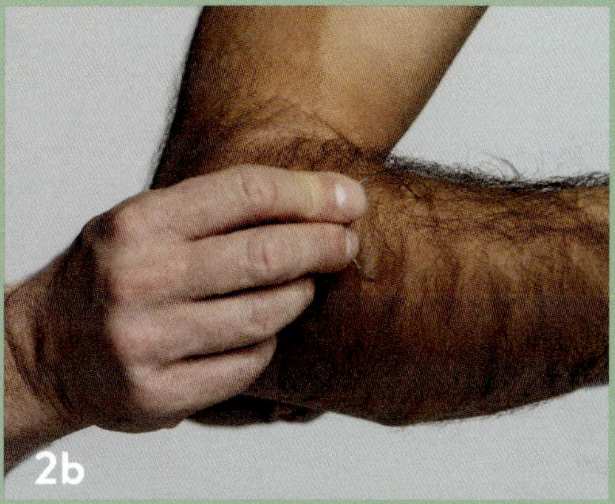
2b

2. Als Nächstes nutzen Sie unterschiedlich weit aufgebogene Büroklammern. Durch diese sollen Sie unterscheiden, ob Sie eine Berührung oder zwei Berührungen auf Ihrer Haut spüren. Nehmen Sie den neutralen Stand ein, Ihre Wirbelsäule ist lang und entspannt. Schließen Sie die Augen. Ihr Trainingspartner verwendet nun die unterschiedlich weit aufgebogenen Büroklammern, um Ihre Differenzierungsfähigkeit zu provozieren. Hierzu berührt er mit einem oder mit beiden Enden der Büroklammer kurz Ihre Haut und Sie geben Feedback, ob Sie eine oder zwei Berührungen empfunden haben. Ihr Trainingspartner sollte den Abstand zwischen den beiden Punkten kontinuierlich variieren. Führen Sie diese Übung für insgesamt 20 bis 40 Sekunden durch und wiederholen Sie die Übung 1- bis 2-mal hintereinander.

Mein Expertentipp

Nutzen Sie zusätzliche sensorische Reize, während Sie die feinen Differenzierungsübungen ausführen. Besonders Vibration ist ein gutes Mittel, um die Arbeit des Thalamus zu verstärken. Dieser starke Reiz macht es schwieriger, die Übungen der Differenzierung präzise wahrzunehmen, sodass der Thalamus deutlich stärker arbeiten muss, um zu unterscheiden. Wichtig ist, die Vibration nicht in unmittelbarer Nähe zu den anderen Reizen zu setzen.

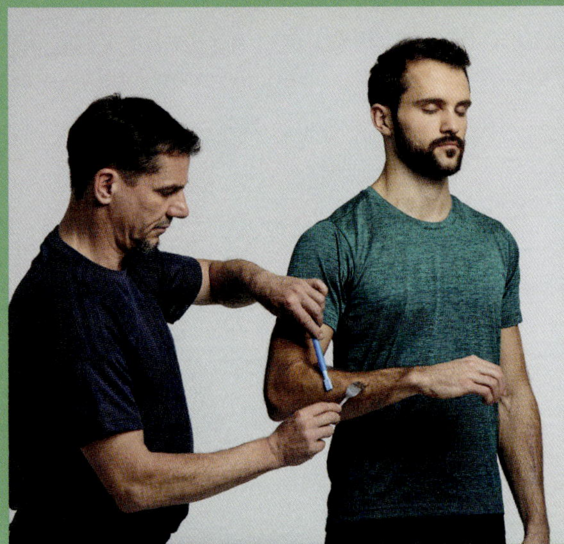

Körperseiten zuordnen mit der Recognise-App

Eine weitere hervorragende Möglichkeit, Ihren Thalamus auf Ihr anstehendes Training vorzubereiten, bietet eine App. Diese wurde entwickelt, um bei chronischen Schmerzmustern Linderung zu erzeugen. Die App beeinflusst die Antworten, die der Thalamus über die verschiedenen Körperbereiche dem Gehirn sendet (Schulter, Hand, Fuß, Knie, Rücken und Nacken). Die vorhandenen Schmerzmuster, an denen der Thalamus immer beteiligt ist, werden so positiv verändert. Den Einfluss dieser App auf die neuronale Aktivität in Ihrem Thalamus können Sie auch für Ihre muskuläre Leistungsfähigkeit nutzen.

Das Prinzip ist einfach: Sie wählen sich aus der App einen Körperabschnitt, der auch in das anstehende Training involviert ist. Wollen Sie zum Beispiel Ihr Armtraining ausführen, könnten Sie die Schulter- oder die Handübungen der App verwenden. Für Ihr Beintraining sollten Sie die Knie- oder die Fußübungen aus der App nutzen. Die App beinhaltet verschiedene Trainingsübungen. In der Praxis empfiehlt es sich, die »left/right discrimination« zu nutzen. In diesem Modus werden Ihnen in kurzen Abständen verschiedene Bilder der jeweils ausgewählten Körperregion gezeigt, die Sie in Rechts-links-Kategorien einstufen müssen. Wird Ihnen beispielhaft ein rechter Ellenbogen gezeigt, drücken Sie im Display den Button »rechts«. Führen Sie ein bis zwei Durchgänge durch, bevor Sie Ihr Training beginnen.

Sie können sich das Prinzip der Rechts-links-Zuordnung auch ohne App zunutze machen. Erstellen Sie einfach einen Katalog – oder Ordner oder Tafeln – mit Bildern, auf denen beispielsweise die rechte oder linke Hand, der rechte oder linke Arm zu sehen sind. Sortieren Sie nach Körperabschnitten und nutzen Sie die Darstellungen.

Doch ob Sie ohne oder mit App trainieren, eines gilt in beiden Fällen: Bitte prüfen Sie die Wirkung durch ein Kraft- oder Beweglichkeitsassessment des jeweiligen Körperbereichs.

Beispiele für das Nutzen der Recognise-App	
Trainingsinhalt	**Zugehöriger Körperbereich der App**
Armtraining	Hand und Schulter
Beintraining	Fuß und/oder Knie
Rückentraining	Rücken
Schultertraining	Schulter und/oder Nacken
Brusttraining	Schulter
Breiter Rückenmuskel (Musculus latissimus dorsi)	Schulter

Die Medulla – Kreuzungspunkt der Informationen

Wenn wir uns die Neurologie der willkürlichen Bewegung noch einmal kurz etwas genauer anschauen, so ist der Hirnstammbereich der Medulla hier von besonderem Interesse. Durch diesen Teil des Hirnstamms laufen sowohl die Informationen, die über den Tractus corticospinalis direkt an den Muskel gesendet werden, als auch der Tractus cortico-olivocerebellaris, über den eine Kopie des Bewegungsprogramms an das Kleinhirn gesendet wird, um ein bestmögliches Timing der Bewegung und eine optimale Bewegungskorrektur zu ermöglichen. Zusätzlich kreuzen sich die meisten sensorischen Informationen, die aus dem Körper zum Gehirn laufen, ebenfalls in diesem wichtigen Hirnstammbereich. Daher sollten Sie, um eine bestmögliche Bewegung oder Muskelkontraktionen zu ermöglichen, die Medulla vor Ihrem Training voraktivieren, sodass mögliche negative Beeinflussungen durch eine unzureichende Aktivität der Medulla vermieden werden.

Sie können die Medulla gezielt für Ihr Training nutzen, indem Sie die linke Medulla für Ihr Training mit der linken Körperseite und die rechte Medulla für Ihr Training mit der rechten Körperseite ansprechen. Nutzen Sie dafür die Übungen in Kapitel 3 auf den Seiten 133 bis 135.

Das Kleinhirn

Um die willkürliche Bewegung zu verbessern, können Sie auch die Funktionalität und Aktivität des Kleinhirns erhöhen. Denn das Kleinhirn ist für die Integration, Koordination und Korrektur der willkürlichen Bewegungen verantwortlich. Die linke Seite des Kleinhirns steuert hierbei die Bewegungskorrekturen der linken Körperhälfte, die rechte Seite des Kleinhirns leistet dies für die Bewegungen der rechten Körperhälfte. Je besser die Funktion der jeweiligen Seite des Kleinhirns ist, desto abgestimmter, rhythmischer und präziser ist die willkürliche Bewegung auf dieser Körperseite.

Das Kleinhirn ist, was unsere Bewegung betrifft, sicherlich das wichtigste Integrationsareal in unserem Gehirn. Es koordiniert und korrigiert unsere Bewegung, indem es alle eingehenden Bewegungsinformationen analysiert, integriert und mit dem Bewegungsprogramm abgleicht. Es steht in Verbindung mit allen Systemen, die an Bewegungsprozessen beteiligt sind. Das Kleinhirn verarbeitet nicht nur Informationen aus unserer Bewegung, sondern auch aus unserem visuellen System, dem Gleichgewicht, den Emotionen und dem kognitiven Bereich. Obwohl seine Größe recht klein ist, ist die neuronale Aktivität dieses Integrationszentrums erstaunlich. Über das Kleinhirn werden die muskulären Spannungen der körperaufrichtenden Streckmuskulatur zu Großteilen gesetzt.

Der größte Teil der Informationen, die aus dem Kleinhirn in den Kortex gesendet werden, laufen zum gegenüberliegenden Frontallappen. Über den Frontallappen wird wiederum die Formatio reticularis aktiviert, das ist der Bereich des Stammhirns, der für den Hauptteil der reflexiven Stabilität verantwortlich ist (siehe auch Seite 112/113). Somit führt das Training des Kleinhirns gleichzeitig meist zur Verbesserung der reflexiven Stabilität der gegenüberliegenden Körperhälfte. Ein gut funktionierendes Kleinhirn ist weiterhin eine der wichtigsten Voraussetzungen für einen gut funktionierenden Thalamus. Dessen Bedeutung für das Entstehen und Optimieren des Bewegungsprogramms und für das motorische Lernen wurde bereits auf den Seiten 175 und 176 beschrieben. Aus diesen Gründen empfiehlt es sich, viel Zeit mit dem Training dieses so wichtigen Integrationsareals zu verbringen.

Voraktivierung des Kleinhirns durch Gleichgewichtsübungen

Das Kleinhirn steht in enger Verbindung mit dem gleichseitigen Gleichgewichtssystem. Es hat einen eigenen anatomischen Bereich, der nur für die Verarbeitung von Informationen aus den Gleichgewichtsorganen zuständig ist: das Vestibulocerebellum. Zusätzlich greift das Gleichgewichtssystem über Interneuronen direkt auf den Tractus corticospinalis zu. Dessen Aufgabe ist es, Informationen zu übermitteln, die die Ausführung der willkürlichen Bewegung initiieren. Die Aktivierung des Gleichgewichtssystems ist eine wichtige und äußerst effektive Methode, Ihre willkürliche Bewegung und Kraft zu optimieren.

Nutzen Sie Ihr Gleichgewichtssystem, um die Übungen für das Kleinhirn oder Ihr Krafttraining direkt zu optimieren. Die einfachste Art und Weise ist, über Beschleunigungen des Kopfes zu arbeiten. Im Folgenden werden Ihnen Möglichkeiten gezeigt, das Gleichgewichtssystem gezielt über die Aktivierung der verschiedenen Gleichgewichtskanäle anzusteuern. Für mehr Informationen zum Gleichgewichtssystem lesen Sie noch einmal in Kapitel 3 auf den Seiten 39 bis 88 nach.

▶ Kopfbeschleunigungen zur Aktivierung des Gleichgewichts

1. Nehmen Sie den neutralen Stand ein, Ihre Wirbelsäule ist lang und entspannt, Ihr Blick nach vorn gerichtet.
2. Rotieren Sie nun Ihren Kopf zügig, aber kontrolliert nach rechts, um den rechten horizontalen Gleichgewichtskanal zu aktivieren. Kommen Sie im Anschluss langsam wieder zurück zur Mitte. Beschleunigen Sie Ihren Kopf dabei insgesamt 4- bis 8-mal in diese Richtung.
3. Als Nächstes bewegen Sie Ihren Kopf 4- bis 8-mal zügig diagonal nach rechts oben, um den rechten hinteren Gleichgewichtskanal zu aktivieren, und kommen danach langsam zurück zur Mitte.
4. Schließlich bewegen Sie Ihren Kopf 4- bis 8-mal nach links unten für die Aktivierung des rechten vorderen Gleichgewichtskanals. Ebenso führen Sie die Beschleunigungen nach links, links oben und rechts unten aus, um Ihr linkes Gleichgewichtssystem anzusprechen und Ihr linkes Kleinhirn vorzubereiten.

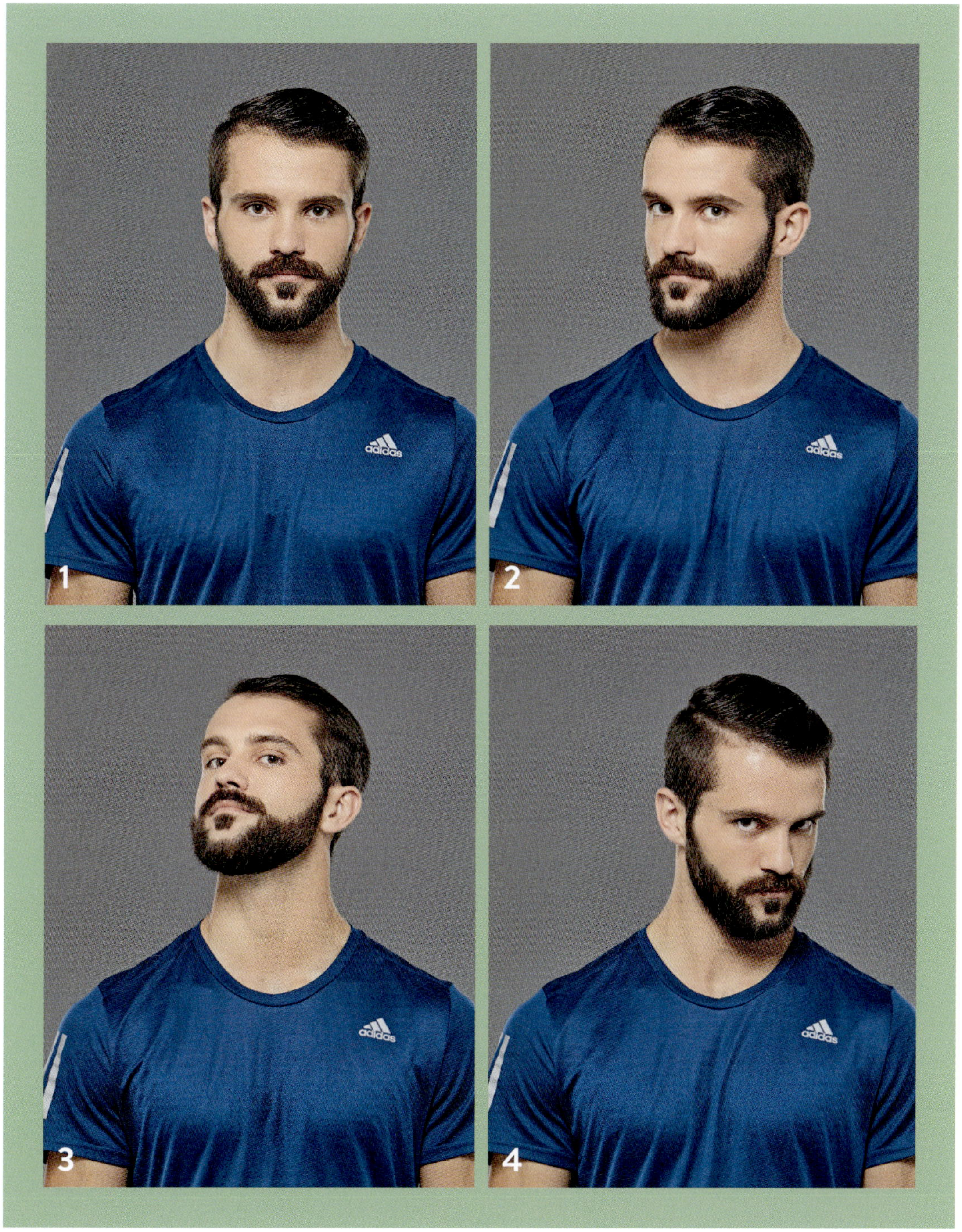
1
2
3
4

▶ Seitneigen des Kopfes

In der Praxis hat sich auch das Seitneigen des Kopfes als eine sehr unkomplizierte und effektive Methode erwiesen, das Gleichgewichtssystem zu aktivieren. Die Seitneigebewegung bewirkt hier einen mehr globalen Reiz auf das Gleichgewichtssystem der Seite, zu der Sie den Kopf neigen.

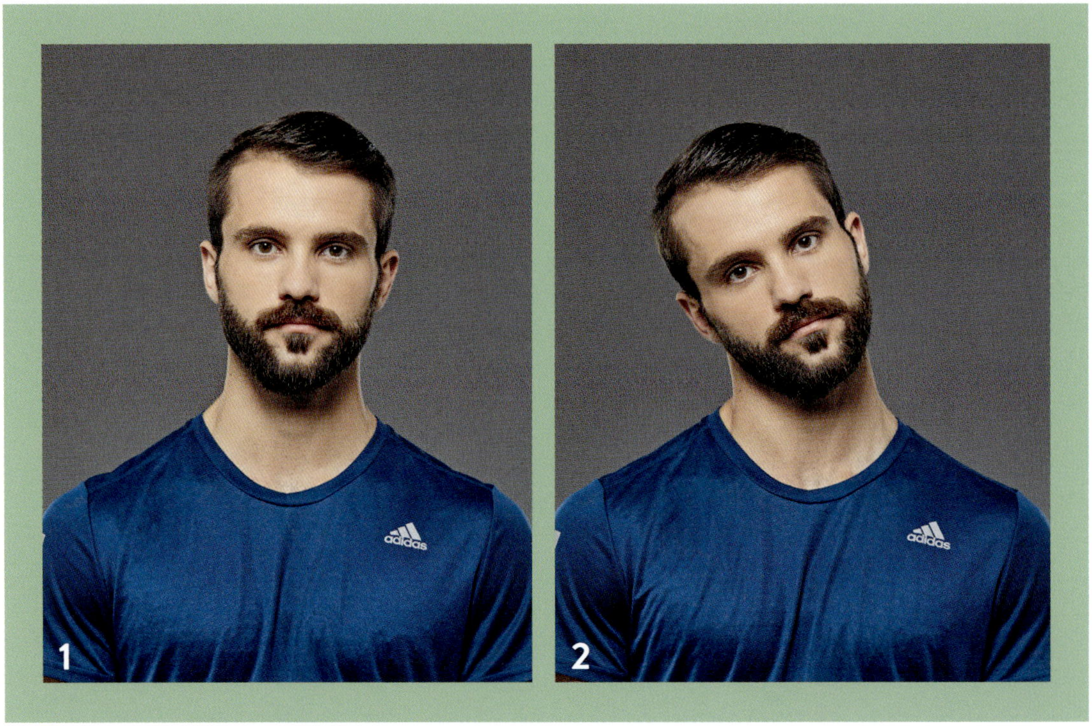

1. Nehmen Sie den neutralen Stand ein, Ihre Wirbelsäule ist lang und entspannt, Ihr Blick nach vorn gerichtet.
2. Neigen Sie nun Ihren Kopf zügig, aber kontrolliert nach rechts. Kommen Sie im Anschluss langsam wieder zurück zur Mitte. Beschleunigen Sie Ihren Kopf dabei insgesamt 4- bis 8-mal in diese Richtung. Führen Sie die Seitneigung ebenso nach links aus, um Ihr linkes Gleichgewichtssystem zu aktivieren.

Hinweis: Führen Sie die Kopfbewegung anfangs mit der Geschwindigkeit durch, mit der Sie sich noch sicher und kontrolliert fühlen.

Testen Sie selbst

Nehmen Sie sich ein sicher befestigtes elastisches Kraftband und ziehen Sie das Band 3- bis 5-mal mit einer Ruderbewegung zu Ihren Rippen. Wählen Sie den Abstand so, dass die letzte Wiederholung ziemlich anstrengend ist. Neigen Sie nun, wie eben beschrieben, Ihren Kopf 5- bis 8-mal zügig zur gleichen Seite und kommen Sie langsam mit Ihrem Kopf zurück in die Ausgangsposition. Führen Sie nun das Rudern erneut durch und fühlen Sie den Unterschied Ihrer muskulären Leistungsfähigkeit.

Übungen zur Aktivierung des Kleinhirns

In hervorragender Weise können Sie Ihr Kleinhirn aktivieren, wenn Sie gezielte Koordinationsübungen durchführen. Bei den Übungen sollte viel Präzision gefragt sein oder es sollte sich um komplexe und neuartige Bewegungen handeln. Bei diesen Vorgaben muss Ihr Kleinhirn stark arbeiten, um die Bewegungsausführungen optimal zu koordinieren und eine bestmögliche Bewegungskorrektur zu gewährleisten.

Im Folgenden werden Ihnen mehrere geeignete Möglichkeiten aufgezeigt, Ihr Kleinhirn zu aktivieren. Die Übungen sollten möglichst spezifisch eingesetzt werden, damit Sie in optimaler Weise mehr Kraft während Ihrer Bewegung erzeugen können. Möchten Sie Ihr Oberkörper- und Armtraining verbessern, nutzen Sie vor allem die Koordinationsübungen für die Arme. Für Ihr Beintraining stehen entsprechende Koordinationsübungen für die Beine zur Verfügung. Zur Erinnerung: Die Aktivierung sollte immer auf der Seite erfolgen, auf der Sie auch trainieren möchten.

▶ Finger-Nase-Koordination mit Trainingskarte

Material: Trainingskarte

Die im Englischen »Finger-Nose-Finger« genannte Übung eignet sich hervorragend, um Ihr Kleinhirn zu fordern. Hierbei müssen Sie im Wechsel ein vorgegebenes Ziel, Ihre Nase und wieder das Ziel mit Ihrem Zeigefinger berühren. Diese Grundübung kann leicht variiert und umgestaltet werden, um stets neue Reize zu bekommen und Stagnationen im Training zu vermeiden.

1. Nehmen Sie den neutralen Stand ein, Ihre Wirbelsäule ist lang und entspannt und Ihre Arme hängen locker an Ihrer Seite. Sie stehen vor einer Trainingskarte, die sich ungefähr auf Schulter- oder Kopfhöhe auf Ihrer linken Seite befindet. Auf der Karte befinden sich verschiedene Punkte.
2. Berühren Sie nun im Wechsel mit Ihrem Zeigefinger nacheinander einen der Punkte.
3. Berühren Sie direkt im Anschluss Ihre Nase.
4. Danach deuten Sie wieder auf den gleichen Punkt.
5. Nehmen Sie dann den Arm zur Seite. Gehen Sie so nacheinander alle Punkte für 20 bis 30 Sekunden durch. Achten Sie darauf, dass Sie beide Ziele genau treffen. Nutzen Sie Ihre Augen, um die Punkte zu fixieren. Wiederholen Sie die Übung 2- bis 3-mal, bevor Sie ihr Training beginnen.

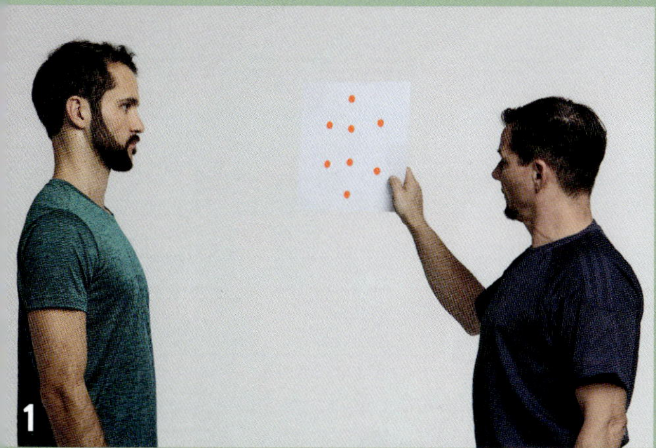
1

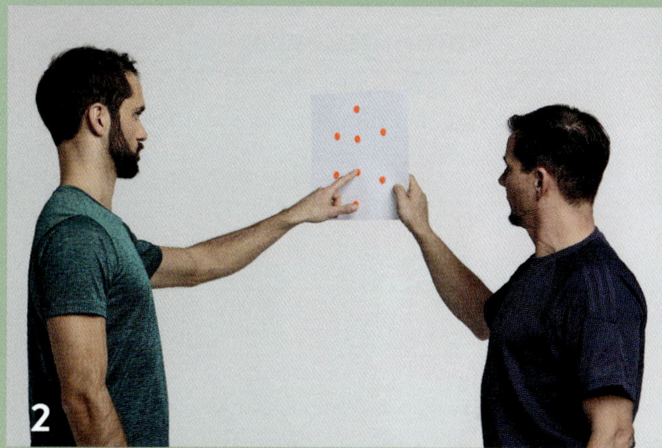
2

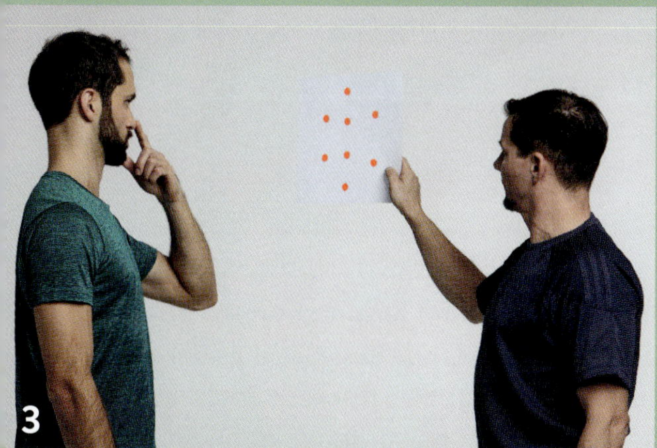
3

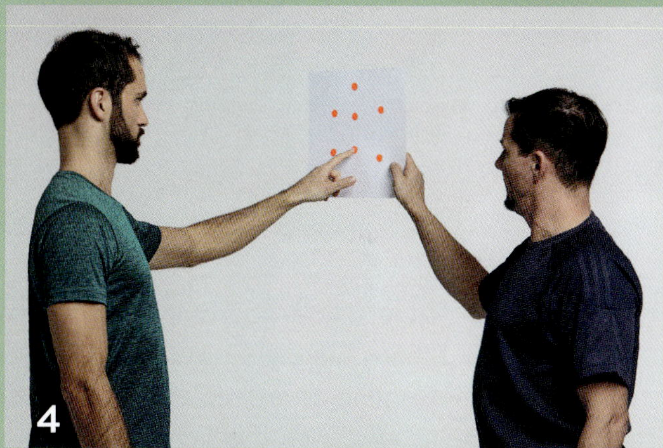
4

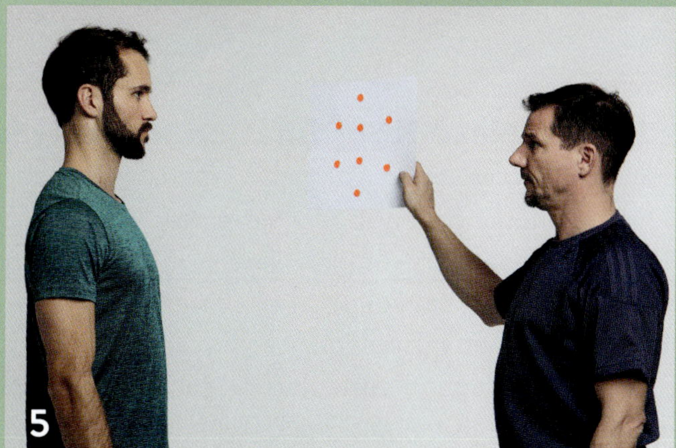
5

▶ Variante 1: Periphere Finger-Nase-Koordination mit Trainingskarte

Material: Trainingskarte

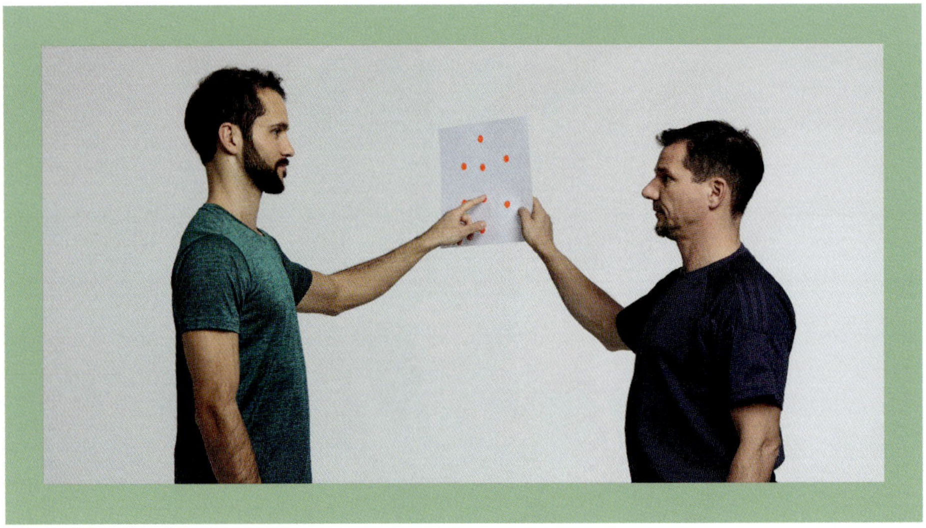

Um die Finger-Nase-Koordination mit Trainingskarte neu und anspruchsvoller zu gestalten, führen Sie die Grundübung von Seite 188/189 aus, nur dass Sie diesmal Ihre Fingerbewegung ohne gezielte visuelle Kontrolle der Augen ausführen. Stattdessen blicken Sie auf etwas, das sich in gerader Linie auf Augenhöhe vor Ihnen befindet, sodass Sie die Punkte auf der Karte nur aus Ihrem peripheren Sichtfeld sehen können.

▶ Variante 2: Finger-Nase-Koordination mit bewegtem Ziel

Für diese Fortgeschrittenenübung benötigen Sie einen Trainingspartner. Sie gehen auch diesmal wie in der Grundübung »Finger-Nase-Koordination mit Trainingskarte« auf Seite 188 beschrieben vor, nur dass diesmal ein Trainingspartner mit seinem Zeigefinger das Ziel bestimmt. Der Trainingspartner bewegt seinen Finger ständig zu einem neuen Ort, sodass Sie Ihre Bewegung stets korrigieren müssen. Wichtig ist, dass Ihr Trainingspartner seinen Finger erst neu platziert, wenn Ihre Armbewegung bereits gestartet ist.

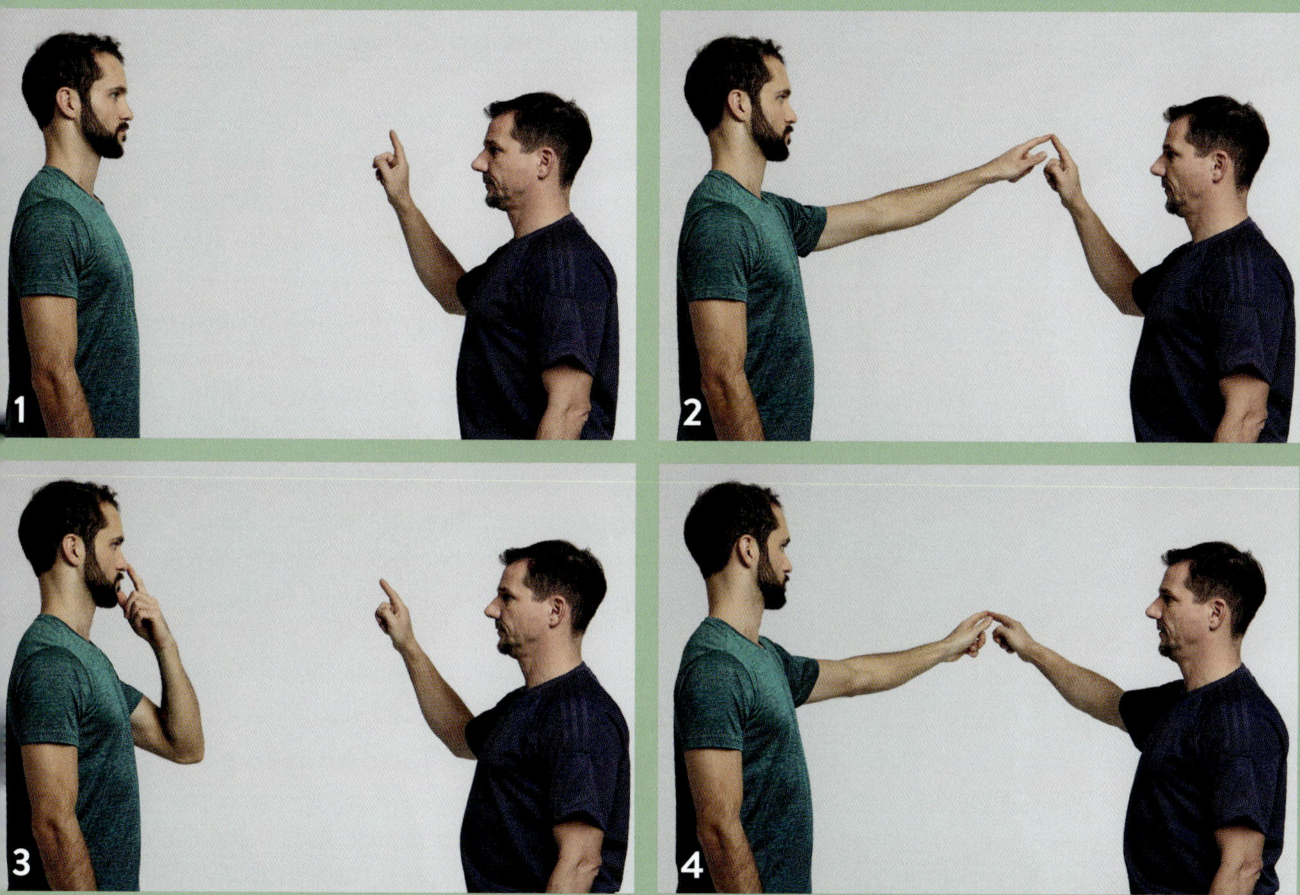

1. Nehmen Sie den neutralen Stand ein, Ihre Wirbelsäule ist lang und entspannt und Ihre Arme hängen locker an Ihrer Seite. Ihr Trainingspartner steht vor Ihnen und gibt Ihnen mit seinem Finger ein visuelles Ziel.
2. Berühren Sie nun mit Ihrem Zeigefinger seinen Finger.
3. Direkt im Anschluss berühren Sie Ihre Nasenspitze.
4. Danach berühren Sie wieder den Finger Ihres Trainingspartners, der sich nun in eine neue Position bewegt hat.

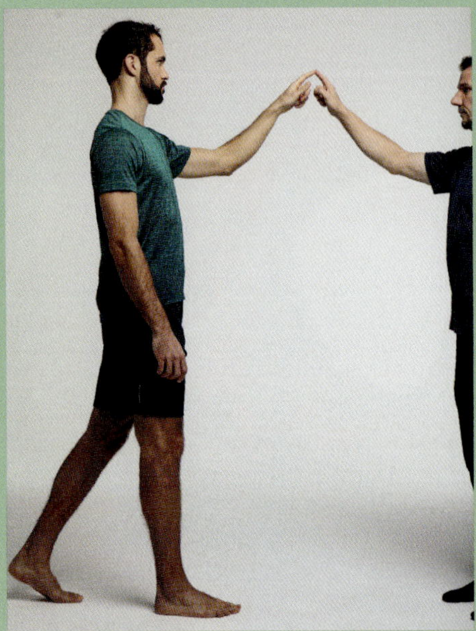

▶ Variante 3: Finger-Nase-Koordination im Gang

Eine besonders effektive Variante ist, die eben vorgestellte Übung »Finger-Nase-Koordination mit bewegtem Ziel« auszuführen, während Sie gehen. Hierbei erhöhen sich die Anforderungen an Ihr Kleinhirn deutlich. Es muss nun vor allem die zusätzlichen Gleichgewichtsinformationen und den propriozeptiven Input, der durch das Gehen entsteht, verarbeiten und seine Bewegung entsprechend anpassen.

Fangen Sie an zu gehen und berühren Sie den Finger des Trainingspartners, Ihre Nase und wieder den (anders platzierten) Finger des Partners. Senken Sie Ihren Arm ab und wiederholen Sie die Übung.

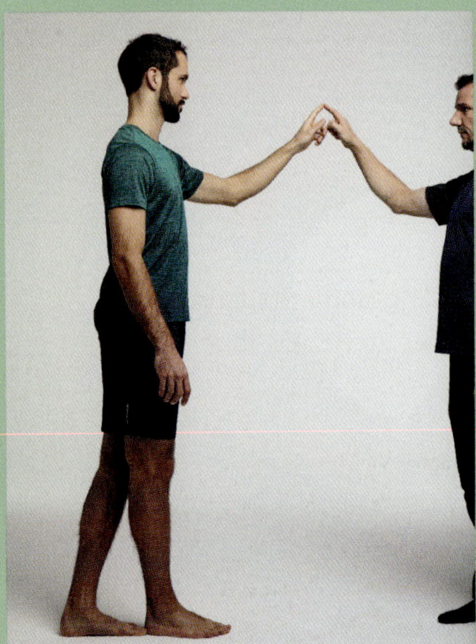

▶ Variante 4: Finger-Nase-Koordination im Tandemgang

Noch anspruchsvoller wird die Übung, wenn Sie den Tandemgang (Kapitel 3, Seite 140/141) ausführen. Hierbei wird Ihr Kleinhirn durch die höhere Anforderung an das Gleichgewichtssystem und an den Vermis besonders stark gefordert. Für diese Variante benötigen Sie ebenfalls einen Trainingspartner.

Beginnen Sie den Tandemgang, indem Sie einen Fuß genau vor den anderen setzen. Berühren Sie dann den Finger des Trainingspartners, Ihre Nase und wieder den Finger des Partners. Senken Sie Ihren Arm ab und wiederholen Sie die Abfolge. Führen Sie den Tandemgang dabei kontinuierlich fort.

▶ Variante 5: Koordination mit Gewichten oder Bändern

Material: Kurzhantel, Kettlebell oder elastisches Gummiband

Eine weitere Möglichkeit, das Grundprinzip der Finger-Nase-Koordination mit bewegtem Ziel auf Seite 190/191 zu nutzen, besteht in der Ausführung mit Gewichten oder Bändern, etwa mit einer Kurzhantel, einer Kettlebell oder einem elastischen Kraftband. Für diese Übung brauchen Sie ebenfalls einen Trainingspartner, der Ihnen ein bewegliches Ziel vorgibt. Diese Variante eignet sich hervorragend als eigenständiger Trainingsinhalt, wenn Sie Ihr Krafttraining gezielt nutzen möchten, um die Funktion Ihres Kleinhirns und des prämotorischen Kortex (Seite 168) zu optimieren. Diese Form des Trainings kann gut Ihr unilaterales Training (Kapitel 7 ab Seite 291) bereichern.

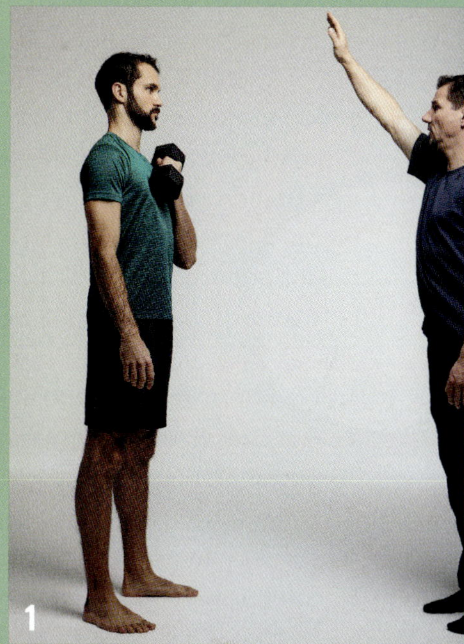
1

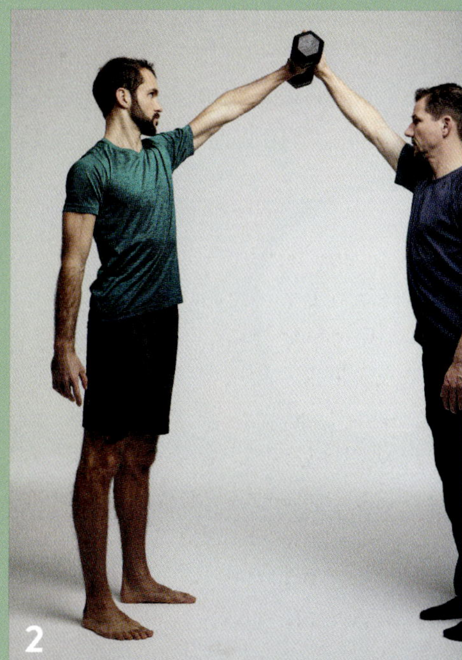
2

1. Nehmen Sie den neutralen Stand ein, Ihre Wirbelsäule ist lang und entspannt. Halten Sie eine Kurzhantel, eine Kettlebell oder ein Gummiband in der Ausgangsposition an Ihrem Körper.
2. Drücken Sie nun das Gewicht genau zur Hand des Trainingspartners und führen Sie es im Anschluss direkt wieder zurück in die Ausgangsposition. Der Trainingspartner wählt für jede Bewegung stets ein neues Ziel, das Sie berühren sollen. Führen Sie die Übung für 20 bis 30 Sekunden aus. Je nach Ziel und Fähigkeit können Sie die Übung 2- bis 5-mal wiederholen.

▶ Fußkoordination mit Trainingspartner

Ihre Arme und Beine sind in unterschiedlichen Bereichen der jeweiligen Gehirnareale abgebildet und dort unterschiedlich stark repräsentiert. Daher ist es ratsam, das Koordinationstraining zur Verbesserung und Aktivierung Ihres Kleinhirns auch gezielt mit den Beinen und Füßen auszuführen. Nutzen Sie dafür das gleiche Prinzip wie bei der Finger-Nase-Koordination, aber führen Sie diese Bewegung jetzt mit dem Fuß aus, wobei Ihr anderer Knöchel die Nase ersetzt. Auch hier sollte Ihr Trainingspartner das Ziel erst ändern, nachdem Sie bereits begonnen haben, Ihren Fuß zu bewegen.

1. Nehmen Sie den neutralen Stand ein, Ihre Wirbelsäule ist lang und entspannt.
2. Aus dieser Ausgangsposition berühren Sie mit einer Fußspitze die Hand des Trainingspartners.
3. Dann führen Sie die Fußspitze an den inneren Knöchel des Standbeins.
4. Direkt danach berühren Sie erneut die Hand des Trainingspartners.
5. Stellen Sie abschließend Ihren Fuß wieder auf den Boden. Wiederholen Sie den gesamten Ablauf für 20 bis 30 Sekunden. Führen Sie diese Übung 2- bis 3-mal hintereinander aus.

Hinweis: Sollten Sie zu Beginn Schwierigkeiten haben, auf einem Bein zu stehen, ist es völlig in Ordnung, sich bei der Übung festzuhalten.

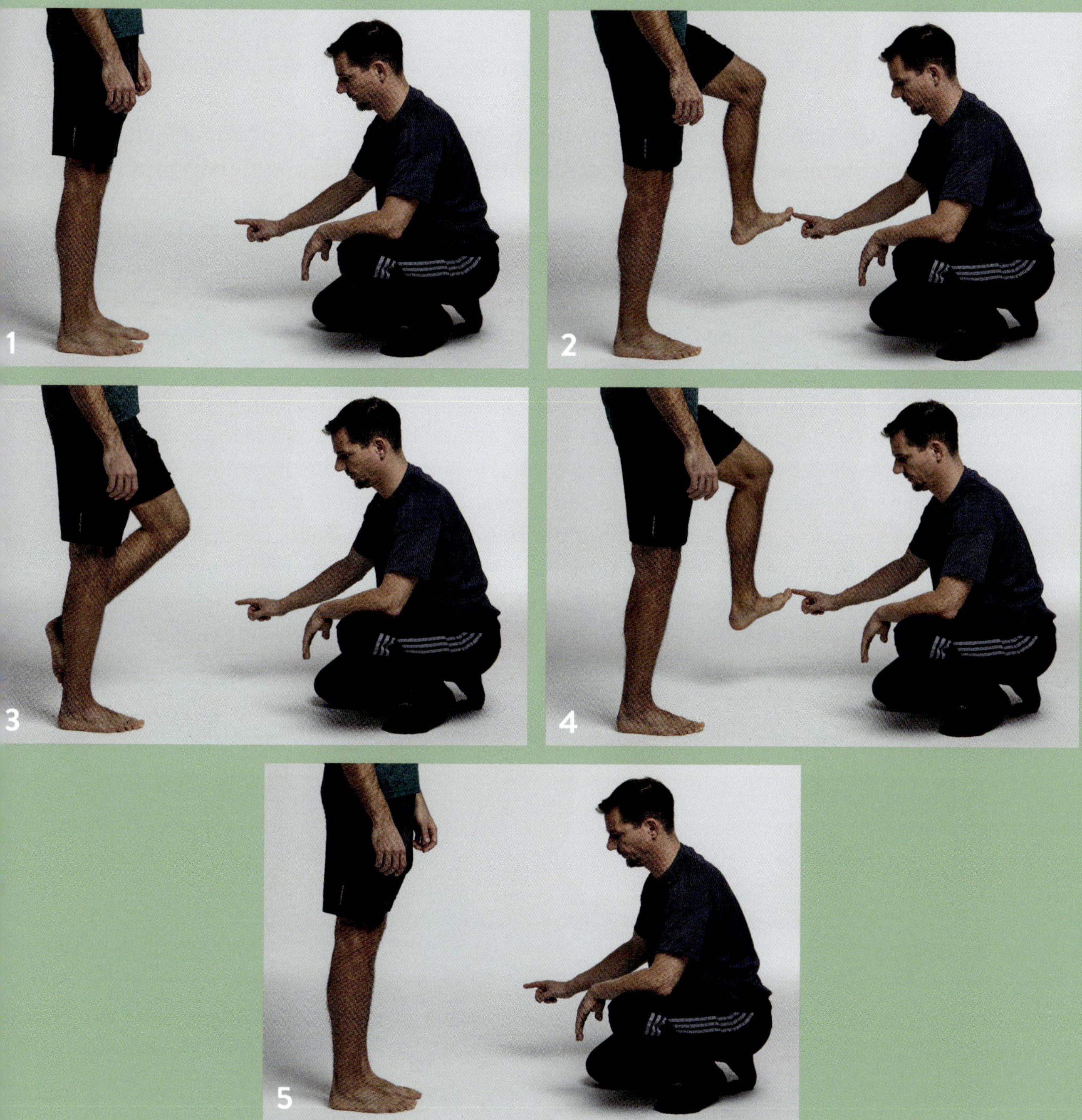
1
2
3
4
5

▶ Achterkreisen mit der Hand

Eine weitere unkomplizierte und effektive Methode, Ihr Kleinhirn zu aktivieren und durch eine bessere Bewegungskoordination mehr muskuläre Spannung zu erzeugen, besteht in der Ausführung komplexer neuartiger Bewegungen. Hierfür eignen sich besonders kreisförmige Bewegungen der Gelenke. Am Beispiel des Achterkreisens mit der Hand wird Ihnen das Prinzip solcher Übungen dargestellt. Nutzen Sie dieses kreativ und variantenreich, um Ihr Training zu optimieren. Erinnern Sie sich? Komplexe Bewegungen sind notwendig, um einen wichtigen Bereich Ihres Frontallappens, den prämotorischen Kortex (Seite 168), zu aktivieren. Dessen Aktivität moduliert die Qualität des Bewegungsprogramms und des Neural Drive mit.

1. Nehmen Sie den neutralen Stand ein und beugen Sie den Ellenbogen so, dass der Unterarm und die Hand parallel zum Boden ausgerichtet sind. Die Hand beschreibt zuerst den äußeren Bogen (vom Körper weg) in einer horizontal liegenden Acht von oben nach unten und im Anschluss den inneren (körpernahen) Bogen, ebenfalls von oben nach unten, aber diesmal zeigt die Handfläche nach oben. Der kleine Finger führt die Bewegung an. Wichtig dabei ist, die Bewegung aus den Handwurzelgelenken heraus auszuführen. Achten Sie darauf, dass die Kurven der Acht nach oben und unten sehr steil »gemalt« werden. Hauptziel ist, alle Gelenke der Hand während der Bewegung maximal zu beugen und zu strecken.
2. Wechseln Sie dann die Bewegungsrichtung. Hierbei führt der Zeigefinger die Hand durch die liegende Acht. Führen Sie die Bewegung 3- bis 5-mal in jede Richtung aus.

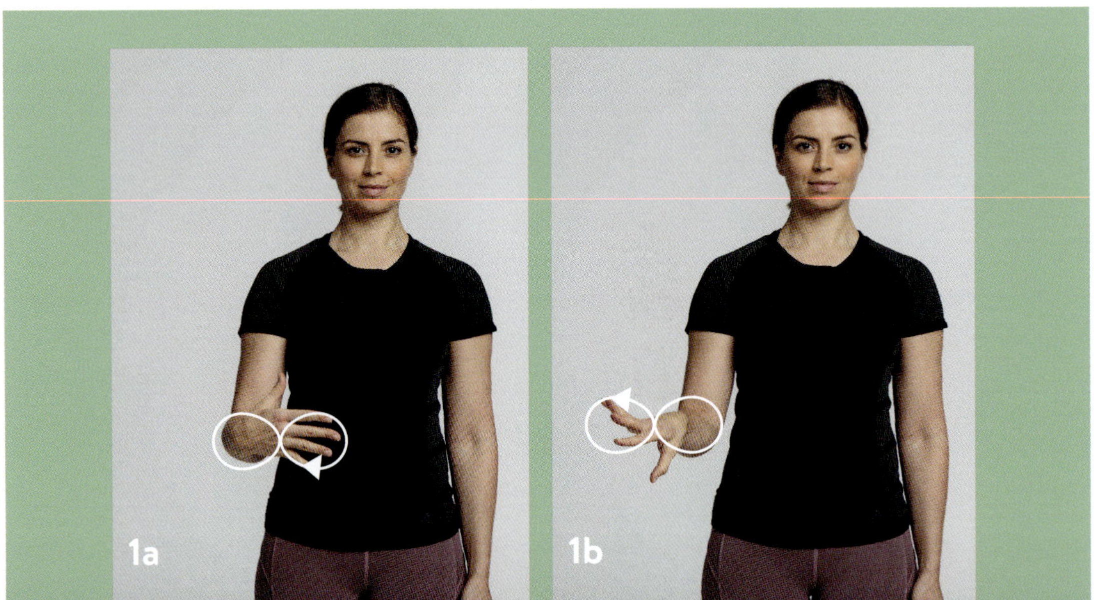

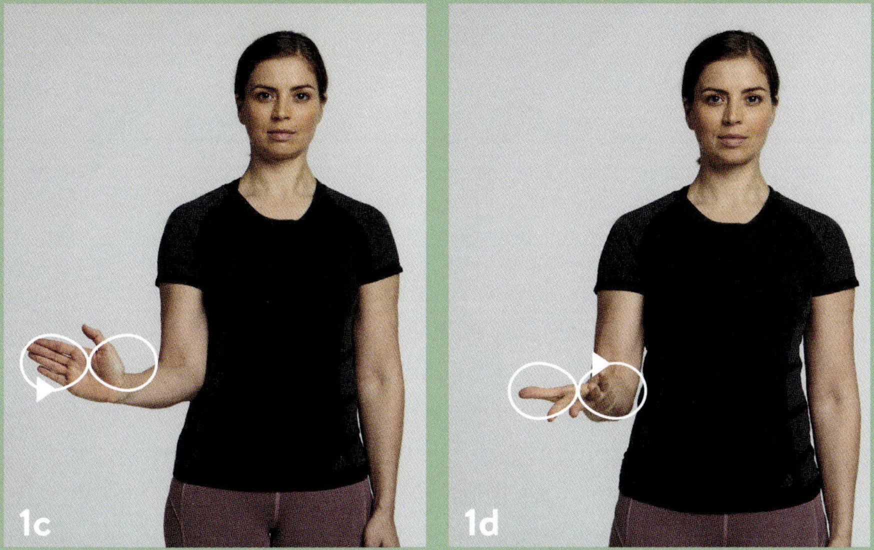
1c
1d

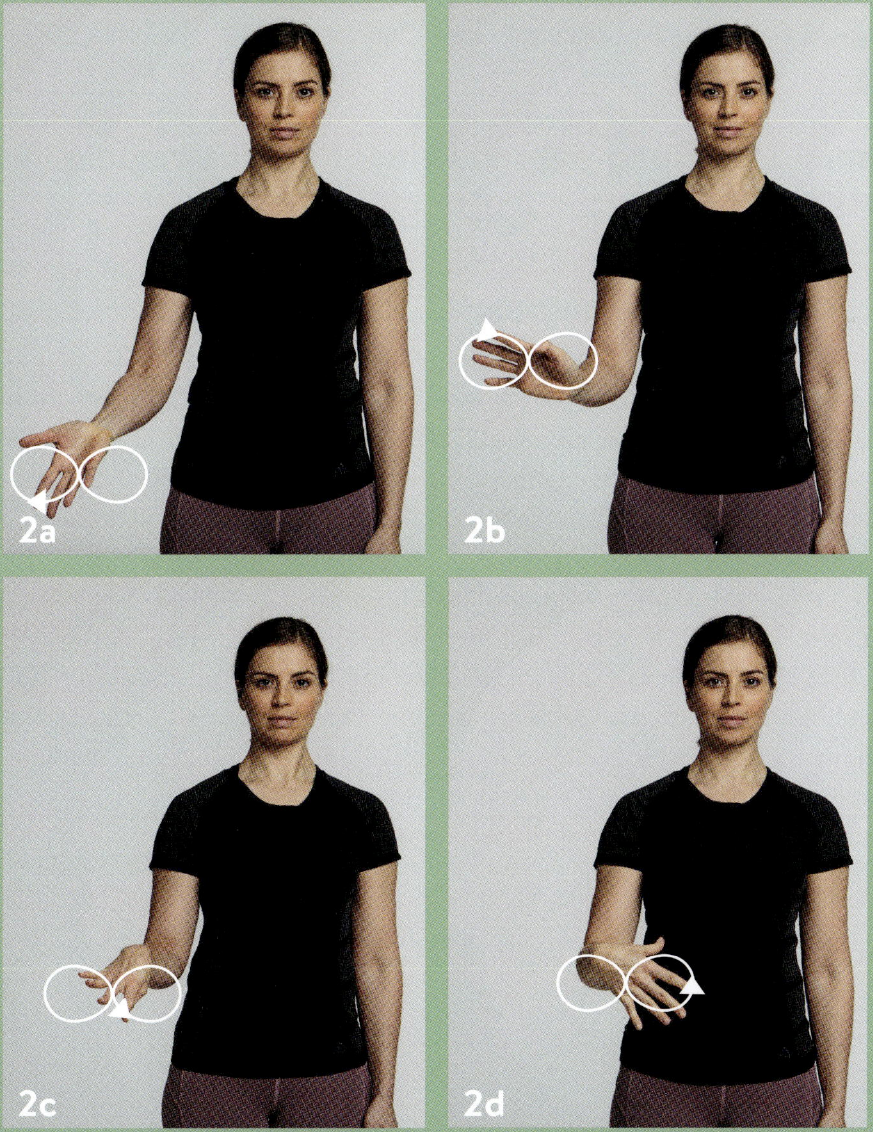
2a
2b
2c
2d

Störung der Zielbewegung

Die nächste Möglichkeit, einfach, aber effektiv die Aktivität ihres Kleinhirns zu verbessern, besteht darin, die Zielbewegung während der Bewegungsausführung leicht zu stören. Diese Störung der Bewegung bedarf direkter Korrekturmaßnahmen. Diese Korrekturmaßnahmen werden über Ihr Kleinhirn veranlasst. Im Folgenden werden Ihnen beispielhafte Möglichkeiten gezeigt. Dieses Stören der Bewegung eignet sich besonders für das direkte Vorbereiten Ihrer Trainingseinheit. Es kann daher gut in das unmittelbare spezifische Aufwärmen integriert werden. Möchten Sie beispielsweise die Schulterpresse mit Ihrem linken Arm verbessern, können Sie genau diese Übung nutzen, indem Sie die Bewegungen Ihres Aufwärmsatzes stören lassen. Hierfür brauchen Sie einen Trainingspartner.

▶ Beispiel 1: Störung während einer Ruderbewegung mit elastischem Band

Material: elastisches Band

1. Nehmen Sie einen schulterbreiten Stand ein und beugen Sie die Beine und die Hüfte etwas, um solide und sicher zu stehen. Ihre Wirbelsäule ist lang und entspannt. Ihr Trainingspartner hält das elastische Kraftband. Sie beginnen die Ruderbewegung aus einer innenrotierten Ausgangsposition, indem Sie über Ihre Schulter und Ihr Ellenbogengelenk Ihren linken Arm nach innen rotieren. Ihre Handfläche zeigt dabei nach außen.
2. Führen Sie nun die Ruderbewegung aus und drehen Sie Ihren Arm hierbei wieder zurück in die neutrale Position neben Ihrem Körper. Während dieser Ruderbewegung stört Ihr Trainingspartner Ihre Bewegung unerwartet, indem er seine Handposition verändert und das Band höher oder tiefer hält oder zur Seite zieht. Diese Störungen können und sollten in den verschiedensten Richtungen erfolgen. Führen Sie diese Übung für 20 bis 30 Sekunden durch. Wählen Sie hierfür eine Intensität, die Sie als leicht bis mittelschwer empfinden.

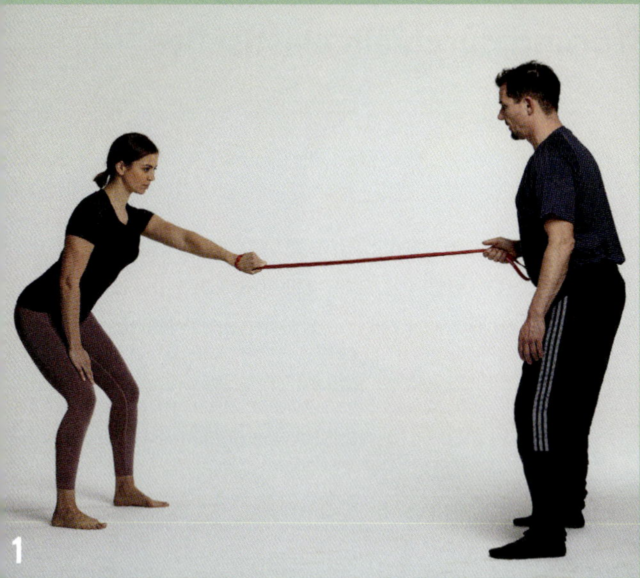

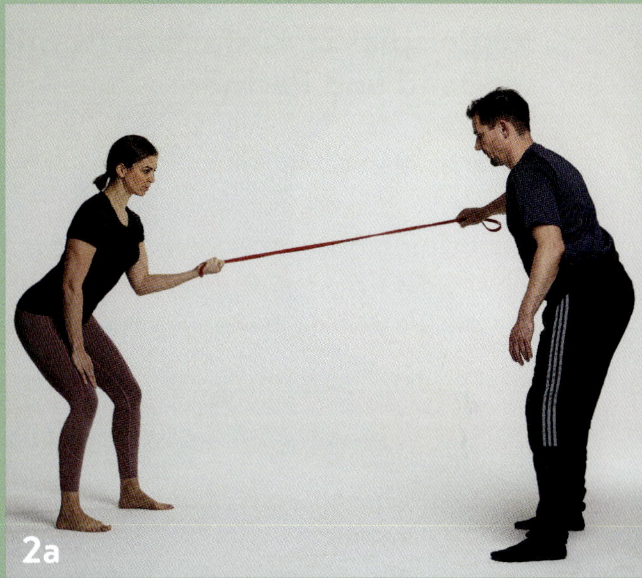

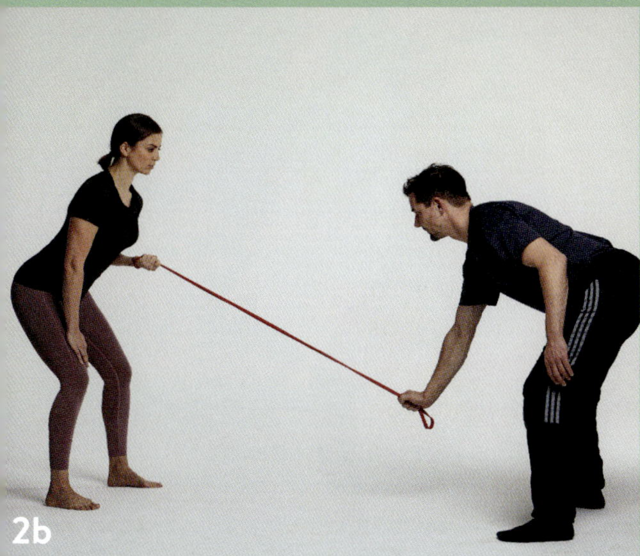

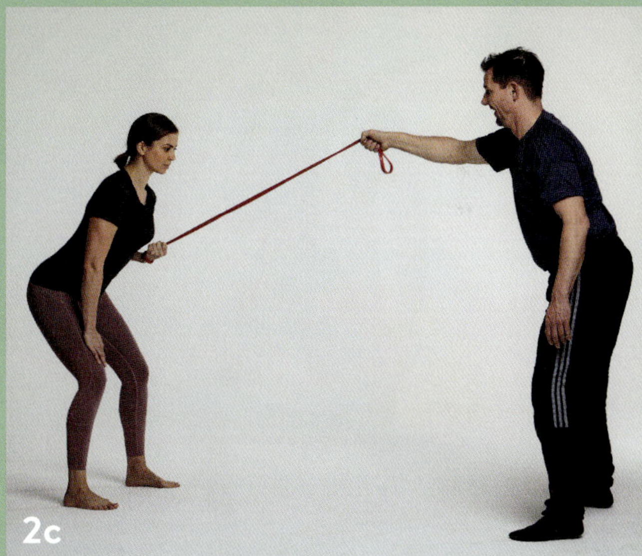

Hinweis: Variieren Sie hin und wieder das Rudern, indem Sie zum Beispiel aus verschiedenen Winkeln und Richtungen arbeiten. Wichtig ist, dass die Störungen nicht zu intensiv sind und Sie Ihre Bewegung immer noch sicher ausführen können. Weniger ist hier oft mehr!

▶ Beispiel 2: Ausfallschritt mit Störung durch ein elastisches Band und Partner

Material: elastisches Band und eine Kurzhantel

Elastische Kraftbänder eignen sich auch gut, die Bewegungen der Beine zu stören. Hierfür wird das Band mit einer Schlaufe am Bein befestigt, sodass Ihr Trainingspartner über den Zug am Bein die Bewegung stört und Ihr Kleinhirn zu Korrekturmaßnahmen zwingt.

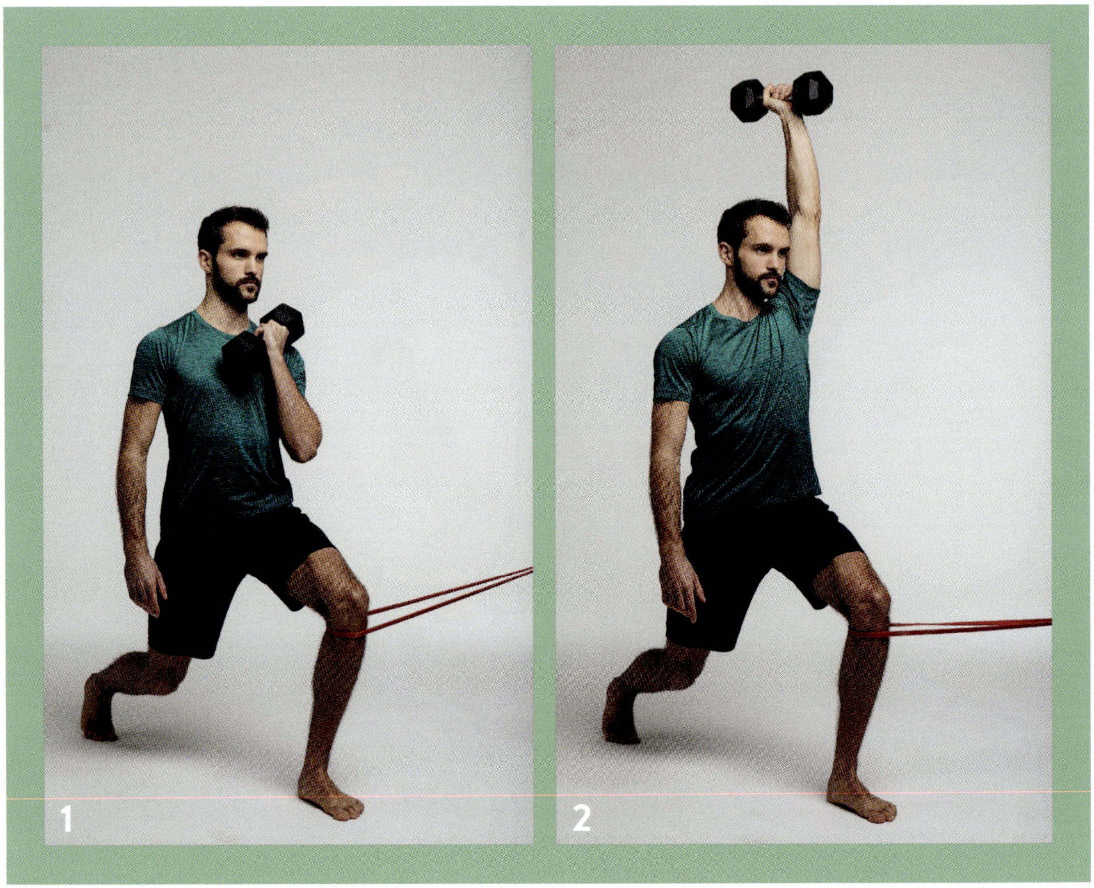

1. Legen Sie ein elastisches Band unterhalb eines Knies um den Unterschenkel. Ihr Partner hält das andere Ende des Bands in seiner Hand. Nehmen Sie den neutralen Stand ein und gehen Sie in eine Ausfallschrittposition. Ihre Wirbelsäule ist lang

und entspannt. Die Hand der Körperseite, auf der das Band befestigt ist, hält die Kurzhantel nah am Körper.

2. Führen Sie nun die Übung aus, indem Sie die Hantel über den Kopf drücken. Ihr Trainingspartner stört dabei Ihre Bewegung, indem er über das elastische Kraftband Zug auf Ihr Bein ausübt. Der Zug kann dauerhaft oder in kürzeren Impulsen und aus den unterschiedlichen Winkeln erfolgen. Führen Sie diese Übung für 20 bis 30 Sekunden durch. Wählen Sie hierfür eine Intensität, die Sie als leicht bis mittelschwer empfinden.

▶ Beispiel 3: Schulterpresse mit Störung durch einen Partner

Material: Kettlebell

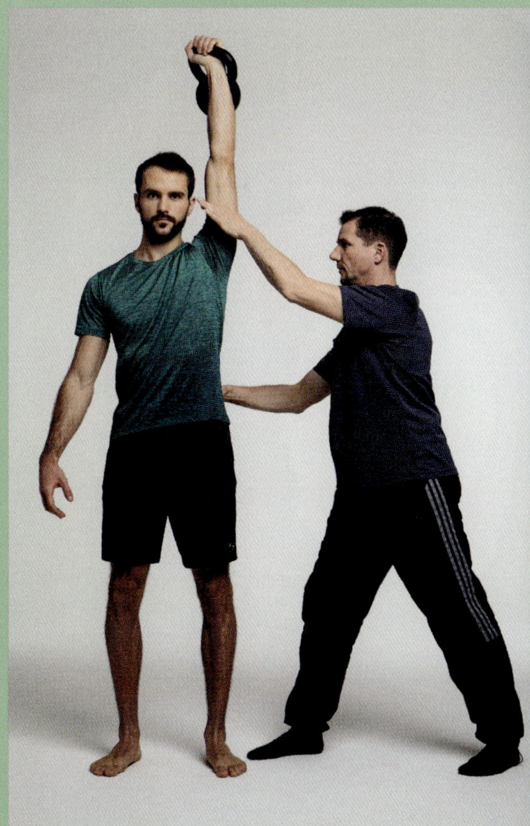

Das Prinzip der »Störung« können Sie auch über direkten Kontakt durch den Trainingspartner ausführen. Wichtig ist, die Bewegung nur leicht zu stören, sodass die Situation immer sicher bleibt. Bedenken Sie, dass unter Last die Hebelwirkung größer ist.

Nehmen Sie den neutralen Stand ein, Ihre Wirbelsäule ist lang und locker, die Kettlebell befindet sich in der Ausgangsposition. Ihr Trainingspartner steht hinter Ihnen, sodass Sie nicht erkennen können, welche Störung als Nächstes erfolgt. Sie beginnen nun, die Schulterpresse über Kopf auszuführen. Ihr Trainingspartner stört Ihre Bewegung, indem er Ihren Arm zum Beispiel leicht nach vorn auslenkt. Die Störungen können auf unterschiedliche Weise erfolgen. Es ist ein permanenter Druck ebenso möglich wie leichte Stöße aus verschiedenen Richtungen. Wichtig ist, dass Ihr Partner immer mit Bedacht handelt.

▶ Beispiel 4: Schulterpresse mit Störung durch Perturbation

Material: Kurzhantel

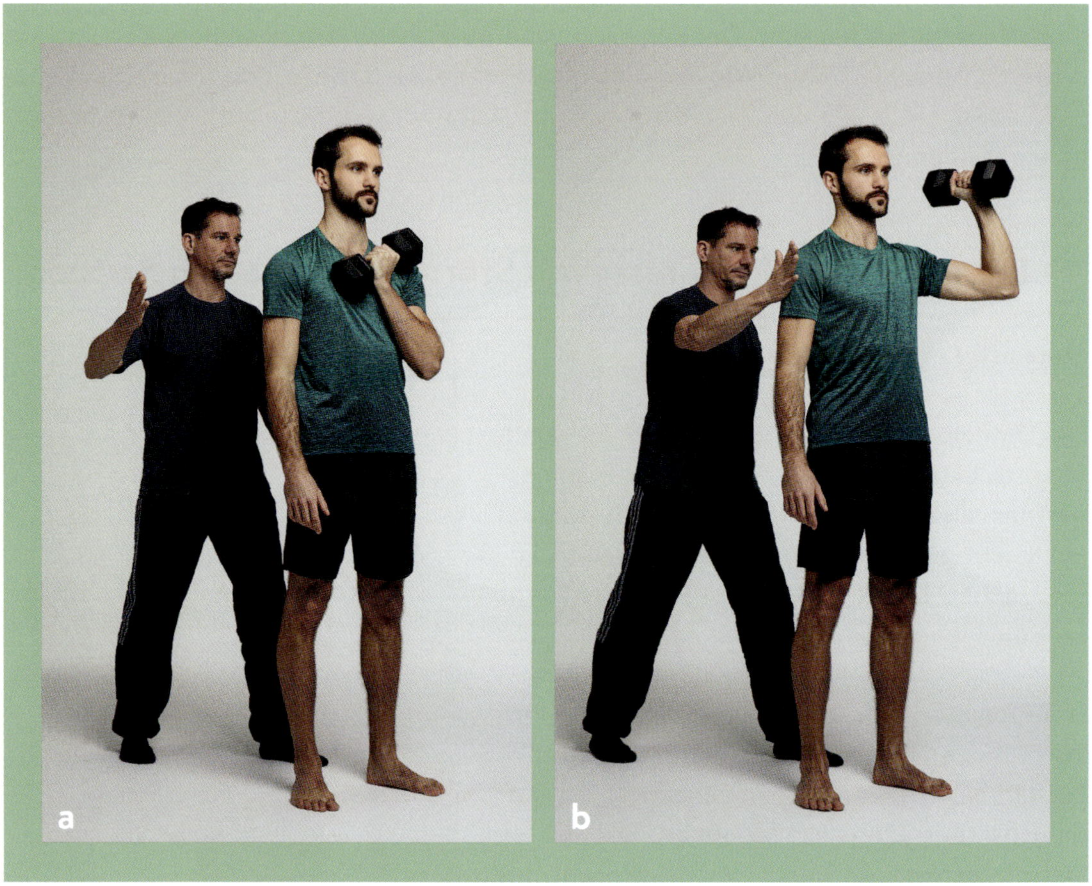

Die Bewegung kann auch durch Perturbation, also kleine Schubser gegen Ihren Rumpf, gestört werden.

Trainingsempfehlungen zur Verbesserung der willkürlichen Bewegung

Die verschiedenen Komponenten, die an der Qualität der willkürlichen Bewegung beteiligt sind, sollten hauptsächlich zur unmittelbaren Vorbereitung Ihres Trainings genutzt werden. Es gibt jedoch auch hier weitere Möglichkeiten, die positiven Effekte der verschiedenen Komponenten der willkürlichen Bewegung in Ihr Krafttraining einzubinden.

- Empfehlenswert ist wie immer ein langfristiger, nachhaltiger Aufbau der Systeme.
- Das Hauptaugenmerk liegt, wie erwähnt, darauf, die Effekte der Aktivierung zur unmittelbaren Vorbereitung des Trainings zu nutzen.
- Und schließlich können Sie einzelne Übungen zur Unterstützung spezifischer Anforderungen von Trainingsinhalten einsetzen.

Jede der Komponenten ist in der Lage, Ihre Fähigkeit, Kraft zu erzeugen, direkt zu verbessern. Hier müssen Sie nach und nach herausfinden, welche der Komponenten bei Ihnen das beste Resultat liefert.

Grundlegender Aufbau

Grundsätzlich ist es nicht möglich, die verschiedenen Komponenten, die den Neural Drive beeinflussen, zu trennen, da sie in einer neuronalen Bewegungsschleife miteinander in Wechselbeziehung stehen. Dies bedeutet, dass Sie, sobald Sie eine Komponente verbessern, auch immer die anderen Komponenten positiv beeinflussen. Hier erzielen besonders die Übungen, die Ihren Frontallappen (Seite 167–169) und Ihr Kleinhirn (Seite 187–202) aktivieren, die nachhaltigsten Wirkungen. Daher empfiehlt sich ein grundlegender Aufbau dieser beiden Bereiche. Um eine nachhaltige Verbesserung zu bewirken, sollten Sie täglich 15 bis 20 Minuten investieren. Nutzen Sie dazu die Übungen, bei denen Sie ein positives Assessment hatten, und nehmen Sie sich Zeit, vor allem die Seiten aufzubauen, bei denen sich mehr Schwierigkeiten gezeigt haben.

Unmittelbare Vorbereitung vor der Trainingseinheit

Sowohl der Frontallappen als auch das Kleinhirn eignen sich gut für eine unmittelbare Vorbereitung des Trainings. Nutzen Sie immer Übungen, bei denen Sie ein positives Assessment hatten, und integrieren Sie jeweils einen bis drei Aspekte entweder für

2 bis 3 Minuten in das allgemeine Aufwärmen oder für 20 bis 30 Sekunden als unmittelbare Vorbereitung der Trainingsinhalte.

Ebenso wie der Frontallappen und das Kleinhirn eignet sich auch eine Aktivierung der anderen Komponenten – der Basalganglien (Seite 171–174), des Thalamus (Seite 176–181) und des Parietallappens (Seite 169–171) – hervorragend, um das Training der willkürlichen Bewegung vorzubereiten. Die Praxiserfahrung zeigt, dass sich neben einer kurzen Aktivierung des Frontallappens und des Kleinhirns vor allem das sensorische Vorbereiten zur Aktivierung des Parietallappens und des Thalamus hervorragend eignet, um die muskuläre Spannung im Training zu verbessern.

- Hierbei eignen sich Übungen für den **Frontallappen** und den **Parietallappen** besonders, wenn es Ihnen allgemein schwerfällt, viel Spannung zu erzeugen.
- Das Aktivieren des **Kleinhirns** (in Kombination mit dem Gleichgewicht) eignet sich besonders, wenn Ihre Übungen nicht sehr fließend oder technisch unsauber sind.
- Ein Fokussieren auf die **Basalganglien** bietet sich an, wenn ungewollte Bewegungselemente während einer technischen Ausführung zu sehen sind. Hier können meist bestimmte Bewegungen nicht adäquat von den Basalganglien gehemmt werden. Zusätzlich ist es empfehlenswert, die Basalganglien zu aktivieren, wenn Sie eine Bewegung neu erlernen oder umlernen müssen.
- Das bewusste Ansteuern des **Thalamus** eignet sich, um langwierige technische Schwierigkeiten, die trotz intensiver Technikarbeit noch vorhanden sind, zu verbessern. Es ist zudem empfehlenswert, zusätzlich eine Aktivierung der Basalganglien zu nutzen.

Ich empfehle Ihnen, immer in der unmittelbaren Vorbereitung für Ihr Training Ihre Medulla zu aktivieren. Diese verbessert die Verarbeitung sensorischer Informationen und hat weiterhin großen Einfluss auf die Qualität der Übermittlung des Bewegungsprogramms zum Kleinhirn als auch des Programms selbst, das zum Muskel gesandt wird. Übungen hierzu finden Sie in Kapitel 3 auf den Seiten 133 bis 135.

Für das Training der linken Körperseite nutzen Sie die Übungen zur Aktivierung des linken Kleinhirns und der linken Medulla sowie Übungen für den rechten Frontal- und Parietallappen, die rechten Basalganglien und den rechten Thalamus. Umgekehrt nutzen Sie für das Training der rechten Körperseite sowohl Übungen für das rechte Kleinhirn und die rechte Medulla als auch Übungen für den linken Frontallappen, den linken Parietallappen, die linken Basalganglien und den linken Thalamus.

Bei bilateralen Übungen, bei denen Sie beide Körperseiten synchron koordinieren müssen, ist es empfehlenswert, neben den supplementär-motorischen Arealen des Frontallappens jeweils auch dasjenige Kleinhirn und denjenigen Frontallappen zu aktivieren, bei dem sich in den Tests die größeren Schwierigkeiten ergaben. Mehr zum bilateralen Training finden Sie in Kapitel 7 ab Seite 302.

Trainingsempfehlungen zur Verbesserung der willkürlichen Bewegung		
Bilaterale Bewegungen	**Bewegungen mit rechts**	**Bewegungen mit links**
• SMA aktivieren (Kapitel 8) • den Frontallappen aktivieren, der größere Defizite zeigt • das Kleinhirn aktivieren, das größere Defizite zeigt	• linken Frontallappen aktivieren • linken Parietallappen aktivieren • linken Thalamus aktivieren • linke Basalganglien aktivieren • rechte Medulla aktivieren • rechtes Kleinhirn aktivieren	• rechten Frontallappen aktivieren • rechten Parietallappen aktivieren • rechten Thalamus aktivieren • rechte Basalganglien aktivieren • linke Medulla aktivieren • linkes Kleinhirn aktivieren

Techniktraining und das Erlernen neuer Übungen

Um neue Übungen und Techniken zu erlernen und alte (fehlerhafte) Bewegungstechniken umzustrukturieren und zu optimieren, empfiehlt es sich, folgende Bereiche in die Vorbereitung des Trainings zu integrieren: das Kleinhirn, die Basalganglien und besonders den Thalamus. Stichwort Recognise-App. Alle drei Komponenten haben großen Einfluss auf die Qualität des Bewegungslernens.

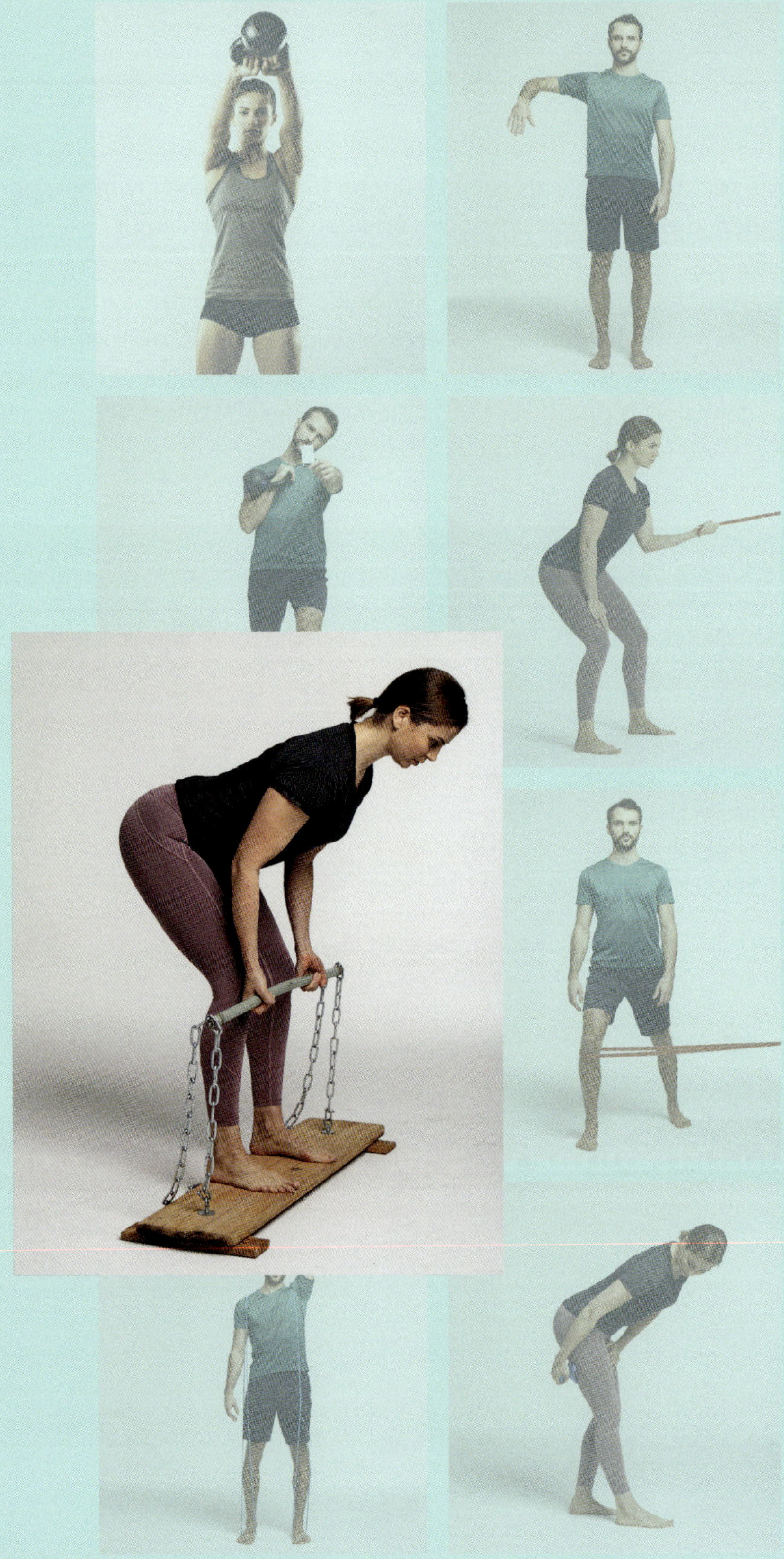

5

Isometrie – die Kunst, Spannung zu erzeugen

Bessere Kontraktionskarten schaffen

Kraft ist die Fähigkeit des Gehirns, im Muskel Spannung zu erzeugen. In den vorangegangenen Kapiteln haben Sie gesehen, wie man die neuronalen Rahmenbedingungen so verbessert, dass Ihr Gehirn optimale muskuläre Spannungen erzeugen kann. In diesem Kapitel geht es nun darum, die Kontraktionsfähigkeit im Muskel selbst zu optimieren. Kurz zur Erinnerung, was dabei besonders im Blick sein sollte.

Ausgangspunkt ist der Sachverhalt, dass Ihr Gehirn zu jeder Millisekunde unzählige Signale aus den verschiedenen Bereichen des Körpers bekommt. Diese Informationen dienen dazu, die körperliche Situation in Bezug zur nächsten Handlung einschätzen und regulieren zu können. Hierfür erstellt das Gehirn eine innere dreidimensionale Repräsentation des eigenen Körpers und der eigenen Bewegung. Diese Repräsentation ist abhängig von der Qualität und Quantität der eingehenden Signale der jeweiligen Strukturen. Fehlen Informationen aus einem Bereich oder sind diese unzureichend, ist der jeweilige Bereich lückenhaft dargestellt – dies gilt auch für die Repräsentation Ihrer Muskeln. Denn Ihr Gehirn besitzt quasi auch eine dreidimensionale Landkarte Ihrer Muskulatur, die sich über die qualitativen und quantitativen Informationen aus den Muskeln ständig neu moduliert und anpasst. Besonders wichtig sind die Informationen, die durch Kontraktionen hervorgerufen werden. Ist diese Kontraktionsfähigkeit lokal eingeschränkt, hat dies starke Auswirkungen auf die Vorhersehbarkeit einer jeden Bewegung, in die der Muskel involviert ist. Es sind sozusagen »blinde Flecken« innerhalb des Muskels.

So verrückt sich dies zunächst einmal anhören mag: Eine Grundlage des neurozentrierten Krafttrainings besteht nun eben darin, bessere kortikale Kontraktionskarten zu erschaffen. Tatsächlich haben die meisten Sportler dies nie wirklich gelernt und erarbeitet. Es ist aus diesem Grund sinnvoll, zuerst richtig kontrahieren zu lernen, um später eine optimale Funktionalität der Muskulatur und bestmögliche Resultate im Krafttraining zu erzielen. Im Allgemeinen ist es so, dass die Geräte und die Übungen, die Sie nutzen, darüber entscheiden, wie die Kontraktion im Muskel verläuft. Jede Hantel, jedes Gerät und jede Übung verlangt in einer sehr spezifischen Weise, wie Ihre Muskulatur kontrahieren muss. Manche Muskelbereiche müssen beispielsweise die Hantel stabilisieren, andere die Bewegung dagegen ausführen und so weiter. So bestimmt das Equipment die spezifische Form und Funktionalität Ihrer Muskulatur.

Es wird viel zu wenig Zeit damit verbracht, die Kontraktion an sich zuerst zu trainieren, bevor man sie im zweiten Schritt in Kraftübungen umsetzt. Schaut man sich eine Muskelkontraktion genauer an, so zeigt sich, dass es meist keine organisierte und gleichmäßig progressive Kontraktion gibt. Stattdessen läuft die Kontraktion relativ unorganisiert ab und manche Bereiche werden kaum angesteuert. In der Praxis zeigt sich, dass auch bei gut trainierten Sportlern oft ganze Muskelbereiche nicht in der Lage sind, sich optimal, geschweige denn maximal am Kontraktionsvorgang zu beteiligen. Die einfachste und schonendste Methode, um zu überprüfen, ob der Muskel kontrahieren kann, sind isometrische Kontraktionen. Zudem schaffen sie gleichzeitig optimale Voraussetzungen, um viel muskuläre Spannung zu erzeugen.

Lernen Sie zu kontrahieren

Es ist ein recht einfacher Grundsatz: Es kann keine maximale Spannung erzeugt werden, wenn diese nicht spezifisch trainiert wurde. Das geeignetste Mittel stellt hierbei isometrisches Arbeiten gegen unüberwindliche Widerstände dar. Denn über diese Methode kann extrem viel Spannung erzeugt werden, ohne dass ein großes Verletzungsrisiko zum Beispiel durch hohe Lasten gegeben ist. Um möglichst viele motorische Einheiten zu involvieren, sollte der Fokus stets nach innen gerichtet sein: auf das Gefühl der Spannung im Muskel. Wichtige Fragen, die sich hier auftun, sind: Sind Sie überhaupt in der Lage, viel Spannung gezielt in einem Muskel zu erzeugen? Wie fühlt es sich an, in einem Muskel Spannung oder gar maximale Spannung zu erzeugen? Und wenn der Muskel hohe Spannung erzeugt, stellt sich die nächste Frage: Sind alle kontraktilen Einheiten hier involviert oder gibt es Bereiche, die nicht optimal mitarbeiten?

Um das Kontrahieren zu lernen, ist es von Bedeutung, die Spannung direkt im Muskel zu spüren und zu erzeugen. Meist ist der Fokus auf den Widerstand gerichtet und nicht auf den Muskel, der gegen den Widerstand Spannung produziert. Um eine optimale Vorhersehbarkeit zu haben, ist es überdies auch wichtig, die muskuläre Spannung aus jeder Muskelposition erzeugen zu können. Allerdings sind vor allem die jeweiligen Endpositionen der maximalen Verlängerung und maximalen Verkürzung des Muskels schwer zu trainieren. In beiden Positionen finden sich schlechte mechanische und physiologische Bedingungen für das Erzeugen von Spannungen – und genau in diesen ist das Risiko von Verletzungen besonders hoch. Daher bietet es sich an, die isometrische Kontraktion aus drei Positionen heraus zu trainieren:

- In der Dehnposition des Muskels
- In der Zwischenposition bei halber Bewegung
- In der maximalen Verkürzung

Im Krafttraining ist es häufig der Fall, dass das Erzeugen von Spannung nur in Bereichen trainiert wird, die gute Kontraktionsbedingungen bieten. Die hier vorgestellte Herangehensweise ermöglicht jedoch nicht nur muskuläre Spannung in potenziell gefährlichen Positionen, sondern schult zudem auch die Eigenwahrnehmung. Sie bekommen ein direktes Feedback und lernen hierdurch schnell Strategien und Wege, den Muskel kontrahieren zu lassen. Die Übungen haben einen selbstkorrigierenden Charakter.

Im Folgenden wird Ihnen eine Auswahl repräsentativer Muskeln gezeigt, anhand derer Sie das Grundprinzip der Herangehensweise kennenlernen. Dieses Prinzip lässt sich auf weitere Muskeln ausweiten und anwenden. Zusätzlich finden Sie Beispiele, wie Sie das isometrische Training auch bei komplexeren Bewegungen und zur sportspezifischen Technikschulung anwenden können.

Konzentrische und exzentrische Muskelarbeit

Bevor Sie mit dem isometrischen Training beginnen, sollte Sie in der Lage sein, sowohl konzentrische als auch exzentrische isometrische Muskelarbeit unterscheiden und ausführen zu können. Konzentrische Muskelarbeit bedeutet dabei überwindende Muskelarbeit, exzentrische Muskelarbeit meint abbremsende.

In den meisten Fällen wird isometrische Muskelarbeit intuitiv konzentrisch ausgeführt, was bedeutet, Sie arbeiten aktiv haltend gegen die wirkende Kraft. Obwohl sich die Länge des Muskels nicht sichtbar verändert, ist seine Kontraktionsform dabei konzentrisch. Sie sollten jedoch immer in der Lage sein, beide Arten der isometrischen Kontraktion auszuführen. Die meisten Verletzungen ereignen sich innerhalb exzentrischer Muskelkontraktionsformen. Auf die Isometrie bezogen, wäre eine exzentrische Kontraktion, wenn Sie die wirkende Kraft »nur« halten, also versuchen, der Kraft nicht nachzugeben. Sie arbeiten jedoch nicht aktiv gegen sie. Es ist empfehlenswert, sich ausgiebig mit den beiden Möglichkeiten isometrischer Kontraktionen zu beschäftigen. Es erhöht Ihre Kontraktionsvariabilität immens und gibt dem Gehirn durch mehr kontraktile Verfügbarkeit einen höheren Grad an Sicherheit.

Um diese wichtige Unterscheidung bei der isometrischen Muskelarbeit zu lernen, sollten Sie mit einer Muskelgruppe beginnen, die Sie gut fühlen und im Allgemeinen gut kontrollieren können. Erst dann wechseln Sie zu Muskeln, bei denen Sie weniger Erfahrung haben. Ein guter Startpunkt ist der Armbeuger, der Bizeps.

▶ Erlernen konzentrischer und exzentrischer Muskelkontraktionen

Nehmen Sie den neutralen Stand ein, Ihre Wirbelsäule ist lang und locker. Beugen Sie Ihren Arm um 90 Grad. Aus dieser Position übt Ihr Trainingspartner nun Kraft gegen den Bizeps aus, indem er versucht, Ihren rechten Unterarm nach unten zu ziehen. Mit der linken Hand fixiert er Ihren Ellenbogen. Die Spannung sollte zunächst langsam aufgebaut werden.

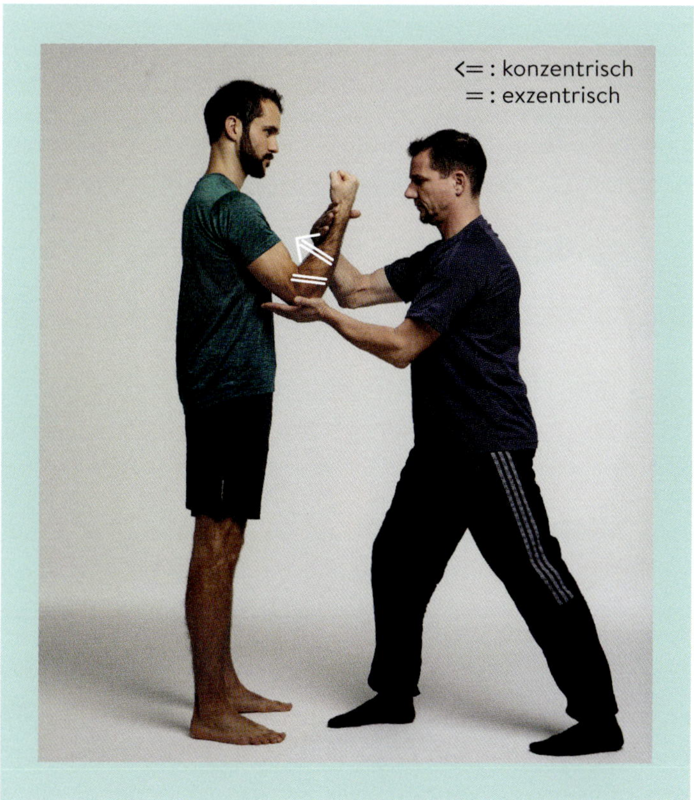

Zuerst sollten Sie wahrnehmen, wie sich die Muskelkontraktion anfühlt, wenn Sie aktiv gegen die Kraft des Trainingspartners arbeiten. Fühlen Sie für ein bis drei Durchgänge in diese konzentrische Kontraktion und wechseln Sie dann zur exzentrischen Muskelarbeit. Versuchen Sie nun, der Kraft entgegenzuwirken. Sie lassen sich nicht aus Ihrer Position herausziehen, arbeiten jedoch auch nicht aktiv dagegen. Diese isometrische Kontraktionsform bedarf einiger Übung, bis man sie gut erfühlen und ausführen kann. Nehmen Sie sich Zeit dafür!

Hinweis: Es ist völlig normal und erwünscht, dass zu Beginn Ihres isometrischen Trainings Ihr Muskel schnell zu zittern beginnt. Das geschieht immer, wenn Ihr Gehirn versucht, über Koordinationsprozesse eine optimale Rekrutierung und Synchronisierung der motorischen Einheiten zu gewährleisten. Je besser Sie werden und je mehr Sie die Komponenten der willkürlichen Bewegung (Kapitel 4, Seite 166–205) in Ihr Training einbringen, desto schneller und effizienter laufen diese Koordinationsprozesse ab.

Konzentrisch und exzentrisch trainieren

Um die Basiskontraktionen zu erlernen, werden Ihnen zunächst einmal Methoden gezeigt, mit denen Sie allein für sich Isometrie trainieren können. Sie brauchen dazu lediglich einfache Hilfsmittel. Verwenden Sie die Bänder so wie in den Übungen angegeben, führt das jedoch dazu, dass Sie ausschließlich konzentrisch arbeiten. Für das Erlernen der exzentrischen isometrischen Haltearbeit brauchen Sie eine Kraft, die aktiv auf Sie einwirkt. In diesen Fällen ist dann ein Trainingspartner vonnöten. Die meisten der folgenden Übungen können Sie auch mit einem Trainingspartner umsetzen - dieser übt dann aktiven Zug über das Band oder direkt aus. Beide Kontraktionsformen separat darzustellen, würde den Rahmen dieses Buches bei Weitem sprengen.

Isometrie als Feedback der Kontraktionsfähigkeit

Isometrische Kontraktionen eignen sich hervorragend als Feedbacksystem für die Kontraktionsfähigkeit. Nutzen Sie isometrische Kontraktionen zur Wahrnehmung, ob beziehungsweise inwiefern Sie in der Lage sind, Ihre Muskulatur innerhalb verschiedener Positionen kontrahieren zu können. Das Prinzip ist denkbar einfach: Sie nehmen eine gegebene Position ein und lassen aus dieser Ihren Muskel gegen einen konstanten unüberwindbaren Widerstand kontrahieren. Achten Sie darauf, wie leicht beziehungsweise wie schwer es Ihnen fällt, den gesamten Muskel mit all seinen Anteilen anzuspannen.

Es gibt selbstverständlich Gelenkpositionen, aus denen es schwieriger ist zu kontrahieren. Sie sollten jedoch in der Lage sein, unabhängig von der Ausgangsposition Ihren Muskel ansteuern zu können. Sie werden sehen, dass Ihr Gehirn anfangs oft große Schwierigkeiten hat, einen Muskel mit allen Anteilen unter Spannung zu setzen. Die regelmäßige Praxis zeigt, dass verschiedene Muskelanteile innerhalb eines Muskels kaum oder nur unzureichend an dem Kontraktionsvorgang beteiligt sind, während die direkt umgebenden Bereiche normal kontrahieren können.

Nachdem Sie Ihre Fähigkeit verbessert haben, einen Muskel global in den verschiedenen Positionen unter Spannung setzen zu können, sollten Sie sich daher den Bereichen innerhalb des Muskels widmen, die schwierig anzusteuern sind. Es benötigt oft einige Zeit, bis Sie in der Lage sind, diese nicht am Kontraktionsvorgang beteiligten Bereiche wieder in die Kontraktion zu integrieren. Verzweifeln Sie nicht und versuchen Sie nicht, es zu erzwingen – es funktioniert nicht mit Gewalt.

Der gesamte Bewegungsumfang zählt

Wie einleitend erwähnt, ist es von entscheidender Bedeutung, dass Sie die Fähigkeit entwickeln, Ihre Muskeln über den gesamten Bewegungsumfang maximal zu kontrahieren. Das heißt, Sie trainieren den Muskel erstens in der Dehnposition bei maximaler Länge, zweitens, wenn er ungefähr den halben Kontraktionsweg einnimmt, und drittens in der Endposition, wenn er maximal verkürzt ist. Es ist aus einer neuronalen Perspektive jedoch wichtig, besonders innerhalb der Positionen Spannung zu erzeugen, die für Ihr Gehirn das größte Gefahrenpotenzial haben – und dies sind die Positionen am jeweiligen Ende der Bewegungsweite, wenn Ihr Muskel also maximal lang oder maximal verkürzt ist.

Isometrische Kontraktionen ausgewählter Muskeln

Auf den folgenden Seiten werden Ihnen beispielhaft anhand der wichtigsten Hauptbewegungsmuskeln und Muskelgruppen gezeigt, wie Sie Ihre Kontraktionsfähigkeit testen und die Kunst der Kontraktion üben und trainieren können. Bei den vorgestellten Übungen sind neben der Zielmuskulatur immer auch weitere Muskeln involviert. Ziel jeder Übung ist es jedoch, die Kontraktion ausschließlich im Hauptmuskel zu erzeugen, deshalb ist in den Übungen auch nur dieser genannt.

Um auch Ihre exzentrisch-isometrische Kontraktionsform zu trainieren, können Sie die nachfolgenden Übungen mit einem Trainingspartner ausführen. Dieser muss hierfür einen aktiven Zug auf das Band bringen, dem Sie haltend entgegenwirken.

Hinweis: Wenn Sie sich an die Übungen aus diesem Bereich gewöhnt haben und Ihre Muskeln in den einzelnen Positionen kontrahieren können, führen Sie die Übungen in drei Intensitätsstufen aus. Beginnen Sie mit 50 Prozent Ihrer Kontraktionsfähigkeit und erhöhen Sie während der Kontraktion auf 100 Prozent und schließlich auf gefühlte 150 Prozent. Richten Sie Ihren Fokus ausschließlich auf das Kontraktionsgefühl innerhalb Ihrer Muskulatur. Sollte Ihnen eine bestimmte Position sehr schwerfallen, sollten Sie diese vermehrt in das Training einbauen.

Mein Expertentipp

Nutzen Sie anatomische Bilder und schauen Sie sich immer wieder den Verlauf des Muskels an, um auch Ihre innere Vorstellung der Kontraktion zu verbessern. Um die verschiedenen Anteile der Muskulatur besser wahrzunehmen, ist es in der Praxis sehr hilfreich, sich neben der Muskulatur selbst auch auf die Bewegungen der Gelenke zu konzentrieren, die durch den Muskel bewegt werden. Auf den folgenden Seiten sind die wichtigsten Gelenke unter der Überschrift der dazugehörigen Muskulatur aufgeführt. Legen Sie Ihren Fokus auf diese, um Ihr Training noch effektiver zu gestalten.

Breiter Rückenmuskel

Material: festes Band mit Schlaufen

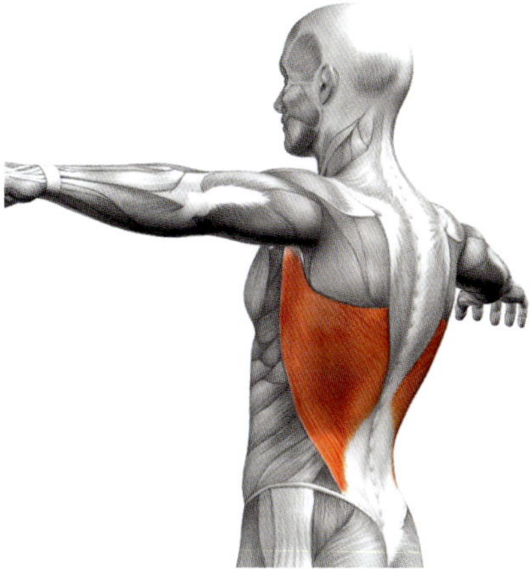

Der breite Rückenmuskel (Musculus latissimus dorsi), oft nur als Latissimus bezeichnet, zieht über das Schultergelenk. Über die Bewegung dieses Gelenks können Sie gut arbeiten, um Ihren Muskel unter Spannung zu setzen.

1. Bereiten Sie den Zielmuskel für 5 bis 10 Sekunden durch Vibrieren, Reiben oder Klopfen (Seite 169/170) sensorisch vor. Nehmen Sie aus dem schulterbreiten Stand die Dehnposition des Latissimus ein, indem Sie den rechten Fuß zurücksetzen und Ihren rechten Arm anheben, weit nach oben schieben und leicht nach außen rotieren, sodass Ihr Daumen nach außen zeigt. Ihr Oberkörper ist leicht nach hinten gerundet und zur Seite nach außen geschoben, sodass ein Dehngefühl im breiten Rückenmuskel entsteht. Legen Sie die Hand in die passende Schlaufe und beginnen Sie aus dieser Ausgangsposition, Ihren Latissimus zu kontrahieren, indem Sie Ihren Arm über das Schultergelenk in einer Zugbewegung nach hinten unten gegen den Widerstand des Bands Richtung Gesäß ziehen. Halten Sie hierbei die Ausgangsposition und versuchen Sie, die Spannung nur über den Latissimus und das Schultergelenk zu erzeugen. Das bedarf sehr viel Übung. Führen Sie die Kontraktion für 5 bis 8 Sekunden durch. Versuchen Sie, nach und nach Ihren gesamten Latissimus in die Kontraktion einzubinden.

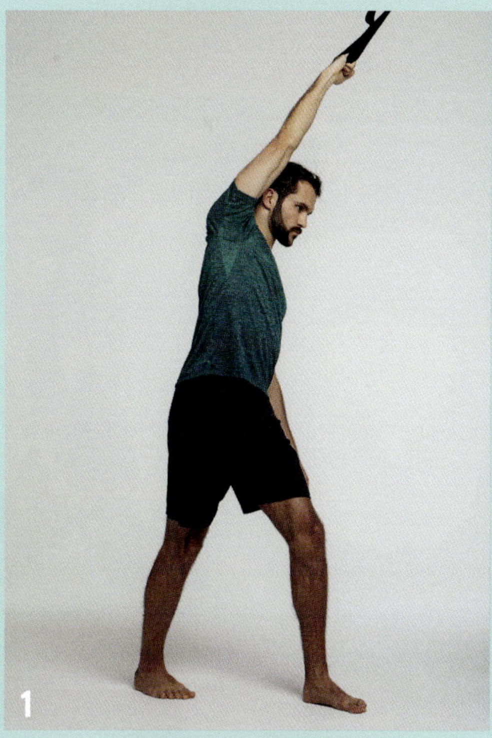
1

2. Nehmen Sie die zweite Position ein, indem Sie den Rücken und Ihren Brustkorb heben und Ihren Arm über die Schulter nach innen rotieren und beginnen, Richtung Becken nach hinten innen zu ziehen. Legen Sie Ihre Hand in die passende Schlaufe und üben Sie nun dieser Position Kraft gegen den Widerstand des Bands aus – ziehen Sie Ihren Oberarm dafür Richtung Gesäß. Bauen Sie die Spannung langsam auf. Versuchen Sie auch hier, ausschließlich über Ihren Latissimus zu arbeiten und diesen in seiner Gesamtheit in die Kontraktion einzubinden. Halten Sie die Spannung für 5 bis 8 Sekunden.
3. Nehmen Sie im Anschluss die Endposition ein, indem Sie den maximal aufgerichteten Oberkörper leicht nach rechts neigen. Führen Sie den nach innen rotierten Arm hinter Ihren Rücken. Legen Sie Ihre Hand in die passende Schlaufe und beginnen Sie, Kraft gegen den Widerstand des Bands auszuüben, indem Sie Ihren Oberarm Richtung gegenüberliegendes Gesäß ziehen. Bauen Sie die Spannung langsam auf. Versuchen Sie auch hier, die Spannung ausschließlich über Ihren Latissimus zu erzeugen und Ihren gesamten Latissimus in die Kontraktion einzubinden. Halten Sie die Spannung für 5 bis 8 Sekunden. Führen Sie drei bis fünf Durchgänge aus.

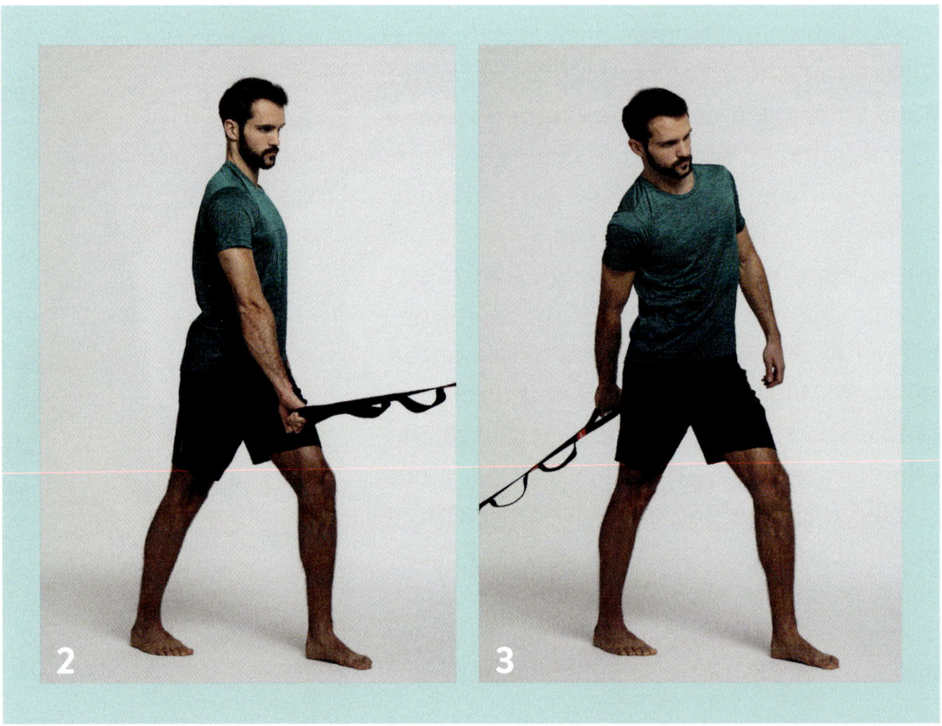

▶ Großer Brustmuskel

Material: festes Band mit Schlaufen

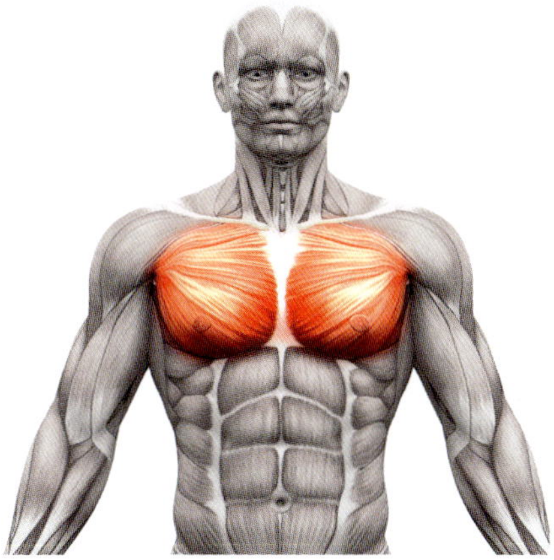

Der große Brustmuskel (Musculus pectoralis major) zieht über das Schultergelenk. Über dieses Gelenk können Sie gut arbeiten, um Ihren Muskel unter Spannung zu setzen.

1. Bereiten Sie den Zielmuskel für 5 bis 10 Sekunden durch Vibrieren, Reiben oder Klopfen (Seite 169/170) sensorisch vor. Nehmen Sie aus dem schulterbreiten Stand die Dehnposition des Brustmuskels ein, indem Sie einen Arm weit nach oben außen heben, und rotieren Sie den Arm so, dass der Daumen nach hinten zeigt – Sie können auch eine stabile Schrittstellung wählen. Ihr Oberkörper ist aufgerichtet und Ihr Brustkorb gehoben. Legen Sie die Hand in die passende Schlaufe und beginnen Sie aus dieser Ausgangsposition, den Brustmuskel zu kontrahieren, indem Sie Ihren Arm in einer Zugbewegung nach vorn gegen den Widerstand des Bands diagonal Richtung Körpermitte nach innen unten ziehen. Halten Sie hierbei die Ausgangsposition und versuchen Sie, die Spannung nur über den Brustmuskel und das Schultergelenk zu erzeugen. Das bedarf sehr viel Übung. Führen Sie die Kontraktion für 5 bis 8 Sekunden durch. Versuchen Sie, nach und nach den gesamten Brustmuskel in die Kontraktion einzubinden.

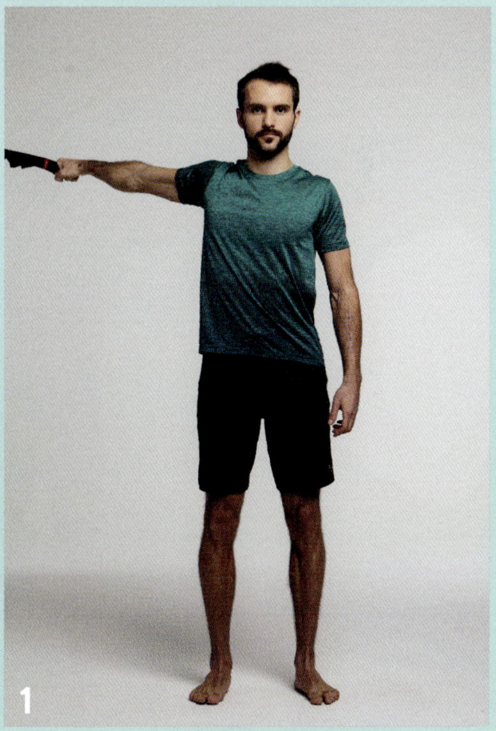

1

2. Nehmen Sie die zweite Position ein, indem Sie Ihren Arm über die Schulter diagonal nach unten innen etwa auf Schulterhöhe führen. Beugen Sie den Ellenbogen etwas und rotieren Sie die Schulter leicht nach innen. Legen Sie Ihre Hand in die passende Schlaufe und üben Sie in dieser Position Kraft gegen den Widerstand des Bands aus – ziehen Sie Ihren Oberarm dafür diagonal Richtung Körpermitte. Bauen Sie die Spannung langsam auf. Versuchen Sie, die Spannung ausschließlich über Ihren Brustmuskel zu erzeugen und den gesamten Muskel in die Kontraktion einzubinden. Halten Sie die Spannung für 5 bis 8 Sekunden.
3. Nehmen Sie die Endposition ein, indem Sie den nach innen rotierten Arm diagonal über Ihren Oberkörper führen. Legen Sie Ihre Hand in die passende Schlaufe und beginnen Sie, Kraft gegen den Widerstand des Bands auszuüben, indem Sie Ihren Oberarm weiter diagonal nach unten innen ziehen. Bauen Sie die Spannung langsam auf. Versuchen Sie, die Spannung ausschließlich über den Brustmuskel zu erzeugen und alle Anteile dieses Muskels in die Kontraktion einzubinden. Führen Sie drei bis fünf Durchgänge aus.

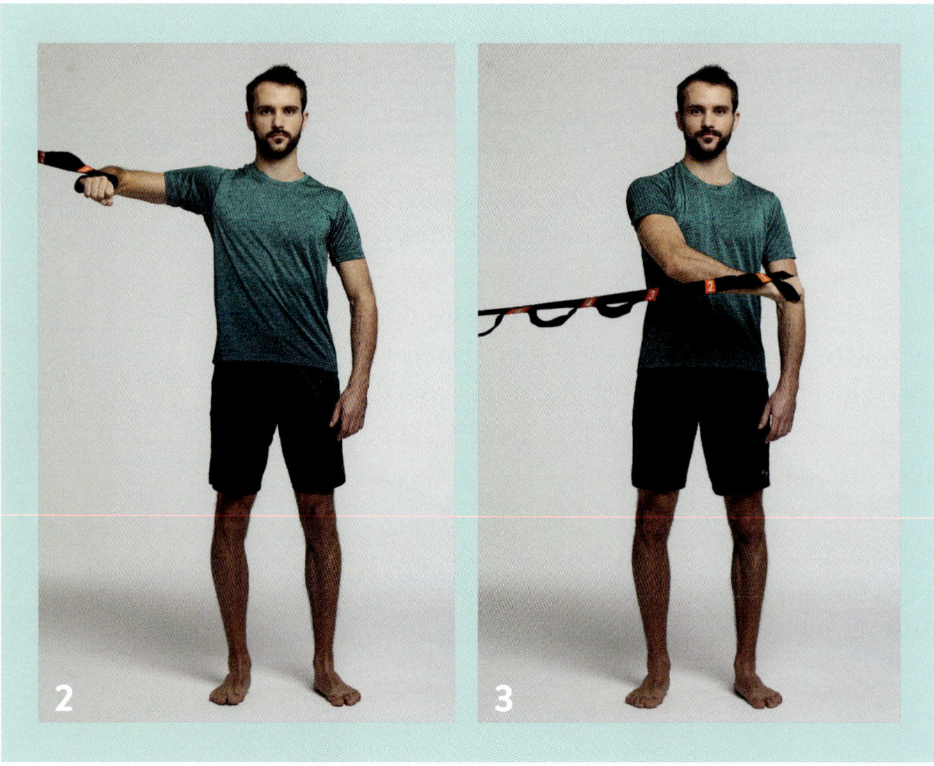

▶ Zweiköpfiger Oberarmmuskel (Bizeps)

Material: festes Band mit Schlaufen

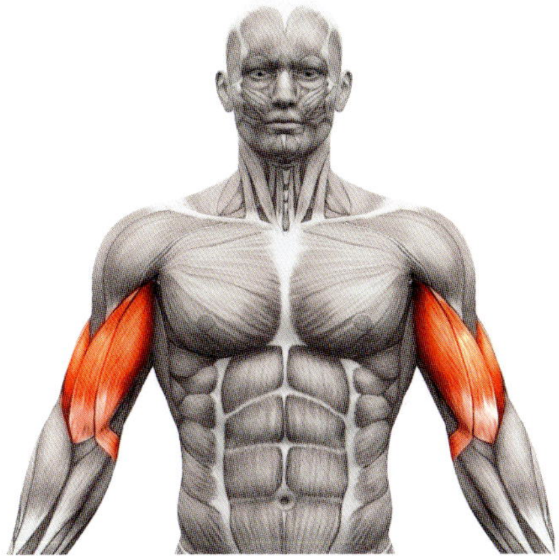

Der Bizeps (Musculus biceps brachii) zieht über das Schulter- und Ellenbogengelenk. Über diese beiden Gelenke können Sie daher arbeiten, um Ihren Muskel unter Spannung zu setzen.

1. Bereiten Sie den Zielmuskel für 5 bis 10 Sekunden durch Vibrieren, Reiben oder Klopfen (Seite 169/170) sensorisch vor. Nehmen Sie aus dem schulterbreiten Stand oder aus einer stabilen Schrittposition die Dehnposition für den Bizeps ein. Führen Sie dafür Ihren rechten Arm gestreckt nach hinten, drehen Sie Ihre Handfläche über Ihren Unterarm nach hinten und legen Sie die Hand in die passende Schlaufe. Ihr Oberkörper ist lang aufgerichtet. Beginnen Sie aus dieser Ausgangsposition, den Bizeps zu kontrahieren, indem Sie über den rechten Arm in einer Zugbewegung nach vorn oben Druck gegen den Widerstand des Bands ausüben. Achten Sie darauf, dass Sie sowohl den Unterarm als auch den Oberarm für diese Zugbewegung nutzen. Halten Sie die Ausgangsposition und versuchen Sie, die Spannung nur über den Bizeps und die entsprechenden Gelenke zu erzeugen. Das bedarf sehr viel Übung. Führen Sie die Kontraktion für 5 bis 8 Sekunden durch. Versuchen Sie, nach und nach den gesamten Bizeps in die Kontraktion einzubinden.

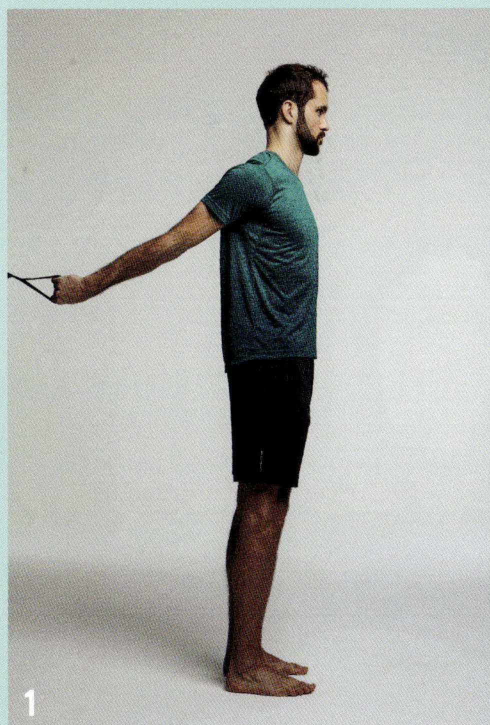

2. Nehmen Sie die zweite Position ein, indem Sie Ihren Arm über die Schulter leicht vor Ihren Körper führen und Ihren Unterarm auf circa 90 Grad beugen. Legen Sie Ihre Hand in die passende Schlaufe und beginnen Sie in dieser Position, Kraft gegen den Widerstand des Bands auszuüben, indem Sie Ihren Oberarm nach vorn oben ziehen und Ihren Unterarm dabei weiter nach oben beugen. Bauen Sie die Spannung langsam auf. Versuchen Sie, die Spannung ausschließlich über den Bizeps und die entsprechenden Gelenke zu erzeugen und den gesamten Muskel in die Kontraktion einzubinden. Halten Sie die Spannung für 5 bis 8 Sekunden.
3. Nehmen Sie die Endposition ein, indem Sie den Arm auf Schulterhöhe anheben, leicht nach innen Richtung Körpermitte führen, Ihren Arm maximal beugen und Ihre Hand in dieser Position maximal nach außen drehen, sodass Ihr Daumen nach außen zeigt. Legen Sie Ihre Hand in die passende Schlaufe und beginnen Sie, Kraft gegen den Widerstand des Bands auszuüben, indem Sie Ihren Unterarm weiter nach unten ziehen beziehungsweise beugen. Bauen Sie die Spannung langsam auf. Versuchen Sie, die Spannung ausschließlich über den Bizeps zu erzeugen und alle Anteile dieses Muskels in die Kontraktion einzubinden. Führen Sie drei bis fünf Durchgänge aus.

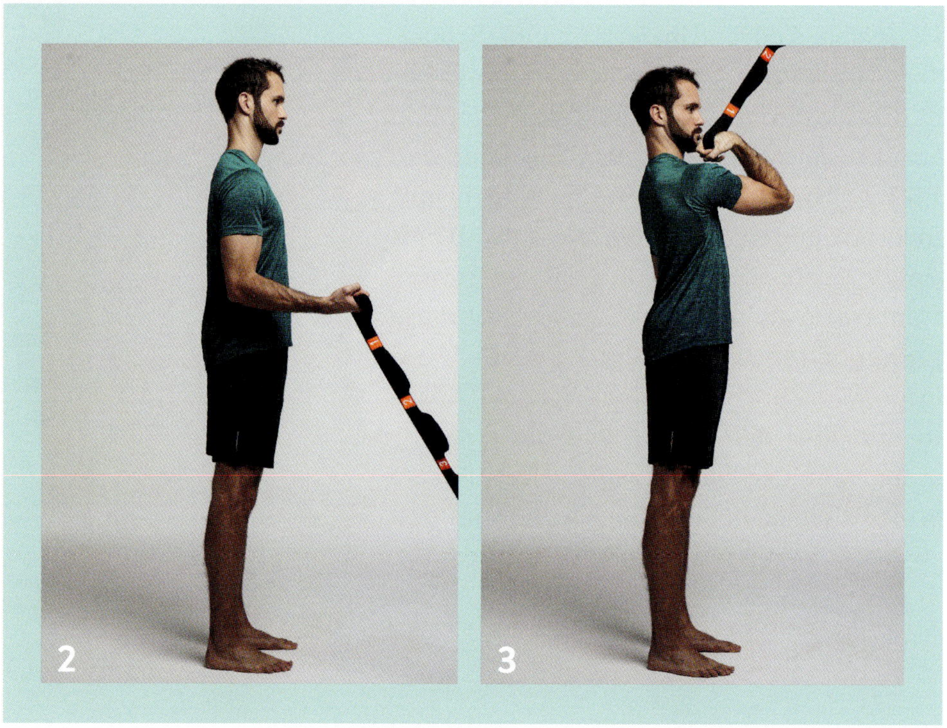

▶ Dreiköpfiger Oberarmmuskel (Trizeps)

Material: festes Band mit Schlaufen

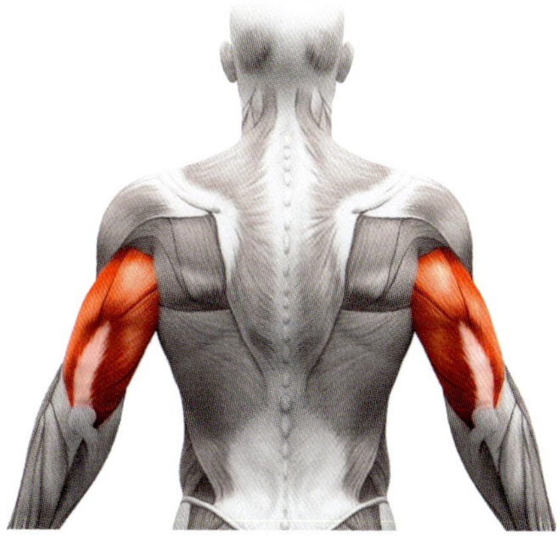

Der Trizeps (Musculus triceps brachii) zieht über das Schulter- und Ellenbogengelenk, sodass Sie über diese beiden Gelenke arbeiten können, um Ihren Muskel unter Spannung zu setzen.

1. Bereiten Sie den Zielmuskel für 5 bis 10 Sekunden durch Vibrieren, Reiben oder Klopfen (Seite 169/170) sensorisch vor. Nehmen Sie aus dem schulterbreiten Stand oder einer stabilen Schrittposition die Dehnposition für den Trizeps ein, indem Sie Ihren rechten Arm gestreckt weit nach oben hinten führen und Ihren Unterarm dann maximal beugen. Ihr Oberkörper ist lang aufgerichtet. Legen Sie die Hand in die passende Schlaufe und beginnen Sie aus dieser Ausgangsposition, Ihren Trizeps zu kontrahieren, indem Sie über den rechten Oberarm in einer Zugbewegung nach vorn unten und über Ihren Unterarm nach oben vorn Zug gegen den Widerstand des Bands ausüben. Achten Sie darauf, dass Sie sowohl den Unterarm als auch den Oberarm für diese Bewegung nutzen. Halten Sie die Ausgangsposition und versuchen Sie, die Spannung nur über den Trizeps und die entsprechenden Gelenke zu erzeugen. Dies bedarf einiger Übung. Führen Sie die Kontraktion für 5 bis 8 Sekunden durch. Versuchen Sie, nach und nach Ihren gesamten Trizeps in die Kontraktion einzubinden.

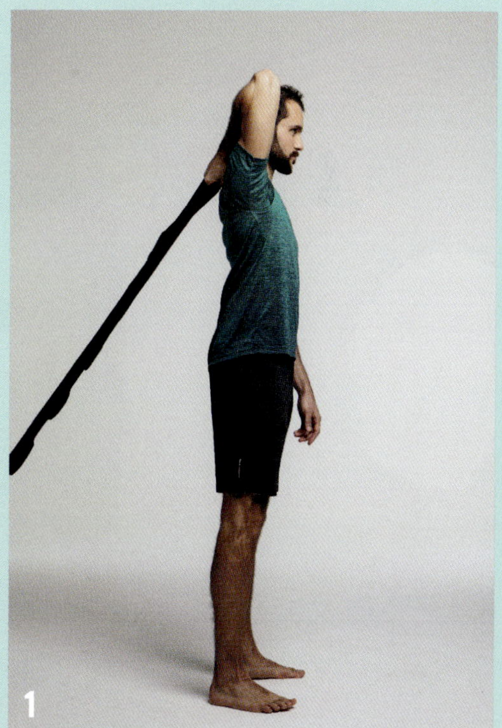

2. Nehmen Sie die zweite Position ein, indem Sie Ihren Arm über die Schulter leicht vor Ihren Körper führen und Ihren Unterarm auf circa 90 Grad beugen. Legen Sie Ihre Hand in die passende Schlaufe und beginnen Sie in dieser Position, Kraft gegen den Widerstand des Bands auszuüben, indem Sie Ihren Oberarm leicht nach vorn unten ziehen und Ihren Unterarm dabei nach unten strecken. Bauen Sie die Spannung langsam auf. Versuchen Sie, die Spannung ausschließlich über Ihren Trizeps zu erzeugen. Halten Sie die Spannung für 5 bis 8 Sekunden.
3. Nehmen Sie die Endposition ein, indem Sie den Arm maximal durchstrecken und hinter Ihren Körper führen. Legen Sie Ihre Hand in die passende Schlaufe und beginnen Sie, Kraft gegen den Widerstand des Bands auszuüben, indem Sie Ihren Unterarm und Ihren Oberarm weiter nach hinten strecken. Bauen Sie die Spannung langsam auf. Versuchen Sie, die Spannung ausschließlich über Ihren Trizeps zu erzeugen und alle Anteile dieses Muskels in die Kontraktion einzubinden. Führen Sie drei bis fünf Durchgänge aus.

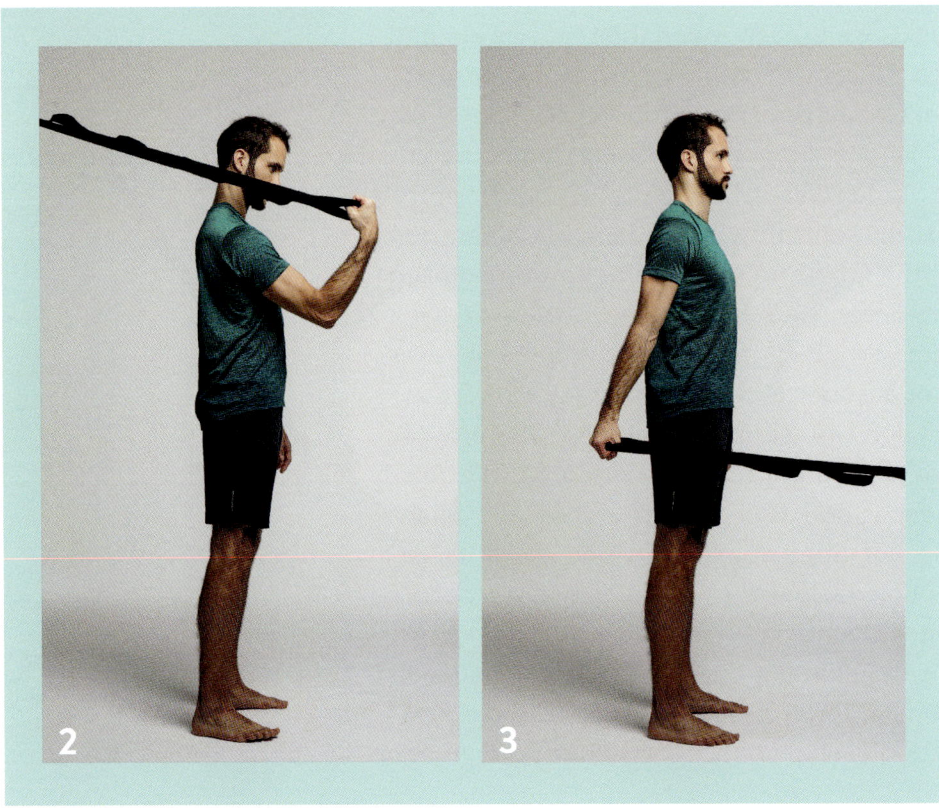

▸ Hüftbeuger (Lenden-Darmbein-Muskel)

Material: festes Band mit Schlaufen

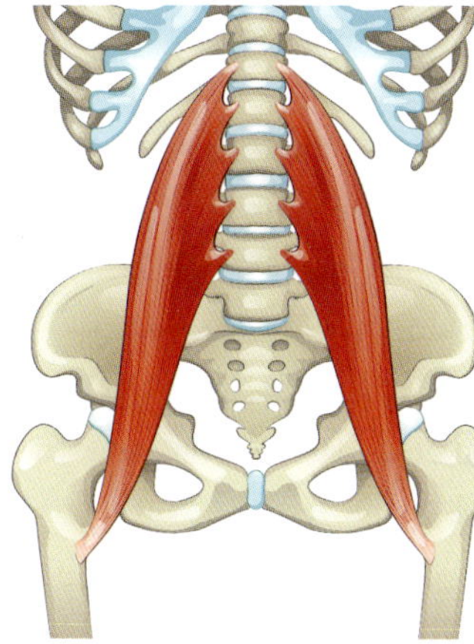

An der Hüftbeugung sind zahlreiche Muskeln beteiligt. Die wichtigsten sind der Darmbeinmuskel (Musculus iliacus) und der große Lendenmuskel (Musculus psoas major), die zum Lenden-Darmbein-Muskel (Musculus iliopsoas) zusammengefasst werden. Die Muskelgruppe der Hüftbeuger zieht über das Hüftgelenk. Sie können daher über die Bewegung dieses Gelenks arbeiten, um Ihre Muskeln unter Spannung zu setzen. Bei dieser Übung geht es vor allem um den großen Lendenmuskel, den stärksten Hüftbeuger der genannten Muskeln, der sich tief im Inneren, unter den Bauchmuskeln, verbirgt. Bei der folgenden Übung ist mit der Bezeichnung »Hüftbeuger« deshalb dieser Muskel gemeint.

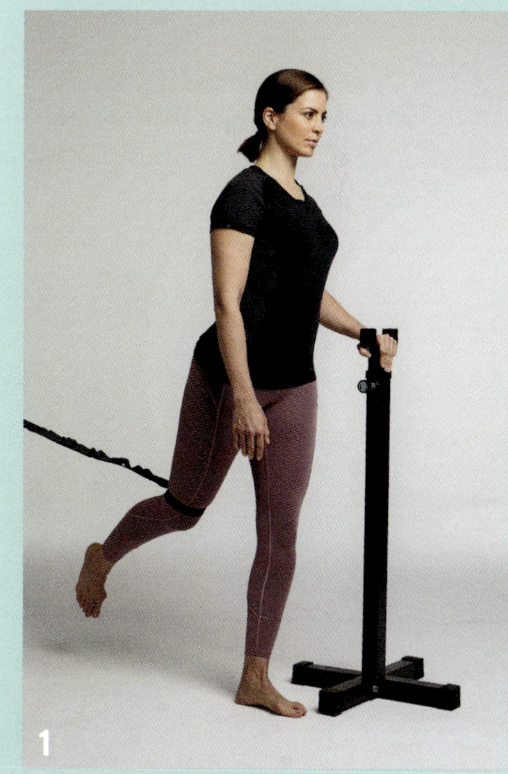
1

1. Bereiten Sie den Zielmuskel für 5 bis 10 Sekunden durch Vibrieren, Reiben oder Klopfen (Seite 169/170) sensorisch vor. Halten Sie sich mit Ihrer linken Hand fest und nehmen Sie die Dehnposition der Hüftbeugers ein, indem Sie Ihr rechtes Bein leicht gebeugt nach hinten in die Hüftstreckung und Innenrotation führen. Becken und Oberkörper sind aufgerichtet. Führen Sie Ihren Oberschenkel in die passende Schlaufe und beginnen Sie aus dieser Ausgangsposition, den Hüftbeuger zu kontrahieren, indem Sie über den rechten Oberschenkel in einer Zugbewegung nach vorn Druck gegen den Widerstand des Bands ausüben. Achten Sie darauf, dass Sie die aufrechte Position des

Beckens halten, und versuchen Sie, die Spannung nur über den Hüftbeuger und das Hüftgelenk zu erzeugen. Dieses bedarf einiger Übung. Führen Sie die Kontraktion für 5 bis 8 Sekunden durch. Versuchen Sie, nach und nach Ihren gesamten Hüftbeuger in die Kontraktion einzubinden.

2. Nehmen Sie die zweite Position ein, indem Sie Ihr gebeugtes Bein leicht vor Ihren Körper führen. Führen Sie Ihren Oberschenkel in die passende Schlaufe und beginnen Sie in dieser Position, Kraft gegen den Widerstand des Bands auszuüben, indem Sie Ihren Oberschenkel über den Hüftbeuger nach oben Richtung Oberkörper ziehen. Konzentrieren Sie sich darauf, dass der Zug aus Hüftbeuger und Hüftgelenk erfolgt. Bauen Sie die Spannung langsam auf. Versuchen Sie, die Spannung ausschließlich über den Hüftbeuger zu erzeugen und den gesamten Muskel in die Kontraktion einzubinden. Halten Sie die Spannung für 5 bis 8 Sekunden.
3. Danach kommen Sie in die Endposition, indem Sie das Bein etwa 90 Grad anheben. Führen Sie Ihren Oberschenkel in die passende Schlaufe und beginnen Sie, Kraft gegen den Widerstand des Bands auszuüben, indem Sie Ihren Oberschenkel über den Hüftbeuger und das Hüftgelenk weiter nach oben und leicht nach außen ziehen. Bauen Sie die Spannung langsam auf. Versuchen Sie, die Spannung ausschließlich über den Hüftbeuger zu erzeugen und alle Anteile dieses Muskels in die Kontraktion einzubinden. Führen Sie drei bis fünf Durchgänge aus.

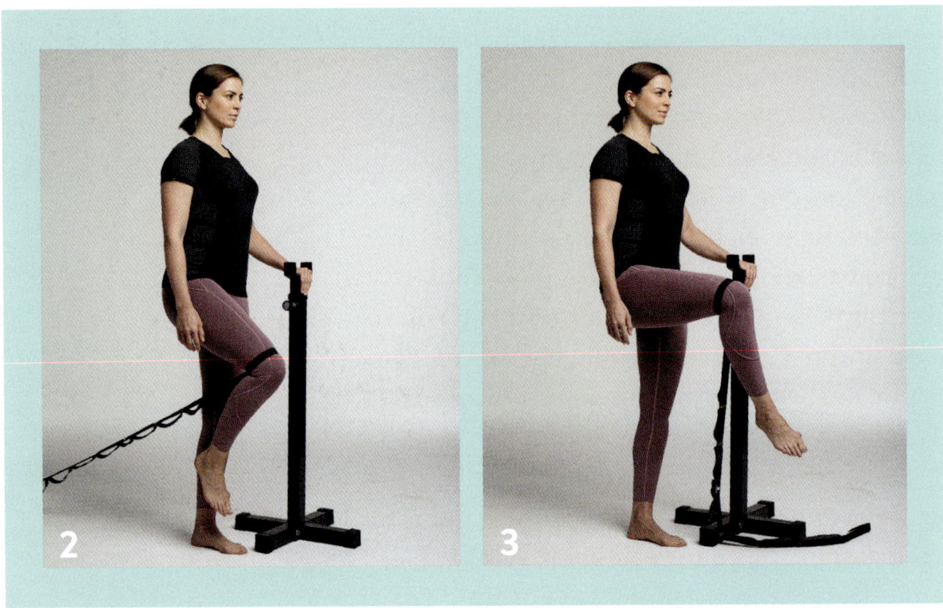

▶ Großer Gesäßmuskel

Material: festes Band mit Schlaufen

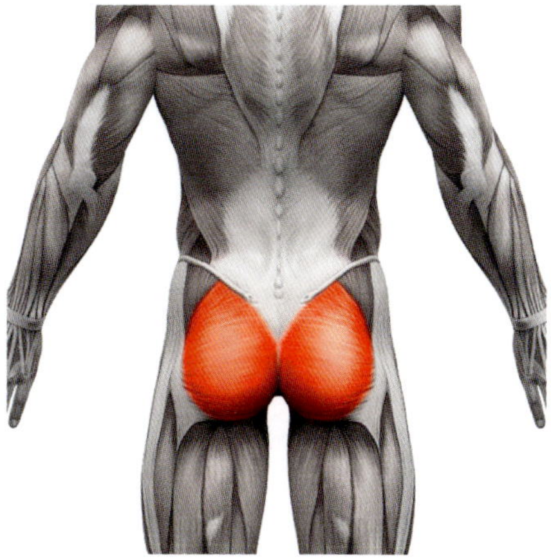

Das Gesäß besteht aus drei Muskeln: großer Gesäßmuskel (Musculus glutaeus maximus), mittlerer Gesäßmuskel (Musculus glutaeus medius) und kleiner Gesäßmuskel (Musculus glutaeus minimus). Der wichtigste hier ist der große Gesäßmuskel. Dieser Muskel zieht über das Hüftgelenk. Über die Bewegung dieses Gelenks können Sie arbeiten, um Ihre Muskeln unter Spannung zu setzen.

1. Bereiten Sie den Zielmuskel für 5 bis 10 Sekunden durch Vibrieren, Reiben oder Klopfen (Seite 169/170) sensorisch vor. Halten Sie sich mit Ihrer rechten Hand fest und nehmen Sie die Dehnposition des Gesäßes ein, indem Sie Ihr rechtes Bein gebeugt nach vorn oben und leicht nach innen Richtung Bauchnabel heben. Führen Sie Ihren Oberschenkel in die passende Schlaufe. Becken und Oberkörper sind aufgerichtet. Beginnen Sie aus dieser Ausgangsposition, das Gesäß zu kontrahieren, indem Sie mit Ihrem rechten Oberschenkel über das Gesäß in einer Zugbewegung nach unten Druck gegen den Widerstand des Bands ausüben. Achten Sie darauf, die Position zu halten, und versuchen Sie, die Spannung nur über Gesäß und Hüftgelenk zu erzeugen. Dieses bedarf einiger Übung. Führen Sie die Kontraktion für 5 bis 8 Sekunden durch. Versuchen Sie, nach und nach das gesamte Gesäß in die Kontraktion einzubinden.

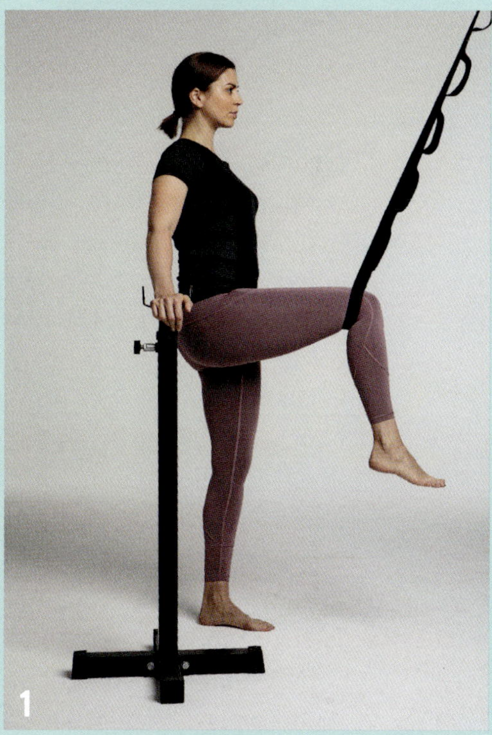

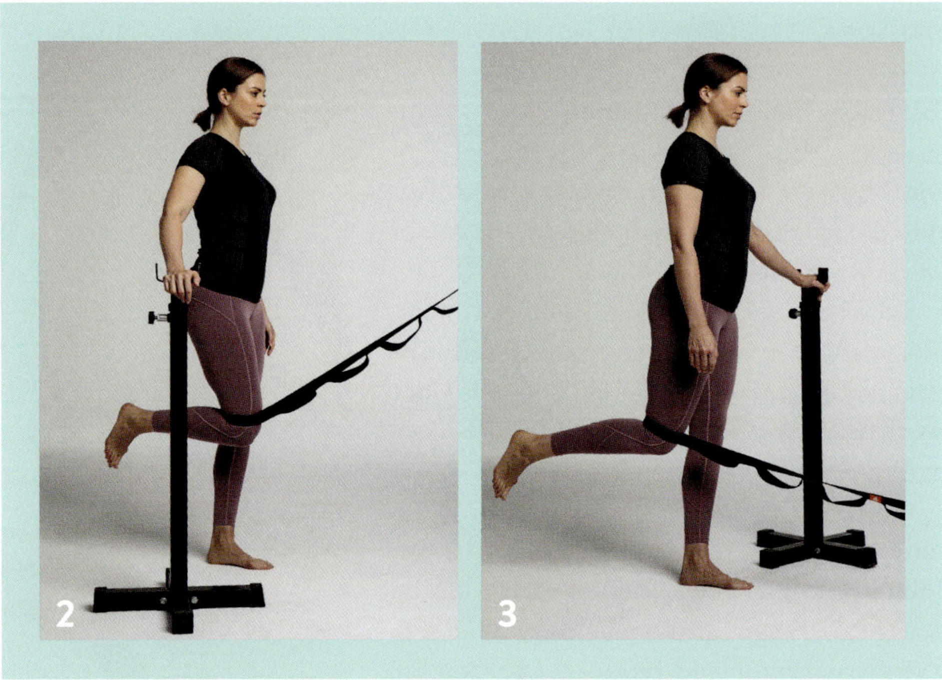

2. Nehmen Sie die zweite Position ein, indem Sie Ihr gebeugtes Bein leicht nach unten vor den Körper führen. Führen Sie Ihren Oberschenkel in die passende Schlaufe und beginnen Sie in dieser Position, Kraft gegen den Widerstand des Bands auszuüben, indem Sie Ihren Oberschenkel über das Gesäß nach unten hinten Richtung Oberkörper ziehen. Konzentrieren Sie sich darauf, dass der Zug aus Gesäß und Hüftgelenk erfolgt. Bauen Sie die Spannung langsam auf und versuchen Sie, den gesamten Muskel in die Kontraktion einzubinden. Halten Sie die Spannung für 5 bis 8 Sekunden.
3. Nun kommen Sie in die Endposition, indem Sie das Bein über die Hüfte nach hinten in die Streckung bringen. Führen Sie Ihren Oberschenkel in die passende Schlaufe und beginnen Sie, Kraft gegen den Widerstand des Bands auszuüben, indem Sie Ihren Oberschenkel über das Gesäß weiter nach hinten ziehen. Um die verschiedenen Fasern optimal anzusteuern, können Sie in dieser Position Ihren Oberschenkel leicht nach innen rotieren, sodass Ihr Unterschenkel nach außen rotiert. Oder Sie rotieren Ihren Oberschenkel nach außen, sodass als Folge Ihr Unterschenkel nach innen rotiert. Bauen Sie die Spannung langsam auf. Versuchen Sie, die Spannung ausschließlich über das Gesäß zu erzeugen und alle Anteile dieses Muskels in die Kontraktion einzubinden. Führen Sie drei bis fünf Durchgänge aus.

▶ Beinbeuger

Material: festes Band mit Schlaufen

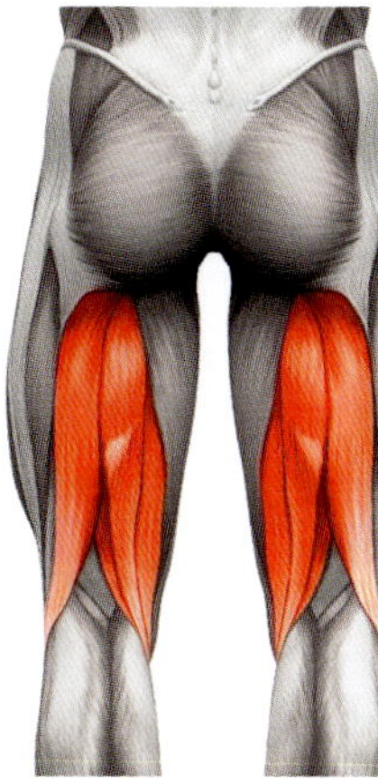

Der Beinbeuger (Musculus biceps femoris) zieht sowohl über das Hüft- als auch über das Kniegelenk. Über die Bewegung dieser beiden Gelenke können Sie arbeiten, um Ihre Muskeln unter Spannung zu setzen.

1. Bereiten Sie den Zielmuskel für 5 bis 10 Sekunden durch Vibrieren, Reiben oder Klopfen (Seite 169/170) sensorisch vor. Halten Sie sich mit Ihrer linken Hand fest und nehmen Sie die Dehnposition ein, indem Sie Ihr rechtes Bein gestreckt nach vorn oben in die Streckung führen. Becken und Oberkörper sind aufgerichtet. Führen Sie Ihren Unterschenkel in die passende Schlaufe und beginnen Sie aus dieser Ausgangsposition, den Beinbeuger zu kontrahieren: Dafür üben Sie über den Beinbeuger mit dem rechten Ober- und Unterschenkel in einer Zugbewegung nach hinten unten Druck gegen den Widerstand des Bands aus. Achten Sie darauf, dass Sie die aufrechte Position des Beckens halten, und versuchen Sie, die Spannung nur über den Beinbeuger sowie das Hüft- und Kniegelenk zu erzeugen. Dies bedarf einiger Übung. Führen Sie die Kontraktion für 5 bis 8 Sekunden durch. Versuchen Sie, nach und nach den gesamten Beinbeuger in die Kontraktion einzubinden.
2. Nehmen Sie die zweite Position ein, indem Sie Ihr gebeugtes Bein zurückführen und leicht vor Ihrem Körper positionieren. Führen Sie Ihren

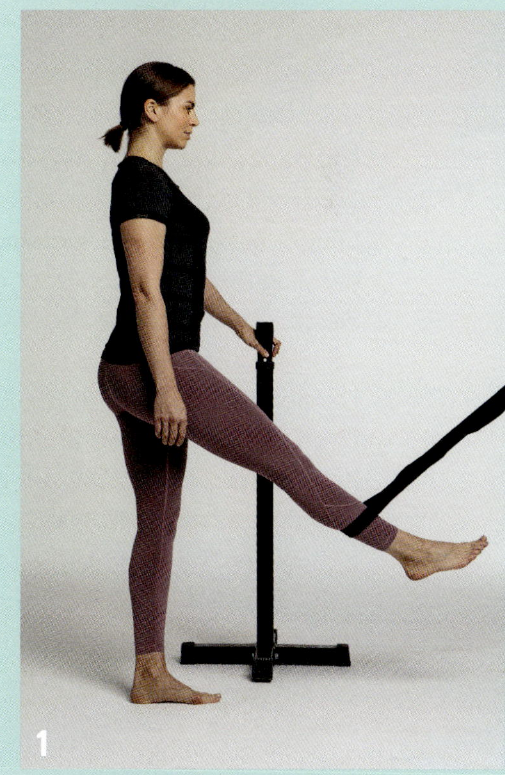

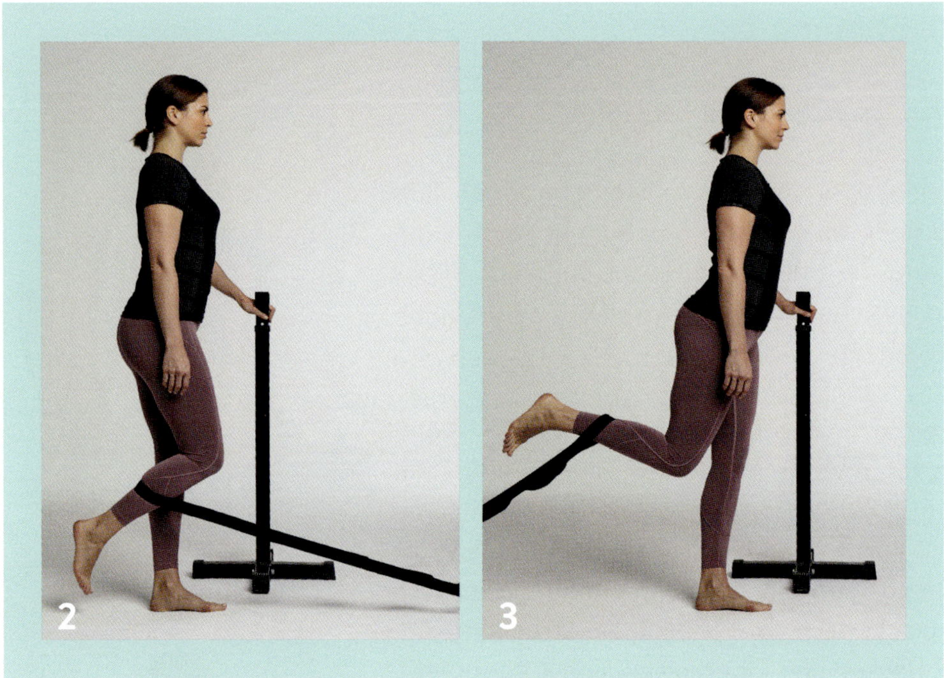

Unterschenkel in die passende Schlaufe und beginnen Sie in dieser Position, Kraft gegen die Schlaufe auszuüben: Dafür ziehen Sie Ihren Oberschenkel über den Beinbeuger nach hinten beziehungsweise Ihren Unterschenkel nach oben. Versuchen Sie, den Zug ausschließlich über den Beinbeuger sowie das Hüft- und Kniegelenk zu erzeugen. Bauen Sie die Spannung langsam auf und versuchen Sie, den gesamten Muskel in die Kontraktion einzubinden. Halten Sie die Spannung für 5 bis 8 Sekunden.

3. Danach kommen Sie in die Endposition, indem Sie Ihr Bein in die Streckung hinter Ihren Körper bringen und Ihren Unterschenkel über 90 Grad beugen. Führen Sie Ihren Unterschenkel in die passende Schlaufe und beginnen Sie, Kraft gegen die Schlaufe auszuüben: Halten Sie Ihren Oberschenkel über den Beinbeuger hinten und ziehen Sie Ihren Unterschenkel über das Knie nach oben. Bauen Sie die Spannung langsam und vorsichtig auf. Versuchen Sie, die Spannung ausschließlich über den Beinbeuger zu erzeugen und alle Anteile dieses Muskels in die Kontraktion einzubinden. Führen Sie drei bis fünf Durchgänge aus.

Hinweis: Diese Übung verursacht schnell Krämpfe, was durchaus normal ist. Nach und nach wird sich das verbessern. Seien Sie trotzdem vorsichtig!

▶ Beinstrecker

Material: festes Band mit Schlaufen

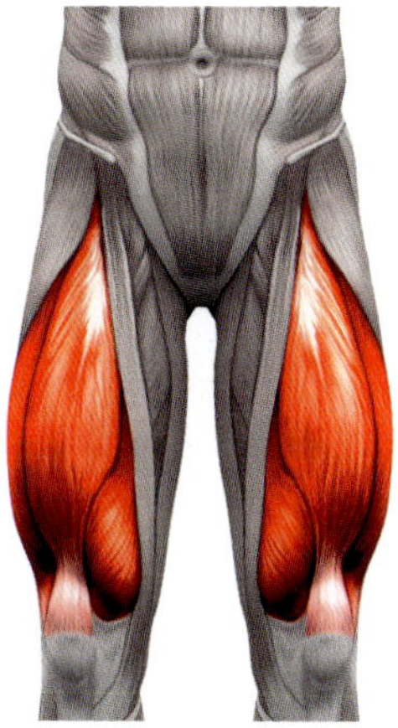

Der Beinstrecker oder vierköpfige Oberschenkelmuskel (Musculus quadriceps femoris), kurz Quadrizeps, zieht in Anteilen sowohl über das Hüft- als auch über das Kniegelenk. Über die Bewegung dieser beiden Gelenke können Sie arbeiten, um diese Muskelgruppe unter Spannung zu setzen.

1. Bereiten Sie die Zielmuskeln für 5 bis 10 Sekunden durch Vibrieren, Reiben oder Klopfen (Seite 169/170) sensorisch vor. Halten Sie sich mit Ihrer linken Hand fest und nehmen Sie die Dehnposition für den Beinstrecker ein, indem Sie Ihr rechtes Bein nach hinten führen und das Knie maximal beugen. Becken und Oberkörper sind aufgerichtet. Führen Sie Ihren Unterschenkel in die passende Schlaufe und beginnen Sie aus dieser Ausgangsposition, Ihre Beinstreckmuskulatur zu kontrahieren, indem Sie mit Ihrem rechten Oberschenkel nach vorn oben und mit dem Unterschenkel nach hinten unten Druck gegen den Widerstand des Bands ausüben. Achten Sie darauf, dass Sie die aufrechte Position des Beckens halten, und versuchen Sie, die Spannung nur über den Beinstrecker zu erzeugen. Dieses bedarf einiger Übung. Führen Sie die Kontraktion für 5 bis 8 Sekunden durch. Versuchen Sie, nach und nach den gesamten Beinstrecker in die Kontraktion einzubinden.

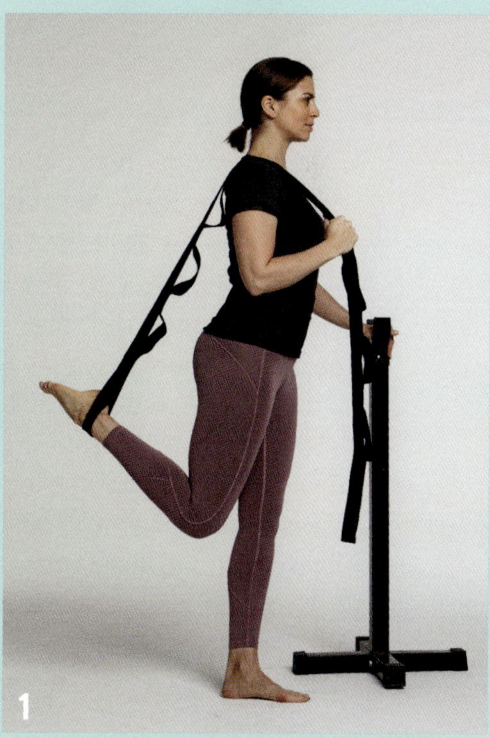

1

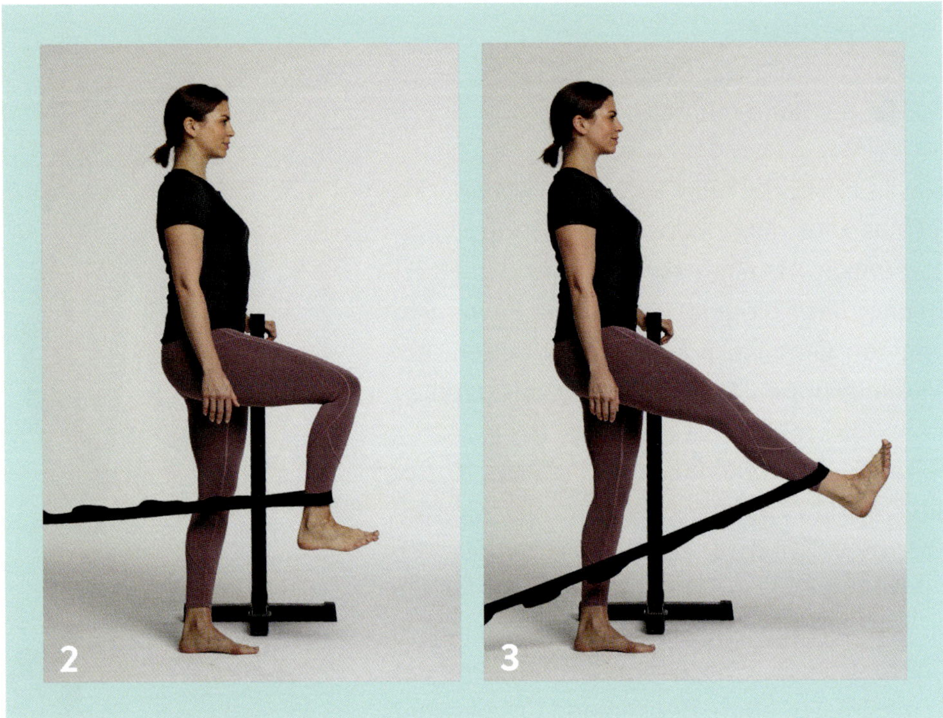

2. Nehmen Sie die zweite Position ein, indem Sie Ihr gebeugtes Bein vor Ihren Körper heben. Führen Sie Ihren Unterschenkel in die passende Schlaufe und beginnen Sie in dieser Position, Kraft gegen den Widerstand des Bands auszuüben, indem Sie Ihren Oberschenkel über das Hüftgelenk oben halten und Ihren Unterschenkel nach vorn oben gegen die Schlaufe drücken. Konzentrieren Sie sich darauf, dass der Druck über den Beinstrecker erfolgt. Bauen Sie die Spannung langsam auf und versuchen Sie, den gesamten Muskel in die Kontraktion einzubinden. Halten Sie die Spannung für 5 bis 8 Sekunden.
3. Danach kommen Sie in die Endposition, indem Sie Ihren Oberschenkel vor den Körper führen und Ihren Unterschenkel über das Knie strecken. Führen Sie Ihren Unterschenkel in die passende Schlaufe und beginnen Sie, Kraft gegen den Widerstand des Bands auszuüben, indem Sie Ihren Unterschenkel gegen die Schlaufe nach oben strecken. Versuchen Sie, Ihr Bein hierbei über das Hüftgelenk weiter nach oben anzuheben. Bauen Sie die Spannung langsam und vorsichtig auf. Versuchen Sie, die Spannung ausschließlich über Ihre Beinstrecker zu erzeugen und alle Anteile dieser Muskeln in die Kontraktion einzubinden. Führen Sie drei bis fünf Durchgänge aus.

Grundübungen isometrisch trainieren

Im Folgenden wird Ihnen anhand von zwei Beispielen gezeigt, wie Sie isometrisches Training auch für allgemeine und bekannte Grundübungen umsetzen können. Stellvertretend sind das Latissimusrudern und die Brustpresse ausgewählt worden. Ihr Training erfolgt wie zuvor beschrieben, in der Ausgangs-, einer Zwischen- und der Endposition. Dieses Prinzip können Sie für alle Muskelgruppen und mit den meisten der Ihnen bekannten Grundübungen anwenden. Die Beispiele sollen Ihnen zur Inspiration und Anregung dienen, Ihr Training kreativer und effizienter zu gestalten.

▶ Beispiel 1: Isometrisches Training des Latissimus in der Ruderbewegung

Material: festes Band mit Schlaufen

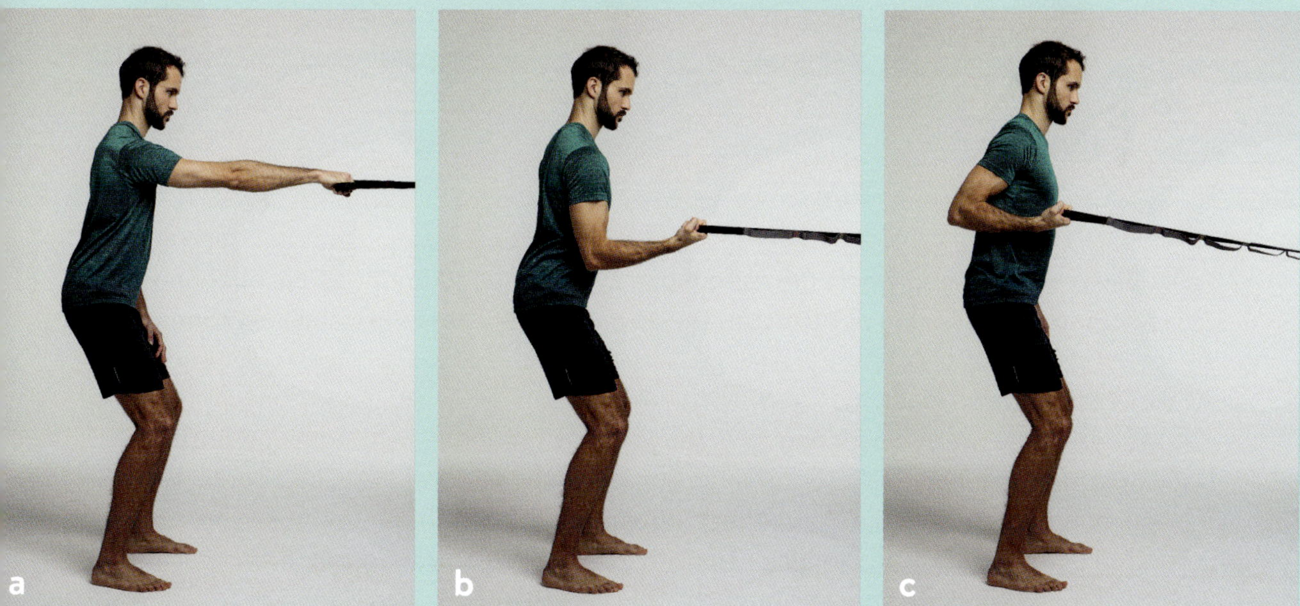

Die Bilder zeigen beispielhaft die Ausgangs-, Zwischen- und Endposition, in denen Sie das isometrische Training der Brustmuskulatur in der Brustpresse trainieren können.

▶ Beispiel 2: Isometrisches Training der Brustmuskulatur in der Brustpresse

Material: festes Band mit Schlaufen

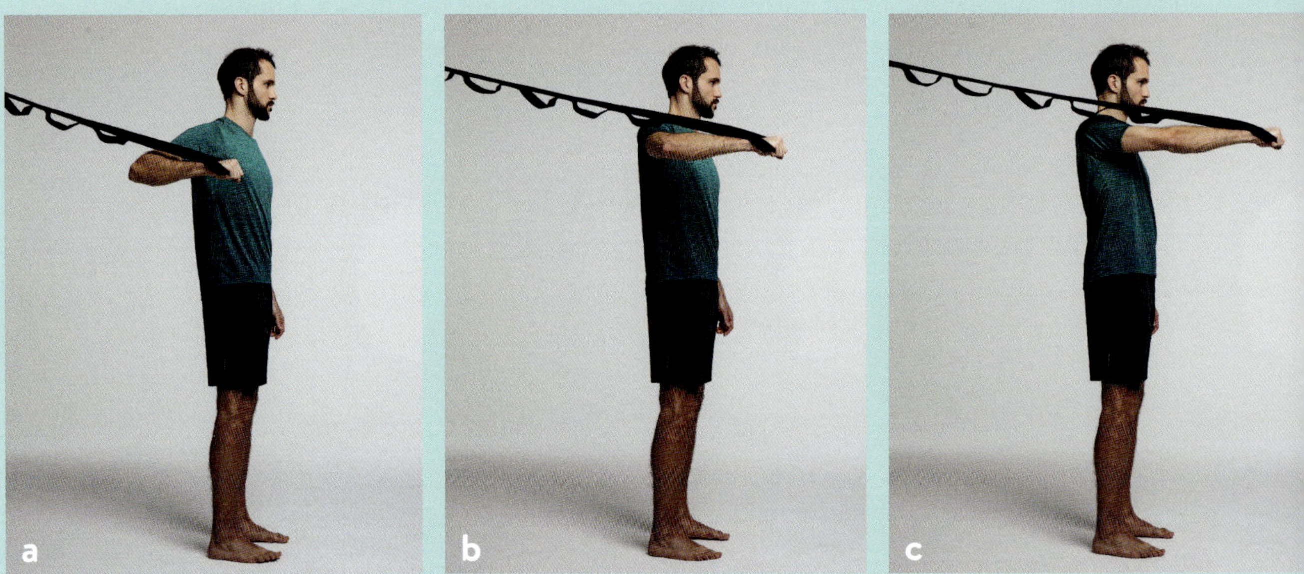

Die Bilder zeigen beispielhaft die Ausgangs-, Zwischen- und Endposition, in denen Sie das isometrische Training der Brustmuskulatur in der Brustpresse trainieren können.

Isometrie positionsspezifisch angewendet

Kraft beziehungsweise Spannung zu erzeugen, ist situations-, haltungs- und positionsspezifisch. Durch jede Positionsveränderung Ihrer Augen, Ihrer Haltung oder Ihrer Bewegung verändern sich die Rahmenbedingungen für Ihr Gehirn, um muskuläre Spannung zu erzeugen. Sobald Sie Ihre Fähigkeit zur Muskelkontraktion verbessert haben, empfiehlt es sich, diese im nächsten Schritt in verschiedenen Positionen zu trainieren. Natürlich ist dies ein sehr umfangreicher und trainingsintensiver Ansatz. Jedoch sollten Sie sich als Sportler fragen, wie Ihre Leistungsfähigkeit in fünf Jahren aussehen soll. Anders als die Werbeversprechen suggerieren, die uns täglich begegnen, brauchen eine nachhaltige Gesundheit und der Aufbau einer elitären Leistungsfähigkeit Zeit. Nehmen Sie sich die Zeit und stellen Sie fest, wozu Sie wirklich in der Lage sind.

Beispielhaft werden im Folgenden zwei unterschiedliche Möglichkeiten gezeigt, die Ihnen Ideen und Anregungen für die weitere Umsetzung des Trainings liefern sollen.

▶ Beispiel 1: Bizepskontraktion links mit Ausfallschritt nach links

Material: festes Band mit Schlaufen

Aus dem neutralen Stand nehmen Sie eine Ausfallschrittstellung ein, indem Sie mit dem linken Bein einen mittelgroßen Schritt nach links machen, Ihre Wirbelsäule ist lang und locker. Aus dieser Position starten Sie nun Ihr isometrisches Training des Bizeps, indem Sie, wie auf den Seiten zuvor beschrieben, Ihren Muskel isometrisch gegen den Zug des Bands kontrahieren lassen. Versuchen Sie, während des Trainings Schritt und Körperposition nicht zu verändern und die Spannung nur über den Bizeps zu erzeugen.

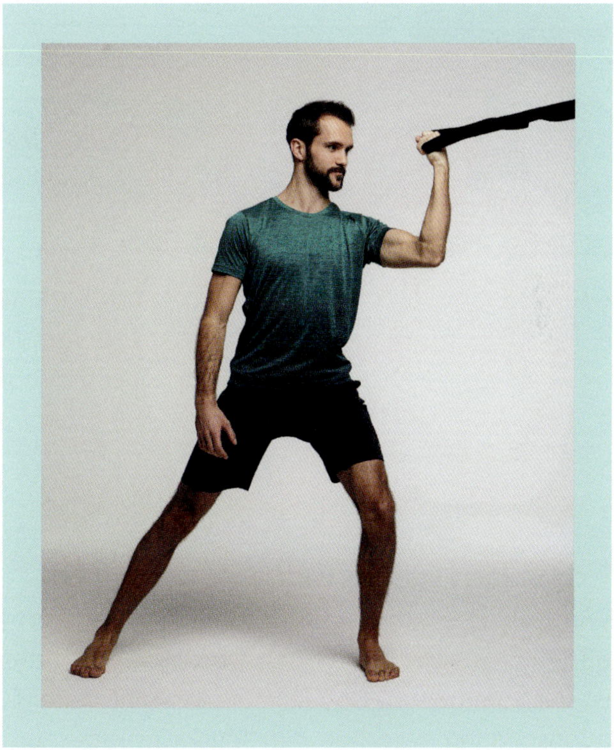

▶ Beispiel 2: Latissimuskontraktion im Ausfallschritt diagonal nach vorn mit Seitneigung und Kopfrotation

Material: festes Band mit Schlaufen

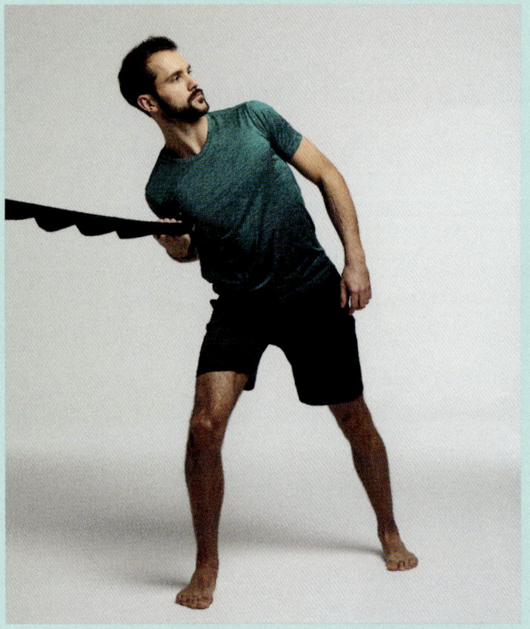

Aus dem neutralen Stand nehmen Sie eine Ausfallschrittstellung ein, indem Sie mit dem rechten Bein einen mittelgroßen Schritt um circa 45 Grad nach vorn machen, Ihre Wirbelsäule ist lang und locker. Aus dieser Ausgangsposition neigen Sie Ihren Oberkörper über die Brustwirbelsäule nach rechts und rotieren Ihren Kopf über die Halswirbelsäule nach links. Aus dieser Position heraus starten Sie nun Ihr isometrisches Training des Latissimus, indem Sie, wie auf den Seiten zuvor beschrieben, Ihren Latissimus isometrisch gegen den Zug des Bandes kontrahieren lassen. Versuchen Sie, während des Trainings Schritt und Körperposition nicht zu verändern und die Spannung nur über den Latissimus zu erzeugen.

Positionsspezifische Isometrie mit dem Iso-Rack

Wenn Sie Ihre Kontraktionsfähigkeit verbessert haben, sollten Sie ganze Bewegungen beziehungsweise Positionen isometrisch trainieren. Ein geeignetes Hilfsmittel dafür ist das sogenannte Iso-Rack (»iso« steht dabei für »isometrisch«). Hier kann die Spannungsbildung zwischen den Muskelgruppen und Muskelschlingen optimiert werden. Die zentralnervöse Koordination, die zur Verbesserung der intermuskulären Spannung nötig ist, ist ein wichtiger Teil der sportlichen Leistungsfähigkeit. Über dieses Vorgehen erhalten Sie auch gutes Feedback über Ihre Fähigkeit, positionsspezifisch Spannung zu erzeugen. Sie werden spüren, wo es Ihnen leichter und wo es Ihnen schwerer fällt, optimale muskuläre Spannung zu erzeugen.

Ein weiterer, nicht zu vernachlässigender Punkt ist das Ausrichten des Körpers unter hoher Last. Durch die immense Spannung, die durch ein isometrisches Training erzeugt wird, nehmen Sie automatisch mechanisch günstigere und stabilere Positionen ein. Sollte zum Beispiel ein Gelenk in seiner Stellung nicht optimal stehen, können Sie keine große isometrische Spannung aufbauen. Sie werden sehen, dass Sie durch die hohe Spannung der Isometrie sehr schnell bessere Gelenk- und Körperpositionen erreichen und sich Ihre Technik oft deutlich verbessert. Im Umkehrschluss bedeutet das auch, dass Sie den Einsatz isometrischer Techniken besonders in den Positionen trainieren sollten, in denen sich technische Schwierigkeiten zeigen. Ereignet sich zum Beispiel ein Fehler, während Sie bei der Schulterpresse Ihren Arm nach außen führen, sollten Sie genau in dieser Position isometrisch trainieren.

Im Folgenden wird Ihnen gezeigt, wie Sie mithilfe spezifischer Geräte Ihr isometrisches Training auch für Ihre klassischen Trainingsübungen nutzen können, beispielsweise für die Kniebeuge oder das Kreuzheben. In vielen Fitnessstudios besteht die Möglichkeit, Hantelstangen in unterschiedlichen Höhen zu fixieren, um ein isometrisches Training positions- und übungsspezifisch umsetzen zu können. Es bietet sich an, diese fortgeschrittene Variante der isometrischen Arbeit in Ihr Training zu integrieren, nachdem Sie die Kontraktionsfähigkeit der Muskeln isoliert verbessert haben. Empfehlenswert ist es, die Positionen zu trainieren, in denen Sie schwächer sind oder sich Ihre technischen Fehler häufen. Alternativ können Sie auch hier in der Ausgangs-, Zwischen- und Endposition der Bewegung trainieren, so wie Sie es in diesem Kapitel bereits kennengelernt haben.

Weiterhin ist es auch möglich, sich innerhalb isometrischer positionsspezifischer Haltearbeit auf einzelne Muskeln oder Muskelgruppen zu konzentrieren. Wie gut können Sie in der Startposition des Kreuzhebens Ihren rechten beziehungsweise Ihren linken Latissimus kontrahieren, wie gut den Bizeps oder die Beinstrecker? Kontrahieren alle Anteile der Muskeln gleich gut oder zeigen sich Bereiche, in denen nur wenig Spannung erzeugt werden kann? Positionsspezifische Isometrie können Sie also auch als ein Feedback- und Trainingstool nutzen, um Kontraktionsdefizite, sogenannte blinde Flecken, innerhalb Ihrer Kontraktionsfähigkeit aufzudecken und gezielt aufzutrainieren.

In diesem Buch wird Ihnen aufgezeigt, wie Sie Ihre spezifische Kraft und Technik über ein isometrisches Training optimieren können. Sie sollten im Allgemeinen nur Übungen wählen, deren technische Grundlagen Sie bereits etwas beherrschen, bevor Sie ein isometrisches Training beginnen. Im Folgenden sind anhand ausgewählter Übungen mögliche Ansätze dargestellt, wie die Anwendung der Isometrie innerhalb einer Position erfolgen kann, jedoch ohne konkrete technische Anweisungen zu der Übung selbst zu geben. Sollten Sie noch keine Erfahrung mit diesen Übungen haben, nehmen Sie sich die Zeit, die technischen Grundlagen zu erlernen, bevor Sie mit dem isometrischen Training starten.

Bei den folgenden Übungen gehen Sie methodisch so vor, wie Sie es aus den vorherigen Übungen gelernt haben. Gehen Sie langsam in die Spannung und erhöhen Sie diese graduell.

▶ Beispiel 1: Kreuzheben

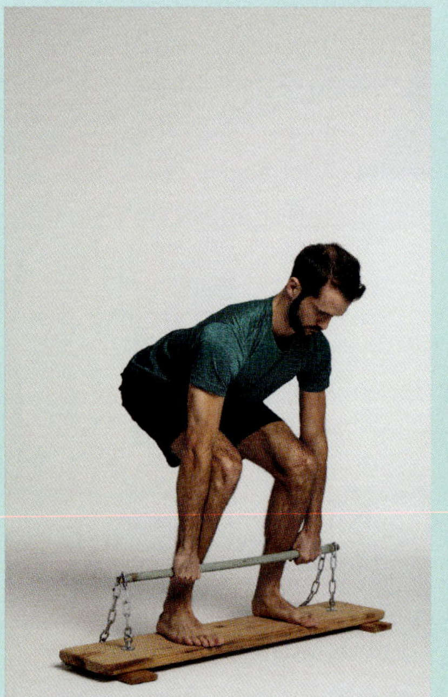

▶ *Beispiel einer Ausgangsposition*

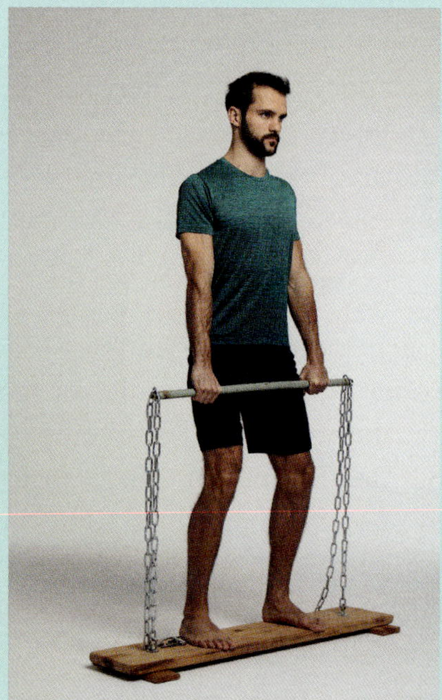

▶ *Beispiel einer Endposition*

▶ Beispiel 2: Ausfallschritt mit Überkopfarbeit

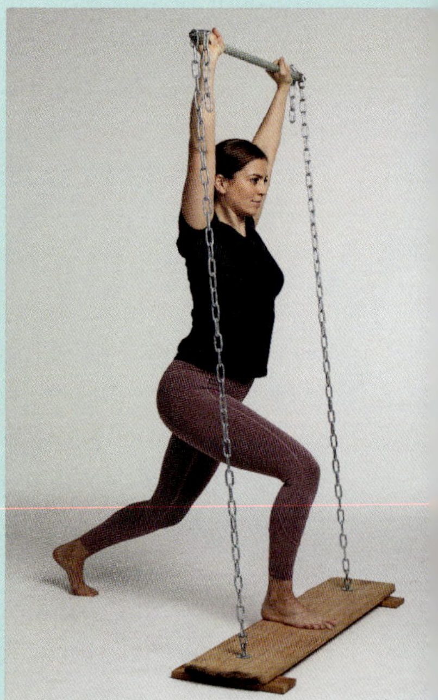

▶ *Beispiel einer Endposition*

▶ Beispiel 3: Vorgebeugtes Rudern

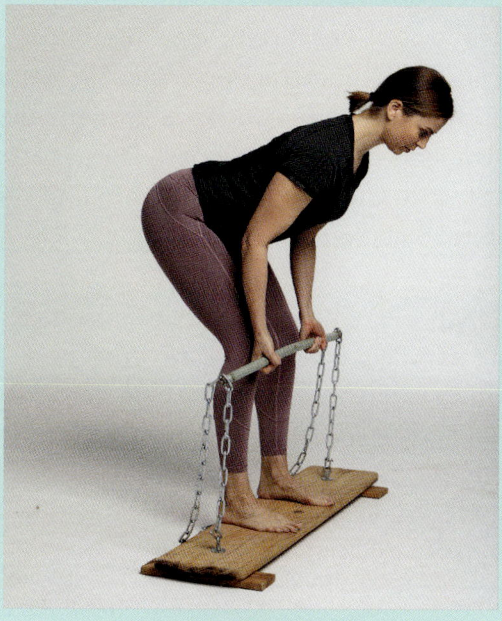

▶ *Beispiel einer Ausgangsposition*

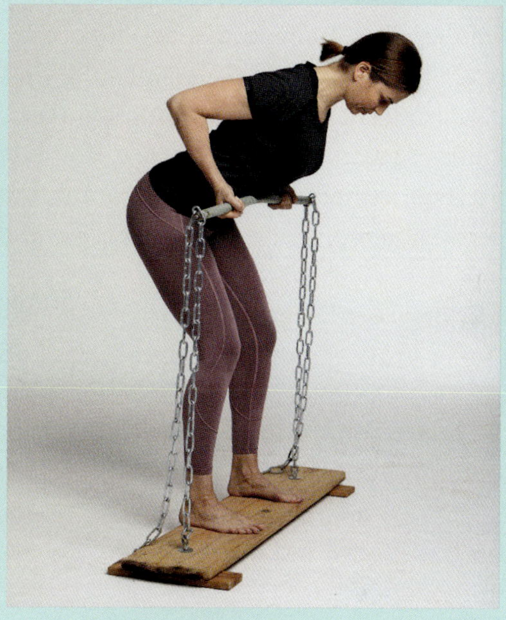

▶ *Beispiel einer Endposition*

▶ Beispiel 4: Bankdrücken

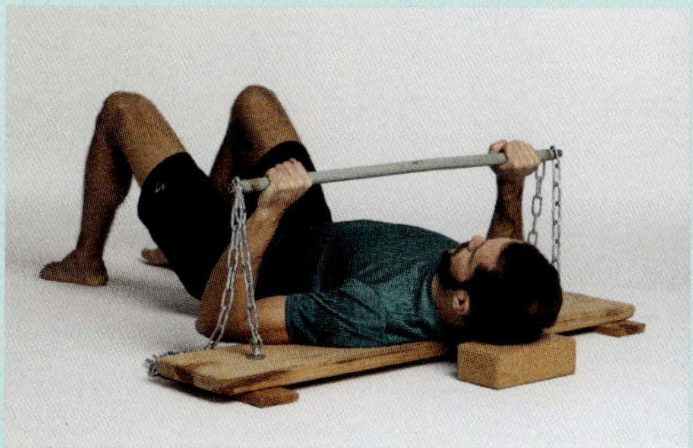

▶ *Beispiel einer Ausgangsposition*

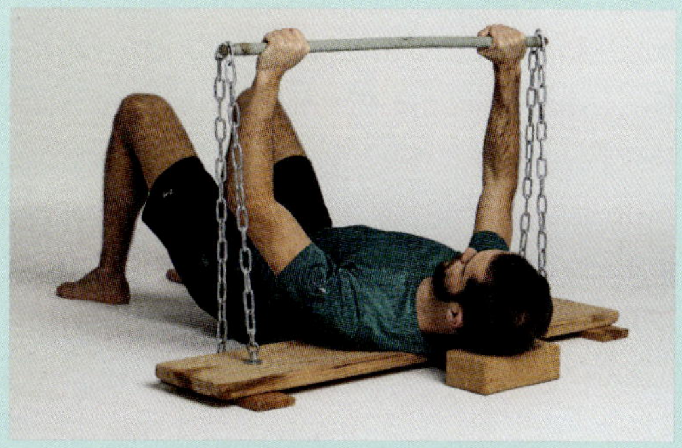

▶ *Beispiel einer Endposition*

Sweet-Spot-Training – Optimieren der Kraftübertragung

Im Folgenden werden Ihnen beispielhaft Möglichkeiten gezeigt, wie Sie die vielen Vorteile des isometrischen Trainings nutzen können, um Ihr sportspezifisches Training zu erweitern. Das Training des sogenannten Sweet Spot beschreibt eine Methode, mit deren Hilfe Sie bessere Gelenkpositionen für Ihre Kraftübertragung ermitteln können. Ihr Gehirn lernt hierdurch, optimale (technische) Gelenkpositionen zu finden und zu festigen, sodass Sie eine bessere Kraftübertragung erzeugen können. Diese fortgeschrittene Technik setzt jedoch voraus, dass Sie Ihre Gelenke gut ansteuern und kontrollieren können. Mehr dazu finden Sie in Kapitel 6 ab Seite 247.

Das Prinzip, das Sie anwenden können, ist einfach. Sie nehmen eine Position ein, in der Sie mehr Kraft erzeugen möchten, das könnte etwa ein Schlag oder ein Wurf sein. Ziel ist es, eine Optimierung der Gelenkpositionen zu erreichen. Der Punkt, an dem Sie die Kraft übertragen, ist dabei Ihr Referenzpunkt beziehungsweise Ihr Feedbacksystem. Wurde die optimale Position eingenommen, wird diese über maximale isometrische Anspannung neuronal gefestigt und eingeschliffen. Erinnern Sie sich? Je größer die Intensität des Reizes, desto stärker die neuronale Aktivität.

▶ Beispiel 1: Boxschlag

Stellen Sie einen Boxschlag nach, den Sie zum Beispiel gegen eine Wand ausführen. Ihre Faust drückt mit einem mittleren Druck gegen die Wand.

- Aus der Ausgangsposition fangen Sie an, Ihr Sprunggelenk des hinteren Beins leicht nach innen oder außen zu drehen. Bewegen Sie dabei nur den Fuß und halten Sie den Rest des Körpers unbewegt in der Schlagposition. Spüren Sie, wann sich der Druck der Faust über die Veränderung der Fußposition erhöht. Halten Sie diese Fußstellung.
- Nun ist die Hüfte an der Reihe. Bewegen Sie über die Hüfte das Knie leicht nach außen und innen und spüren Sie, in welcher Position sich die Kraft des Schlags erhöht. Halten Sie auch diese Position.
- Gehen Sie zum Becken und kippen Sie es vor und zurück. Achten Sie darauf, in welcher Beckenposition die Kraft auf die Wand steigt. Halten Sie diese Beckenposition.
- Gehen Sie dann zur Brustwirbelsäule und beugen und strecken Sie diese. Die Position, bei der die Kraft gegen die Wand steigt, wird eingehalten.

- Gehen Sie nun zum Kopf über. Rollen und strecken Sie ihn leicht und langsam in einer Nickbewegung. Halten Sie die Position, bei der Ihre Kraft gegen die Wand steigt.
- Heben und senken Sie nun Ihr Schulterblatt und halten Sie auch hier die Position, bei der die Kraft gegen die Wand steigt.
- Zum Schluss positionieren Sie die Schulter und den Ellenbogen, indem Sie den Ellenbogen nach außen und innen bewegen. Nehmen Sie auch hier die Position ein, die den Druck gegen die Wand erhöht.
- Nun spannen Sie Ihre gesamte rechte Seite vom Fuß über das Knie bis zu den Händen maximal isometrisch für 6 bis 8 Sekunden an und wiederholen die Übung 2- bis 3-mal hintereinander.

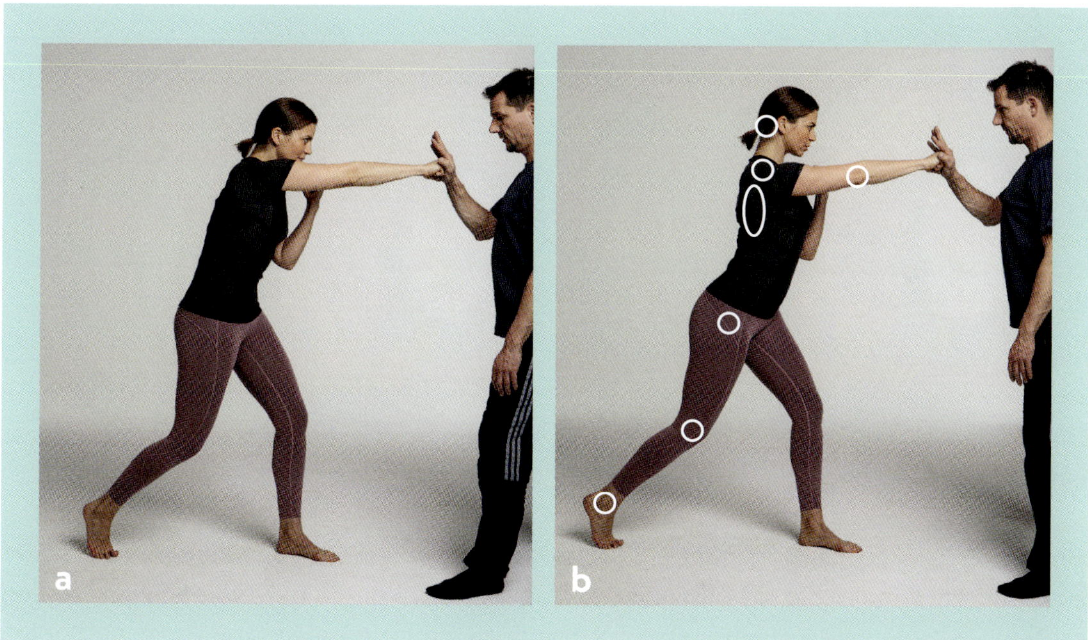

Die Bilder zeigen den Unterschied zwischen der anfangs eingenommenen Position (Bild a) und der Endposition (Bild b) in optimierten Gelenkstellungen, dem Sweet Spot.

▶ Beispiel 2: Ausholbewegung am Beispiel Wurf

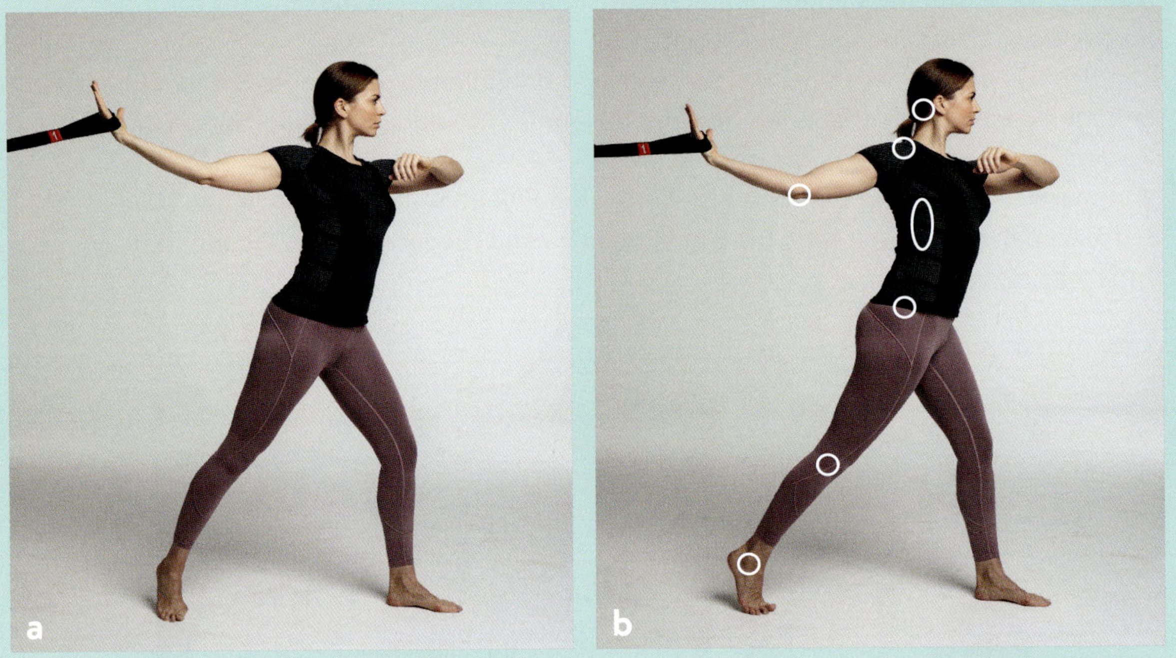

Die beiden Bilder zeigen exemplarisch die Optimierung der Gelenkpositionen vor einer Wurfbewegung.

Hinweis: Wenn es die Möglichkeit gibt, beispielsweise einen realen Schlag oder Wurf auszuführen, können Sie die Wirkung des Trainings auch durch das Sweet-Spot-Training prüfen.

Krafttests zur Identifizierung schwacher Kraftvektoren

Das Identifizieren von Kraftvektoren ist eine weitere Methode, um herauszufinden, wo die Fähigkeit, muskuläre Spannung zu erzeugen, eingeschränkt ist. Bei diesem unkomplizierten Test werden die Richtungen ermittelt, bei denen es Ihnen schwerfällt, ausreichend Spannung zu erzeugen.

Besonders am Ende der Bewegungsweite sollten Sie wissen, in welchen Vektoren es Ihnen Schwierigkeiten bereitet, genügend Spannung aufzubauen. Erinnern Sie sich? Die meisten Verletzungen ereignen sich, wenn Sie am Ende der Bewegungsweite keine ausreichende Kraft und damit Kontrolle über das Gelenk mehr haben.

Das Testen erfolgt durch einfache Krafttests, die Sie durchführen, während sich das Gelenk am Ende der Bewegungsweite befindet. Diese Methode eignet sich besonders für den Schulter- und Hüftbereich. Das Kräftigen der schwachen Vektoren lässt sich im Anschluss hervorragend über isometrische Muskelarbeit auftrainieren. Weiterhin sagt uns der jeweilige Kraftvektor auch etwas über die Zugehörigkeit der neuronalen Spannungsmuster dieser schwachen Muskeln. Für Ihr Gehirn sind die Muskeln, die sich auf der Körpervorderseite befinden, die Flexoren, die Muskeln auf der Körperrückseite sind die Extensoren. Dementsprechend werden die Spannungsmuster der Muskeln auf der Vorderseite über Mittelhirn und Medulla reguliert. Die Muskelspannungen auf der Rückseite erfolgen über Vermis und Pons.

Aus tonusmusterregulierender Sicht befinden sich die Extensoren also auf der Rückseite des Körpers und die Flexoren auf der Vorderseite. Wenn die Kraft von hinten erfolgt, müssen also die Muskeln auf der Rückseite, die Extensoren, die meiste Spannung aufbringen. Kommt die Kraft hingegen von vorn, müssen die Flexoren auf der Vorderseite mehr Spannung aufbringen. Kommt die Kraft von außen und wirkt nach innen, müssen die Abduktoren (die Muskeln, die beispielsweise den Arm nach außen führen), die Spannung erzeugen. Erfolgt die Kraft von innen nach außen, müssen die Adduktoren (die Muskeln, die beispielsweise den Arm nach innen führen) die Gegenspannung erzeugen. Abduktion und Außenrotation werden den Extensoren zugeordnet und die Adduktion und Innenrotation den Flexoren. Durch die Zuordnung der Bewegungen zu den spannungserzeugenden Hirnarealen haben Sie so ein gutes Mittel, die isometrische Arbeit an den schwachen Vektoren neuronal zu unterstützen.

Im Folgenden wird anhand von Muskeltests der Schulter aufgezeigt, wie Sie feststellen können, bei welchen Kraftvektoren Ihre Fähigkeit, Spannung zu erzeugen, eingeschränkt ist. Hierfür benötigen Sie einen Trainingspartner.

▶ Beispiel: Kraftvektorentest für die Schulter

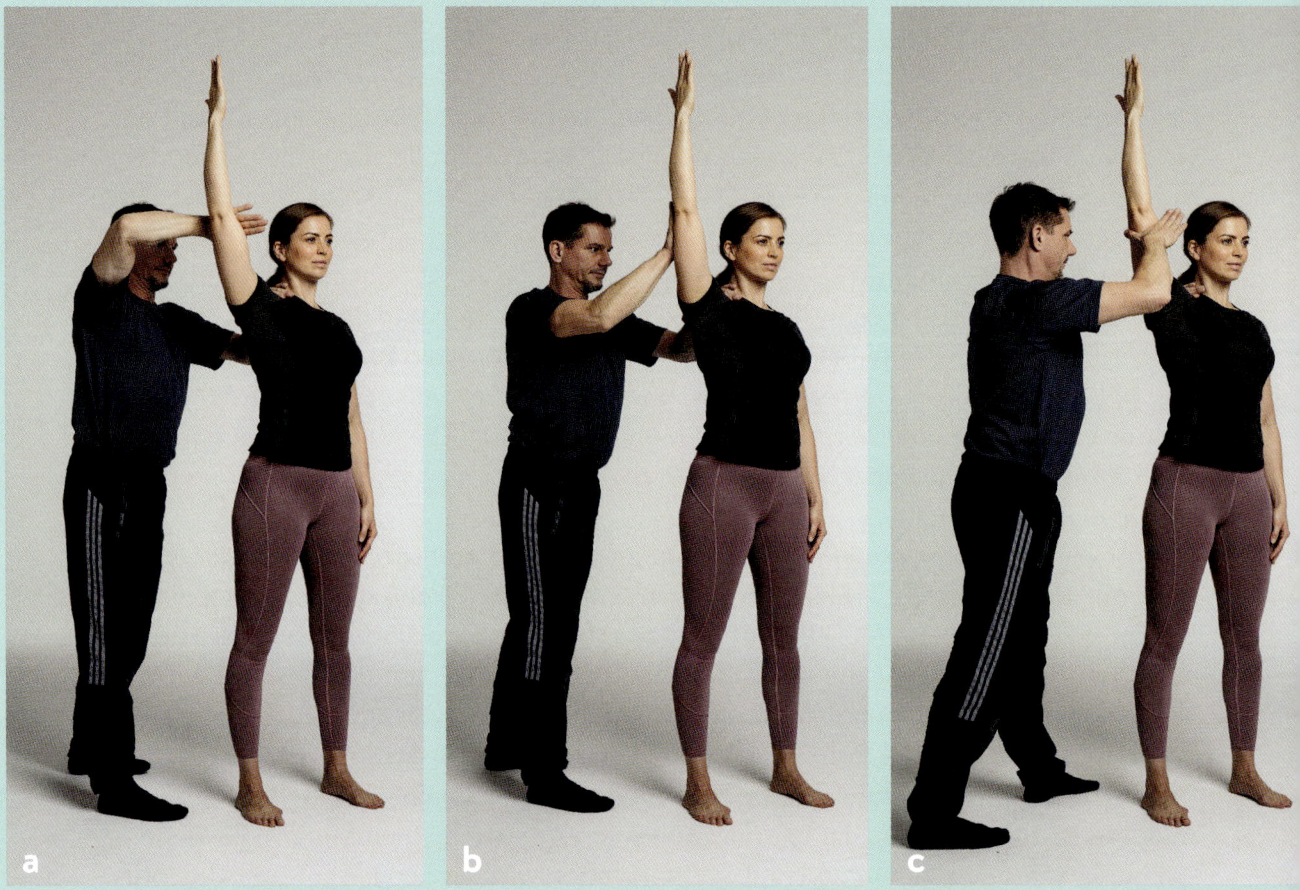

Nehmen Sie den neutralen Stand ein, Ihre Wirbelsäule ist lang und locker. Aus dieser Ausgangsposition heben Sie Ihren rechten Arm so weit wie möglich nach oben und halten ihn in dieser Position. Ihr Trainingspartner drückt nun jeweils 2- bis 3-mal für je 2 bis 3 Sekunden aus verschiedenen Winkeln gegen Ihren Oberarm, um festzustellen, bei welcher Druckrichtung Sie die größten Schwierigkeiten haben. Wichtig ist, dass der Druck zunächst langsam erfolgt und Ihre Schulter über eine Hand des Trainingspartners fixiert wird. Merken Sie sich die Tests, bei denen Sie Schwierigkeiten hatten.

Hinweis: Diese Bereiche sollten Sie nun in Verbindung mit einer Optimierung der Spannungsmuster aufbauen, indem Sie jeweils 1- bis 3-mal für 20 bis 30 Sekunden die spannungsregulierenden Hirnareale mit Übungen aus der folgenden Tabelle aktivieren und im Anschluss drei bis fünf Durchgänge mit jeweils drei bis fünf Wiederholungen à 4 bis 6 Sekunden die Kraft innerhalb des Vektors durch Isometrie wieder aufbauen.

Kraftdefizite bei Extension, Außenrotation oder Abduktion	Kraftdefizite bei Flexion, Innenrotation oder Adduktion
Pons aktivieren (Seite 129–133)	Medulla aktivieren (Seite 133–135)
Vermis aktivieren (Seite 137–148)	Mittelhirn aktivieren (Seite 104–111)

Trainingsempfehlungen zur Isometrie

Bei dem Training der Isometrie geht es um eine langfristige Entwicklung Ihrer Leistungsfähigkeit. Hier kommt es zunächst auf die Qualität des Trainings an. Das Training der Isometrie benötigt viel Zeit und Anstrengung, es fordert dadurch sicherlich Ihre Willensstärke und Arbeitsmoral.

Grundlegender Aufbau in Trainingsblöcken

Aufgrund der hohen Intensität bietet es sich an, beim Training der Isometrie in Blöcken zu arbeiten, indem Sie nicht Ihren ganzen Körper, sondern einzelne Muskeln oder Muskeln von Körperabschnitten separat als Block trainieren. So wird es Ihnen möglich, Ihre Trainingszeit auch kürzer zu gestalten und die einzelnen Bereiche intensiver zu beanspruchen. Die Trainingsblöcke können einen bis mehrere Tage oder auch Wochen umfassen. In der Praxis ist es nicht unüblich, sich mehrere Wochen mit zwei bis drei Muskeln oder Muskelgruppen zu beschäftigen. Wenn deren Kontraktionsfähigkeit optimiert wurde, wechselt man dann zu den nächsten Muskeln oder Muskelgruppen. Wichtig ist, dass Sie über die Zeit lernen, alle für Sie wichtigen Muskeln in ihrer Kontraktionsfähigkeit zu optimieren. So holen Sie das Beste aus Ihrem Training heraus.

Starten Sie mit der Wahrnehmung der Kontraktion

Sollten Sie sich entschließen, Ihr Training für einige Zeit ausschließlich isometrisch auszuführen, sollte zunächst der Fokus auf der Wahrnehmung der Kontraktion innerhalb

Ihrer Muskulatur liegen. Es geht in erster Linie darum, alle Anteile des Muskels in die Kontraktion einzubinden. Nutzen Sie hierfür das Training in der Ausgangs- (Dehn-), Zwischen- und Endposition der Bewegung.

Die Intensität der Kontraktion jeder einzelnen Wiederholung sollte erst langsam, mit gefühlten 50 Prozent erfolgen. Wenn mehr Kontrolle gegeben ist, sollte sie auf 100 Prozent gesteigert werden. Am Ende der Wiederholung beträgt sie gefühlte 150 Prozent und dauert zwischen 6 und 9 Sekunden. Je nach Leistungsfähigkeit und Ziel können Sie drei bis fünf Wiederholungen für ein bis drei Sätze durchführen.

Passen Sie das Training der Isometrie Ihren Zielen an

Sobald Sie alle Anteile Ihres Muskels gut rekrutieren können, bietet es sich an, das isometrische Training den jeweiligen Zielen anzupassen. Dafür verkürzen oder verlängern Sie die Zeit der jeweiligen Spannung. Für ein hypertrophieorientiertes Training sollten Sie zum Beispiel die Spannung länger als 30 Sekunden halten und die Pausen sehr kurz gestalten.

Ein weiteres aus neuronaler Sicht wichtiges Ziel ist, immer so variationsreich wie möglich zu trainieren. Daher sollten Sie, sobald Sie die allgemeine Kontraktionsfähigkeit des Muskels verbessert haben, diesen in verschiedenen Positionen trainieren (Seite 232). Nutzen Sie hierfür die Schrittpositionen der Sternschritte (Kapitel 6 ab Seite 272) und variieren Sie auch die Kopf- und Rumpfposition.

Grundsätzlich empfiehlt es sich, 2- bis 3-mal im Jahr für vier bis sechs Wochen Ihren Fokus auf die Verbesserung Ihrer Kontraktionsfähigkeit zu legen, indem Sie in dieser Zeit ein überwiegend isometrisches Krafttraining ausführen und Ihr »normales« Training deutlich herunterfahren.

Technische Aspekte durch Isometrie optimieren

Sie können das isometrische Training jedoch auch nutzen, um vor allem technische Aspekte zu optimieren. Hierzu gehen Sie in die jeweiligen Positionen, die es zu optimieren gilt, wie zum Beispiel Positionen, in denen technische Fehler auftreten. Dann führen Sie Ihr Training wie beschrieben aus, indem Sie die Spannung für jeweils 6 bis 9 Sekunden pro Wiederholung kontinuierlich von 50 auf gefühlte 150 Prozent steigern. Beherrschen Sie die Spannungsentwicklung in den jeweiligen Positionen, können

Sie auch hier die Kontraktionsdauer und Intensität den gewünschten Anforderungen und Zielen anpassen.

Positionsspezifisch Kraft innerhalb einer Übung durch Isometrie verbessern

Auf ähnliche Weise können Sie die Isometrie nutzen, um extrem viel Spannung in Ihren Übungen zu erzeugen, beispielsweise bei einer Kniebeuge. So verbessern Sie die Fähigkeit, positionsspezifische Kraft zu erzeugen. Hierfür eignen sich die Übungen, die Sie bei der positionsspezifischen Isometrie mit dem Iso-Rack ab Seite 236 finden. Das Prinzip bleibt dasselbe: Sie führen, nachdem Sie die jeweiligen spezifischen Positionen eingenommen haben, Ihre isometrische Muskelarbeit wie beschrieben für jeweils 6 bis 9 Sekunden pro Wiederholung aus. Steigern Sie auch hier die Intensität innerhalb jeder Wiederholung kontinuierlich von 50 auf 150 Prozent. Beherrschen Sie die Spannungsentwicklung in den jeweiligen Positionen, können Sie auch hier die Kontraktionsdauer und Intensität Ihren Anforderungen und Zielen entsprechend ausführen.

Trainingsempfehlung Isometrie	

Grundlegender Aufbau in Trainingsblöcken	• 2- bis 3-mal im Jahr für 4 bis 6 Wochen ausführen
	  • einzelne Muskeln oder Körperabschnitte separat als Block trainieren
	  • nach und nach alle relevanten Muskelgruppen auftrainieren
	  • Training den Zielen anpassen

Technische Aspekte verbessern	• Position des technischen Fehlers einnehmen • zum Erlernen die Kontraktion 6 bis 9 Sekunden kontinuierlich steigern • Ausführung der Kontraktion zielspezifisch anpassen
Positionsspezifisch Kraft innerhalb einer Übung verbessern	• zum Erlernen die Kontraktion 6 bis 9 Sekunden kontinuierlich steigern • Ausführung der Kontraktion zielspezifisch anpassen

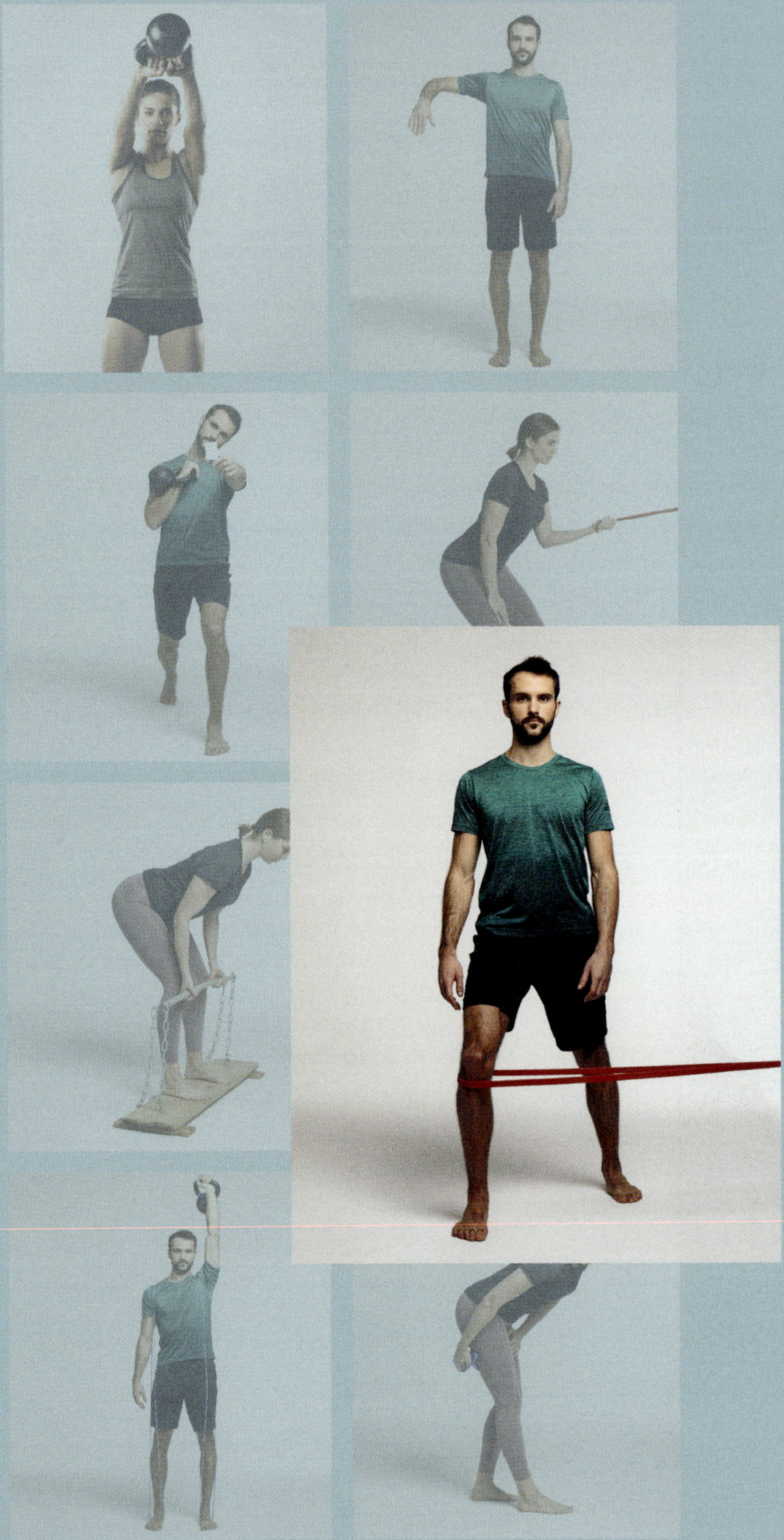

Loaded-Mobility-Training

6

Die dynamische Kraft der Gelenke

In den vorherigen Kapiteln haben Sie Möglichkeiten kennengelernt, um die neuronalen Rahmenbedingungen und das Kontraktionspotenzial des Muskels zu erhöhen. Dieses Kapitel zeigt Ihnen nun, wie Sie die Spannungserzeugung innerhalb einer Gelenkbewegung verbessern können. Bei jeglicher Form von Bewegung geht es eigentlich darum, die Knochen mithilfe muskulärer Spannungen zu bewegen. Diese Bewegung findet in den Gelenken statt. Für Ihr Gehirn, das die Spannung des Muskels steuert, ist es verständlicherweise essenziell, diese wichtigen Bereiche sicher und stabil zu wissen.

Durch unzureichende reflexive Stabilitätsbedingungen, mangelnde motorische Kontrolle, einseitige Bewegungen und Belastungen kann es zu negativen Anpassungen der verschiedenen Gewebestrukturen in und um Ihre Gelenke kommen – Bänder, Sehnen, Gelenkflächen und auch Knochen können davon betroffen sein. Diese werden in ihrer Funktionalität eingeschränkt und nach und nach auch in ihrer Struktur verändert. Die Form folgt der Funktion. Funktionalitätseinschränkungen und Strukturveränderungen führen wiederum unweigerlich zu qualitativ und quantitativ schlechteren sensorischen Informationen aus diesen Bereichen. Diese sensorischen und funktionellen Einschränkungen reduzieren die Vorhersehbarkeit und stellen neuronal betrachtet eine permanente Bedrohung für das Gehirn dar.

Eine gute Vorhersehbarkeit in den außerordentlich bedeutenden Bereichen der Gelenke ist für das Gehirn jedoch besonders wichtig, um Entscheidungen darüber zu treffen, wie viel Spannung erzeugt werden darf. Verletzungen in diesen Strukturen hätten schließlich extrem negative Folgen für den Organismus. Zusammenfassend lässt sich also sagen: Die Gesundheit und Funktionalität von Strukturen, die Knochen miteinander verbinden, ist von höchster Bedeutung, wenn es um Krafterzeugung geht. Gewährleisten diese Bereiche nicht ausreichend gute Informationen und Stabilität, wird eine hohe Spannung und Kraftübertragung in diesen Bereichen nicht zugelassen. Aus einer neurozentrierten Perspektive ist es daher unumgänglich, diese Strukturen in ihrer Funktionalität und Qualität zu verbessern. Auch für die Gelenkbewegungen gibt es Repräsentationen im Gehirn, die es gilt, bestmöglich aufzubauen.

Dynamische Kräftigung der Gelenkstrukturen

In der sensorischen Stimulation und einer optimalen spezifischen Belastung der Gelenke liegt wohl der beste und einfachste Weg, diese Bereiche zu trainieren. Hierfür eignet sich besonders das sogenannte Loaded-Mobility-Training, das im Folgenden vorgestellt wird.

Im Loaded-Mobility-Training geht es darum, über elastische Kraftbänder eine dynamische Kräftigung der Gelenkstrukturen zu erzeugen. Im Gegensatz zu dem Training mit Gewichten ist es mithilfe der Bänder möglich, eine kontinuierliche Beschleunigung und Spannungsentwicklung über die gesamte Bewegungsweite zu erzielen, die nicht willkürlich abgebremst werden muss. Die Fähigkeit, das Gelenk im gesamten Bewegungsumfang zu kontrollieren, ist vor allem im Sport eine wichtige Komponente der Leistungsfähigkeit. Aufgrund ihrer elastischen Eigenschaften sind die Bänder zudem schwieriger zu stabilisieren als Gewichte oder Geräte. Hierdurch bewirken sie mehr Kontrolle im Gelenk und reflexive Stabilität.

Der wahrscheinlich größte Vorteil jedoch ist, dass ein Loaded-Mobility-Training ein sicheres Training am Ende der Bewegungsweite zulässt. Die Bewegung am Ende der Bewegungsweite wird vom Gehirn grundsätzlich als potenziell bedrohlich eingestuft. Durch die im Loaded-Mobility-Training erworbene Kontrolle und Stabilität am Ende der Bewegungsweite werden diese Gelenkpositionen vom Gehirn neu beurteilt und eingestuft. Durch ein Loaded-Mobility-Training wird die Bewegung für Ihr Gehirn vorhersehbarer und lässt mehr Spannung und Kraft zu.

Zusätzlich werden beim Loaded-Mobility-Training verschiedene Rezeptoren aktiviert, deren Informationen für eine optimale Vorhersehbarkeit des Gelenks essenziell sind – durch ein klassisches Krafttraining können diese meist nicht stimuliert werden. Durch das Loaded-Mobility-Training haben Sie die Möglichkeit, diverse sehr positions-, bewegungs- und geschwindigkeitsabhängige Rezeptoren zu aktivieren. Vor allem im Sport sind die Rezeptoren besonders wichtig, die verschiedene Bewegungsformen – wie etwa Scherbewegungen – registrieren.

Ein weiterer Vorteil des Loaded-Mobility-Trainings ist, dass es sämtliche Strukturen, die mit einem Gelenk in Verbindung stehen, verbessert. Besonders Systeme, die die Gelenke umspannen, werden in ihren Funktionen positiv beeinflusst. Dazu gehören beispielsweise die peripheren Nerven, die sensorische Informationen zwischen Rezeptoren und Gehirn hin- und zurückleiten, sowie das verbindende und formgebende Fasziensystem.

Die optimale Anwendung der Kraftbänder

Wenn Sie mit einem elastischen Kraftband arbeiten möchten, legen Sie eine Schlaufe um einen stabilen und gut befestigten Gegenstand, beispielsweise einen Kraftturm, eine Sprossenwand oder Ähnliches, und überprüfen dessen Sicherheit. Falls Sie einen Trainingspartner haben, weisen Sie ihn noch einmal auf die Wichtigkeit Ihrer Sicherheit während der Übungsausführung hin. Befestigen Sie das andere Bandende nahe ober- oder unterhalb des zu trainierenden Gelenks. Dann beginnen Sie die jeweilige Übung.

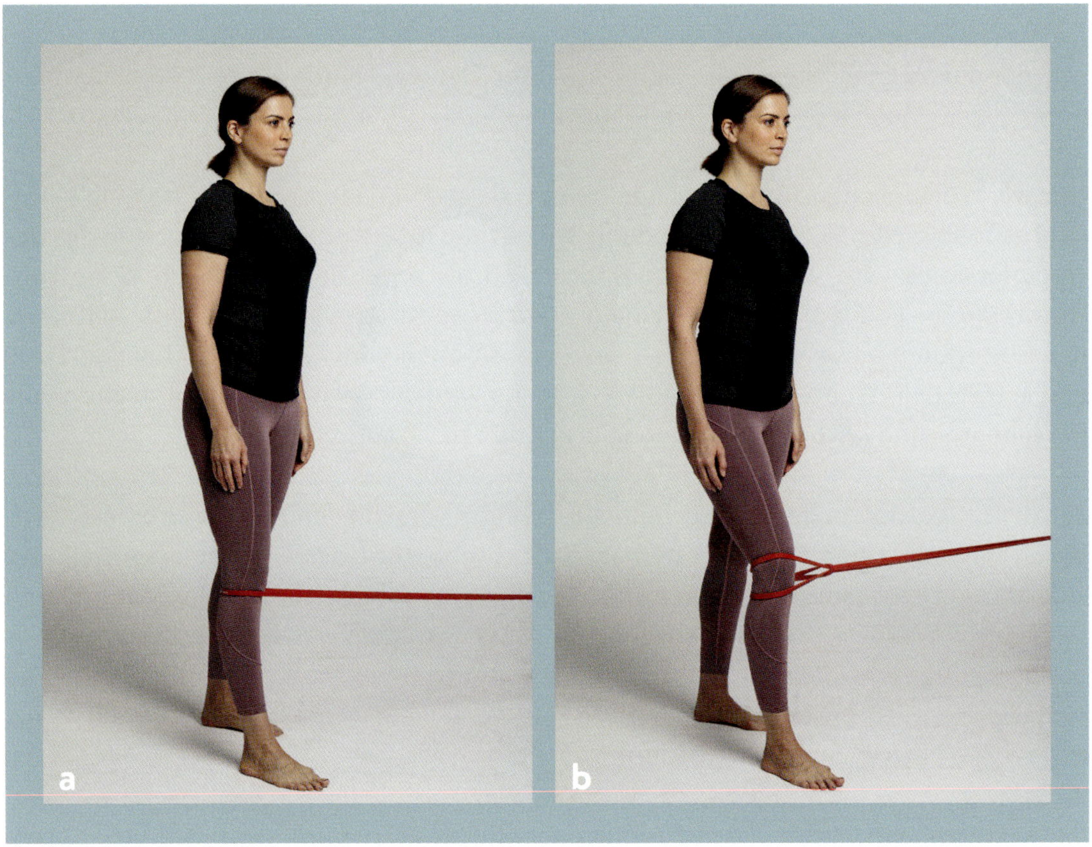

Diese beiden Bilder zeigen verschiedene Möglichkeiten, ein Band am Körper zu befestigen.

Wählen Sie die Stärke des Bands zu Beginn nicht zu hoch, damit die Qualität und der Umfang Ihrer Gelenkbewegung nicht eingeschränkt werden. Sie sollten den Widerstand während der Bewegung lediglich gut spüren. Im Allgemeinen können Sie für Sprunggelenk, Knie und Ellenbogen eine leichte bis mittlere Bandstärke und für die Brustwirbelsäule einen etwas stärkeren Widerstand wählen. Für den Schulter-, Hüft- und Handgelenkbereich eignet sich wiederum eine leichte Bandstärke. Wenn Sie die Übungen gut beherrschen, sollte die Bandstärke so gewählt werden, dass Sie qualitativ hochwertige Bewegungen ausführen können und zum Ende der Übungen eine deutliche Ermüdung in Ihrem Gelenk spüren.

Sicherheit geht vor!

Prüfen Sie Ihre Kraftbänder immer auf eventuelle Schäden, bevor Sie ein Training beginnen. Es sollten keinerlei Einschnitte oder Ähnliches spür- und sichtbar sein. Ihr Band muss sich in einem einwandfreien Zustand befinden.

Loaded-Mobility-Training neuronal vorbereiten

Grundsätzlich können Sie alle Komponenten der reflexiven Stabilisierung und der willkürlichen Bewegung nutzen, um Ihr Loaded-Mobility-Training zu verbessern. In der Praxis zeigt sich, dass ein Aktivieren der Medulla, das sensorische Vorbahnen und das Gleichgewichtstraining hervorragende Möglichkeiten sind, Ihr Loaded-Mobility-Training schnell und effektiv vorzubereiten.

Erinnern Sie sich? In Kapitel 4 ab Seite 182 habe ich beschrieben, dass alle sensorischen und motorischen Informationen in der Medulla im Hirnstamms kreuzen. Des Weiteren werden zusätzlich sowohl der Bewegungsplan als auch der Bewegungsbefehl durch die Medulla gesendet. Die Medulla zu aktivieren, ist daher sicherlich eine der unkompliziertesten Vorgehensweisen, in kürzester Zeit viele positive Veränderungen zu erzielen. Für das Training Ihrer rechten Körperseite aktivieren Sie die rechte Medulla und für das Training der linken Körperseite Ihre linke. Übungen hierzu finden Sie in Kapitel 3 auf den Seiten 134 und 135.

Lernen Sie, Ihre Gelenke aktiv zu kontrollieren

Um optimale Bedingungen für das Loaded-Mobility-Training zu schaffen, sollten Sie zuvor lernen, Ihre Gelenke isoliert und aktiv zu kontrollieren. Je besser Sie diese Fähigkeit entwickelt haben, desto mehr können Sie aus Ihrem Loaded-Mobility-Training herausholen. Üben Sie, die einzelnen Gelenke mit Kreisbewegungen in vollem Bewegungsumfang und mit so wenig Spannung wie möglich zu aktivieren. Wer sich intensiver damit auseinandersetzen möchte, dem empfehle ich weitere Übungen aus dem Titel *Training beginnt im Gehirn*.

Um schnell wichtige Areale zu aktivieren, die Ihr Loaded-Mobility-Training unterstützen, können Sie auch ein sensorisches Stimulieren des Gelenks einsetzen. Dieses sensorische Vorbahnen erzeugt vor allem Aktivität innerhalb des Parietallappens. Der Parietallappen ist einer der wichtigsten Bereiche der sensorischen Integration (siehe auch Kapitel 5, Seite 166 und 169–171).

Zu guter Letzt können Sie das Gleichgewichtssystem der gleichen Körperseite ansprechen, um Ihr Loaded-Mobility-Training zu verbessern. Über das Gleichgewichtssystem werden zum einen wichtige Gleichgewichtsreflexe ausgelöst, zum anderen wird hierdurch auch das gleichseitige Kleinhirn stark aktiviert. Ihr Kleinhirn ist verantwortlich für die Bewegungskoordination und Bewegungskorrektur. Übungen, um Ihr Gleichgewicht zu aktivieren, finden Sie in Kapitel 3 auf den Seiten 43 bis 84.

Variieren Sie Ihr Training regelmäßig

Beim Training sollten Sie die Zugrichtung des Bands beständig variieren. Entweder kann Ihr Trainingspartner seine Position wechseln oder Sie nehmen einen anderen Winkel zur Bandbefestigung ein. Dies bietet Ihnen die Möglichkeit, sämtliche Bereiche der Bewegung sowohl konzentrisch als auch exzentrisch zu beanspruchen und Ihre Gelenke umfangreich unter Spannung zu setzen. Zieht das Band zum Beispiel Ihr Knie nach innen, so veranlasst diese Zugrichtung, dass die Kniebewegung nach außen mehr überwindende Arbeit (konzentrisch) und die Kniebewegung nach innen mehr abbremsende Arbeit (exzentrische) verrichten muss. Besonders im Sport ergeben sich so zahlreiche Möglichkeiten, die Gelenkbewegungen den jeweiligen Belastungsbedingungen spezifisch anzupassen. Je variantenreicher Sie arbeiten, desto mehr Aktivität bewirken Sie auch in wichtigen Hirnbereichen wie dem Kleinhirn oder Ihrem primär-motorischen Kortex. Für Ihre Leistungsfähigkeit bringt dies zahlreiche positive Auswirkungen mit sich.

Loaded-Mobility-Training für ausgewählte Gelenke

Eine Bewegung ist immer nur so gut, wie jedes an der Bewegung beteiligte Gelenk auch vorhersehbar ist, das heißt, seine Bewegung soll dem Gehirn als voll verfügbar und aktiv kontrollierbar erscheinen. Dies bezieht sich insbesondere auf die Fähigkeit, im Gelenk ausreichend Spannung zu erzeugen, speziell wenn sich Ihr Gelenk in extremeren Bewegungspositionen befindet.

Sämtliche Strukturen, die mit Gelenken in Verbindung stehen, werden über ein dynamisches Kräftigen der Gelenke in ihrer Funktion verbessert. Auf den nächsten Seiten werden Ihnen diese vorgestellt. Besonders Systeme, die die Gelenke miteinander verbinden, profitieren von diesem Training, etwa Sehnen und Bänder, periphere Nerven und fasziale Strukturen.

Loaded-Mobility-Training führt schnell zur Ermüdung

Für die meisten Menschen ist dieses gezielte Erzeugen von Spannung neu und führt daher recht schnell zu lokaler Ermüdung. Diese Ermüdungserscheinungen sind natürlich erwünscht, es ist anfangs jedoch wichtig, dass trotz Ermüdung eine gute technische Ausführung beibehalten wird. Wählen Sie die Stärke des Bands daher zu Beginn etwas leichter und konzentrieren Sie sich auf die Qualität der Gelenkbewegung. Es ist im Loaded-Mobility-Training nicht notwendig, stets alle beziehungsweise möglichst viele Gelenkpositionen zu trainieren. Lassen Sie sich Zeit und arbeiten Sie sich Gelenk für Gelenk vor.

Jeder Sportler sollte in der Lage sein, alle wichtigen Gelenke im gesamten Bewegungsausmaß in jeder Geschwindigkeit aktiv durch optimale Spannungserzeugung kontrollieren zu können. Einerseits ist dies bedeutsam, um so wenig Leistungseinschränkungen wie möglich zu erfahren, andererseits um seine Bewegung im vollen Ausmaß nutzen zu können. Im Folgenden wird an einer Auswahl bedeutender Gelenke exemplarisch dargestellt, wie Sie ein Loaded-Mobility-Training durchführen. Wenn Sie Erfahrungen gesammelt haben und Ihre Gelenke gut kontrollieren können, kann das Loaded-Mobility-Training auch mit anderen Gelenken ausgeführt werden.

▶ Sprunggelenkkreisen

Material: elastisches Band

Das Sprunggelenk ist ein wichtiges Gelenk in der Kraftübertragungskette. Es besitzt ein hohes Maß an Bewegungsmöglichkeiten, wird im Alltag jedoch meist sehr einseitig benutzt. Bei vielen Menschen hat es auch schon leichte Verletzungen erlebt, zum Beispiel durch Umknicken oder Prellungen. Hier zeigen sich häufig Defizite, adäquat und umfangreich Spannung erzeugen zu können. Das Sprunggelenkkreisen ist die einfachste Art, das Sprunggelenk in einem großen Bewegungsausmaß zu kontrollieren und zu stabilisieren.

1. Befestigen Sie das Band auf Höhe Ihres Sprunggelenks an einem festen Gegenstand oder bitten Sie einen Trainingspartner, das Band entsprechend zu halten. Legen Sie das andere Ende des Bands um Ihr Sprunggelenk. Nehmen Sie den neutralen Stand ein und gehen Sie dann mit Ihrem rechten Bein in eine leichte Ausfallschrittstellung nach vorn.
2. Heben Sie die rechte Ferse leicht an. Kreisen Sie Ihren Fuß nun über das Sprunggelenk erst 5- bis 15-mal im Uhrzeigersinn, dann gegen den Uhrzeigersinn – arbeiten Sie gegen den Widerstand des Bands. Halten Sie Ihren Fußballen während der ganzen Bewegung auf dem Boden. Die Bewegung erfolgt nur aus dem Gelenk. Wiederholen Sie die Übung 2- bis 5-mal.

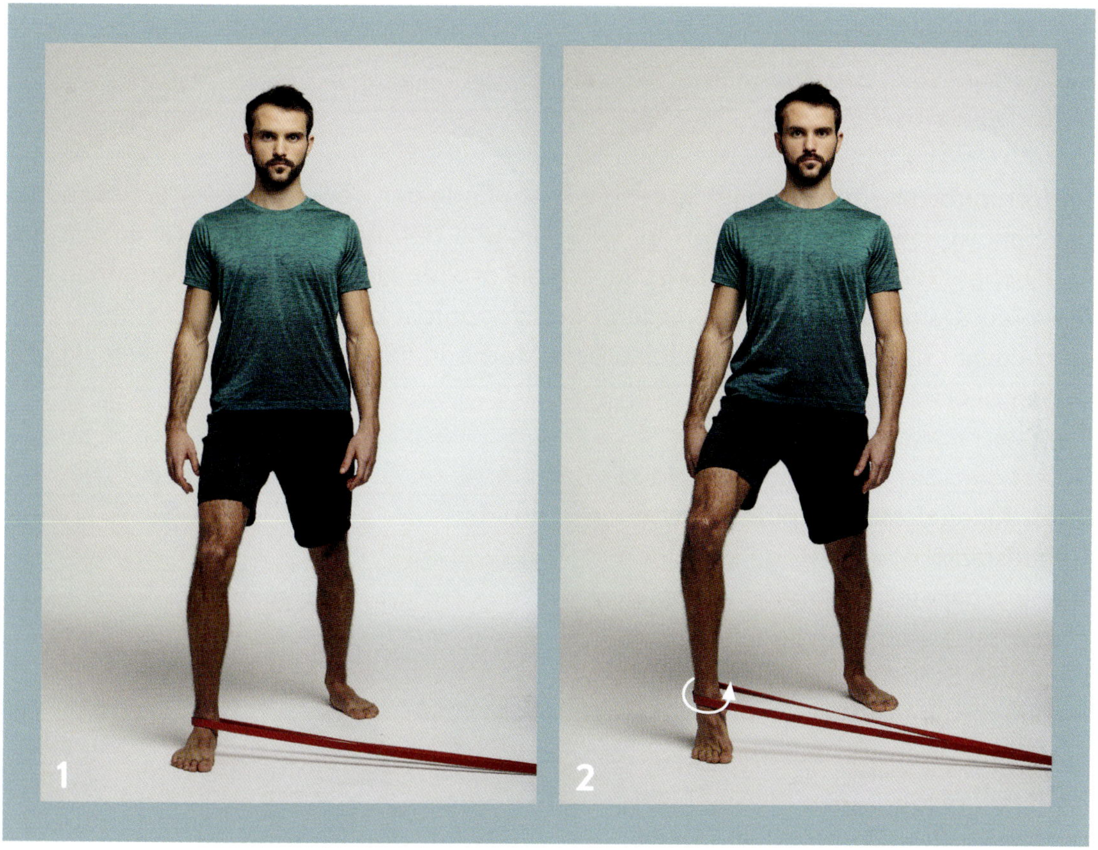

Mein Expertentipp

Ist die Spannung in Ihrem Sprunggelenk sehr hoch, ist es also sehr fest, empfehle ich Ihnen, die Formatio reticularis vorbereitend zu aktivieren. Diese Stammhirnstruktur hat besonders positiven Einfluss auf die Spannungen Ihrer Füße und Hände. Für Ihr rechtes Sprunggelenk müssen Sie Ihre rechte Formatio reticularis aktivieren, für Ihr linkes Sprunggelenk entsprechend Ihre linke Formatio reticularis. Die Übungen hierzu finden Sie in Kapitel 3 ab Seite 118.

▶ Kniekreisen

Material: elastisches Band

Verletzungen ereignen sich im Sport meist am Ende der Bewegungsweite. Besonders das Knie ist davon häufig betroffen. Im Sport und besonders im Krafttraining ist das Knie hohen Belastungen ausgesetzt. Durch die großen Hebel ist es schwieriger zu stabilisieren. Daher ist es wichtig, diesen Bereich optimal kontrollieren und stabilisieren zu können. Kniekreisen stellt die leichteste Methode dar, um viele dieser Gelenkpositionen zu erschließen.

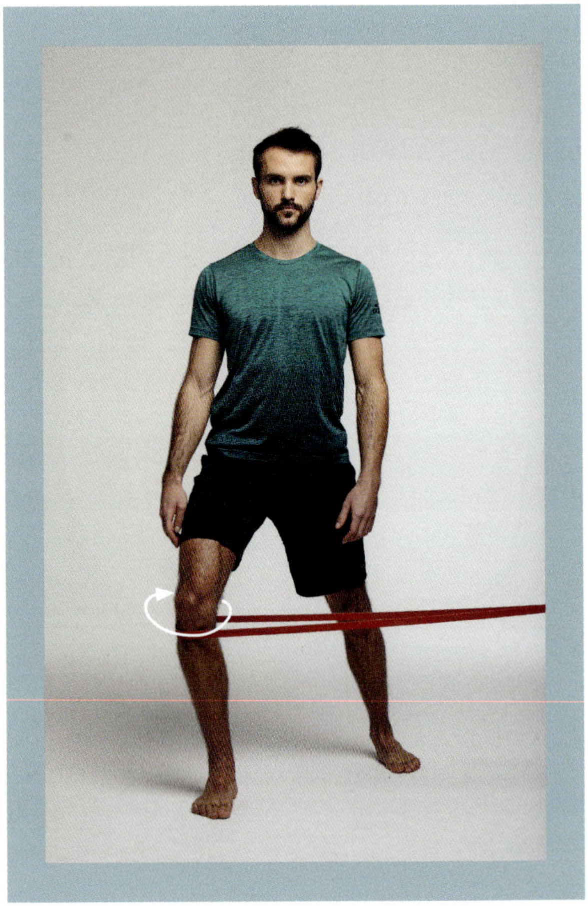

Befestigen Sie das Band auf Höhe Ihres Kniegelenks an einem festen Gegenstand oder bitten Sie einen Trainingspartner, das Band entsprechend zu halten. Beginnen Sie im neutralen Stand. Gehen Sie von dort mit dem rechten Bein in einen kleinen Ausfallschritt leicht diagonal nach rechts vorn. Das rechte Knie ist gestreckt. Aus der Streckung beginnend, kreisen Sie das Knie 3- bis 5-mal über innen im Uhrzeigersinn nach außen. Achten Sie darauf, dass Sie es nach jedem Kreis wieder vollständig strecken und dass die Bewegung in der Kniegelenkfläche stattfindet. Das Becken bleibt parallel nach vorn ausgerichtet und die Wirbelsäule ist, wie im neutralen Stand, locker und lang. Im Anschluss kreisen Sie das Knie über außen 5- bis 15-mal gegen den Uhrzeigersinn. Wiederholen Sie die Übung 2- bis 5-mal.

▶ Variante: Kniekreisen mit zwei Bändern

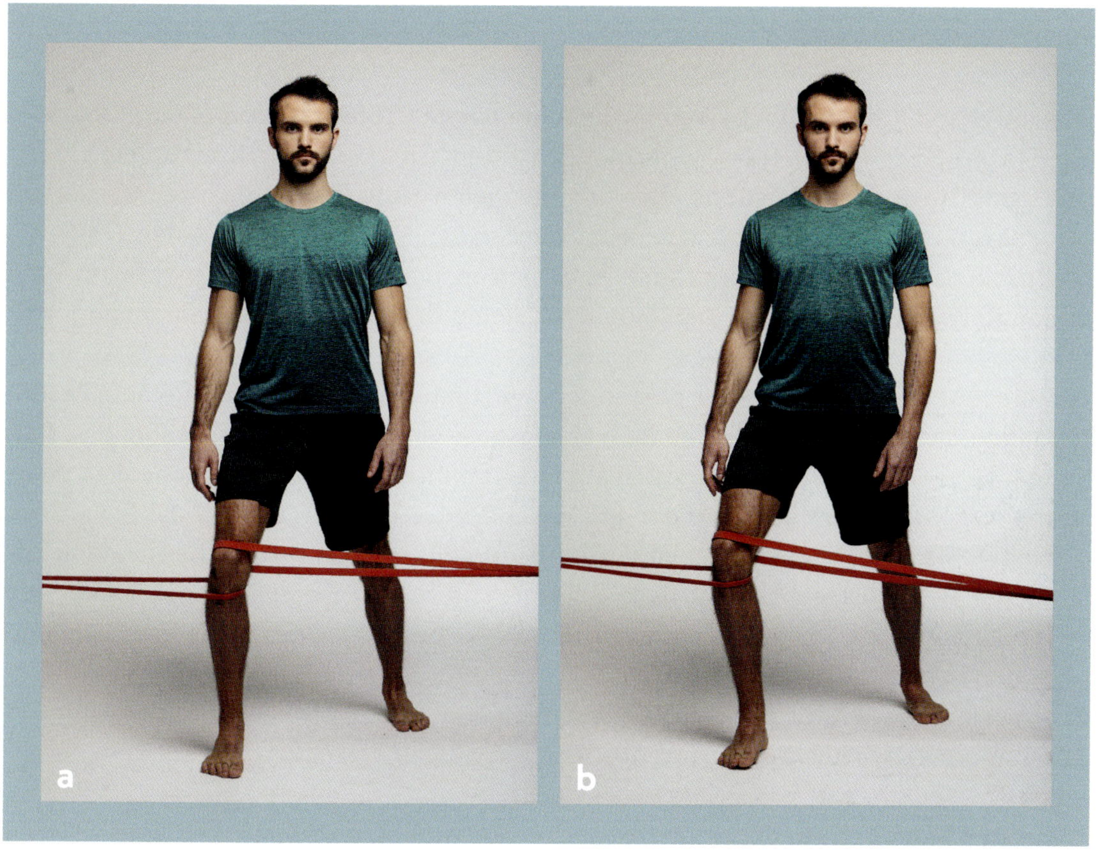

Eine Variante, um die Wirkungen des Loaded-Mobility-Trainings noch effektiver zu machen, ist das Training mit zwei Bändern. Auch wichtige Rezeptoren, die Scher- und Gegendrehbewegungen registrieren, werden so aktiviert. Dafür wird jeweils ein Band oberhalb und ein Band unterhalb des Gelenks befestigt, ansonsten wird die Übung wie zuvor beschrieben ausgeführt. Diese Variante eignet sich auch hervorragend für Ihr Loaded-Mobility-Training des Sprunggelenks.

▶ Hüftkreisen

Material: elastisches Band

Die Hüfte spielt eine entscheidende Rolle bei der Kraftübertragung in den Oberkörper. Sie besitzt sehr viele Bewegungsmöglichkeiten, wird jedoch im Krafttraining meist sehr einseitig und unzureichend trainiert. Bei vielen Hüftbewegungen zeigt sich deshalb, dass nicht genug Spannung erzeugt werden kann. Aufgrund der vielen Freiheitsgrade, die das Hüftgelenk besitzt, bietet es sich an, das Hüftkreisen in mehreren Positionen zu trainieren. So trägt man möglichst vielen Bewegungsgraden Rechnung.

1. Befestigen Sie das Band auf Höhe Ihres Hüftgelenks oder tiefer an einem festen Gegenstand oder bitten Sie einen Trainingspartner, das Band entsprechend zu halten. Legen Sie das andere Ende des Bands um Ihren rechten Oberschenkel. Nehmen Sie den neutralen Stand ein und verlagern Sie das Gewicht auf das linke Bein. Halten Sie sich für mehr Stabilität gegebenenfalls seitlich fest. Heben Sie nun das rechte Bein gestreckt leicht nach vorn an und halten Sie es dabei so locker wie möglich. Kreisen Sie das Bein nun aus der Hüfte heraus jeweils 5- bis 15-mal im und gegen den Uhrzeigersinn.
2. Führen Sie das Hüftkreisen auch mit seitlich angehobenem Bein durch.
3. Führen Sie das Hüftkreisen abschließend mit nach hinten gestrecktem Bein durch.

Hinweis: Diejenigen Beinpositionen, die Sie am wenigsten fühlen und kontrollieren können, sollten Sie zusammen mit den vorbereitenden Übungen auf den Seiten 251 bis 253 vermehrt ins Training integrieren.

Tipp: Diese Übung wird einfacher, wenn Sie sich mit dem Standbein auf eine Erhöhung stellen, etwa einen Yogablock oder eine Hantelscheibe. Meist kann das Becken so besser in der neutralen Position gehalten werden.

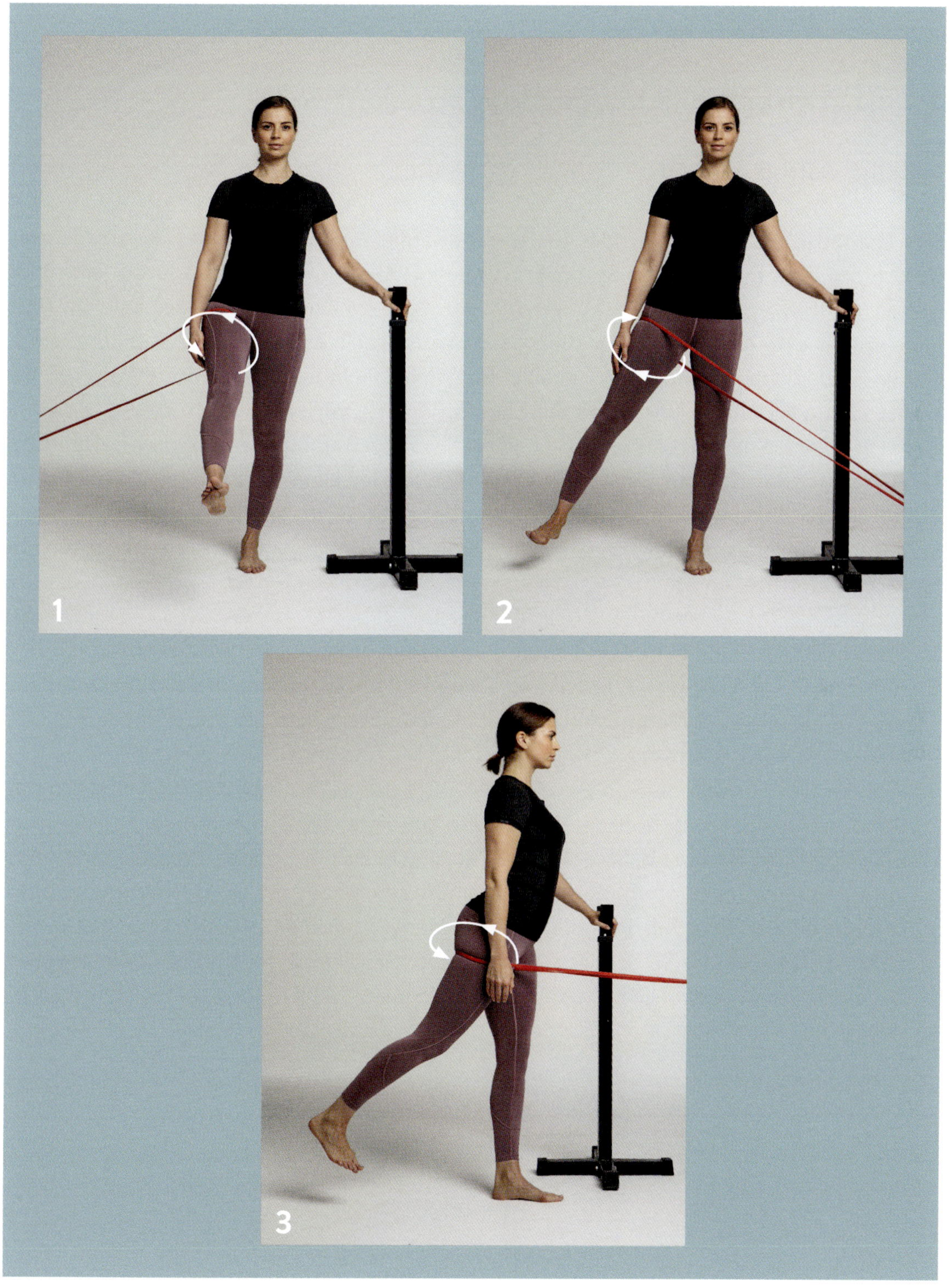
1
2
3

▶ Brustwirbelsäule beugen und strecken

Material: elastisches Band

Das Loaded-Mobility-Training der Brustwirbelsäule ist zum einen ein hervorragendes Mittel, um eine bessere Bewegungskontrolle zu bekommen, zum anderen kann hier gezielt die Bewegung stabilisiert werden. Ein Arbeiten mit der Wirbelsäule bewirkt auch immer eine Aktivitätssteigerung des Vermis, was Sie in der Folge stabiler macht. Daher ist das Loaded-Mobility-Training der Wirbelsäule auch ein guter Weg, um Ihr Krafttraining im Allgemeinen und die Funktionen des Vermis zu verbessern. Die wohl einfachste Art, Spannung über ein Loaded-Mobility-Training der Brustwirbelsäule zu erreichen, ist das Beugen gegen die Kraftbänder. Der Hauptfokus liegt hier auf dem oberen Abschnitt der Brustwirbelsäule, genauer geht es um den Bereich zwischen den Schulterblättern. Denn hier liegen meist die größten Bewegungseinschränkungen und Spannungsdefizite vor.

1. Halten Sie das Band in beiden Händen und legen es über Ihre Schulterblätter.
2. Nehmen Sie den neutralen Stand mit langer und entspannter Wirbelsäule ein, spannen Sie die untere Bauchmuskulatur leicht an und strecken Sie Ihre Arme auf Brusthöhe nach vorn durch.
3. Wölben Sie nun den oberen Bereich der Wirbelsäule nach hinten und oben in das Band. Atmen Sie während der Bewegung unterstützend aus und senken Sie den Blick Richtung Boden ab. Strecken Sie im Anschluss die Brustwirbelsäule lang nach vorn und leicht nach oben. Konzentrieren Sie sich dabei auf die Bewegung im oberen Anteil der Brustwirbelsäule. Die Lendenwirbelsäule bewegt sich nicht mit. Unterstützen Sie die Streckbewegung, indem Sie einatmen. Beugen und strecken Sie die Brustwirbelsäule im Wechsel 5- bis 15-mal. Führen Sie zwei bis fünf Durchgänge aus.

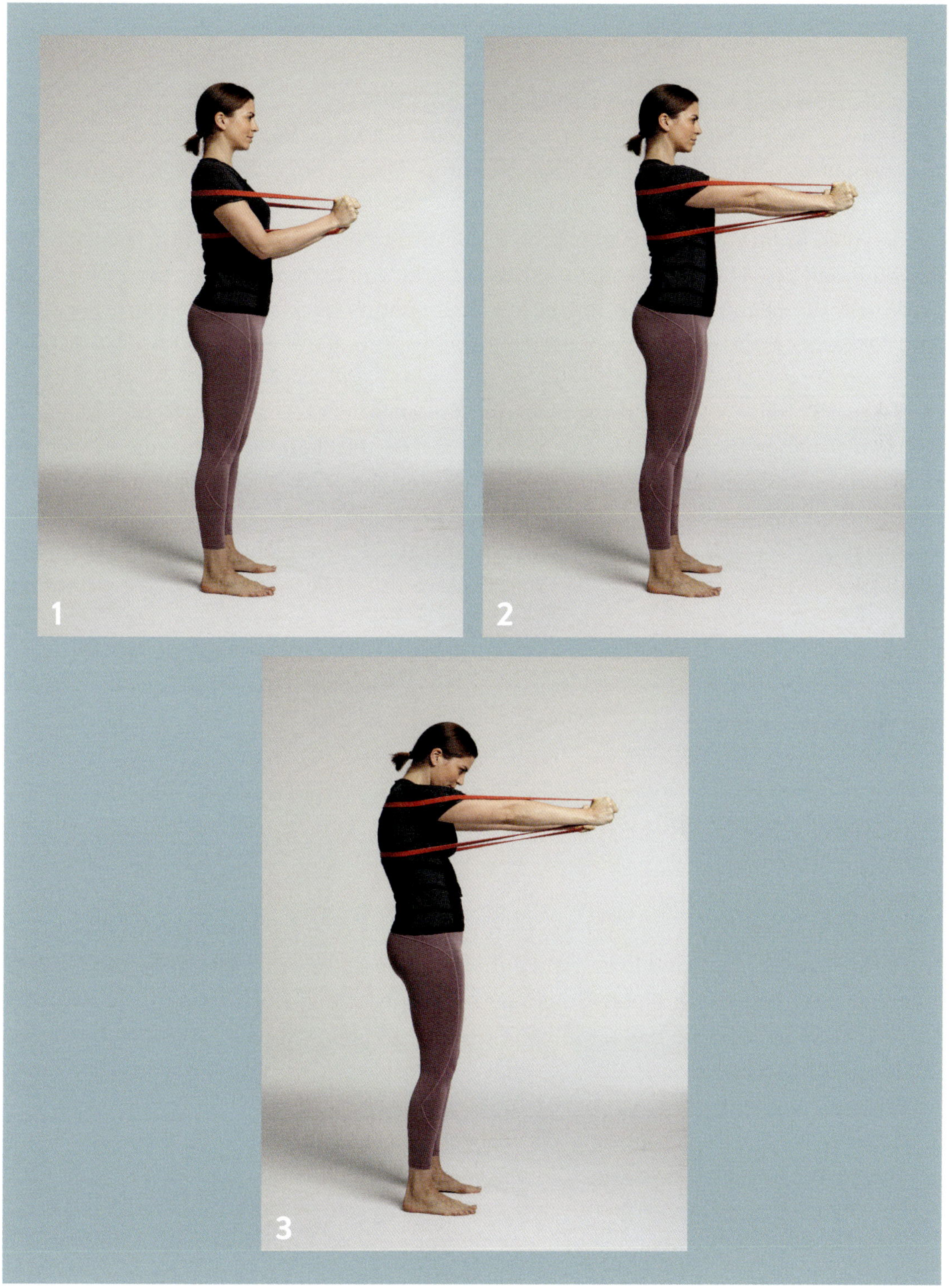
1
2
3

Mobilisation und Kräftigung der Halswirbelsäule
Ähnlich wie die Brustwirbelsäule ermöglicht die Halswirbelsäule ein großes Spektrum an Bewegungsmöglichkeiten und liefert wichtige Daten, um die eigene Körperhaltung zu kontrollieren und den Körper zu stabilisieren. Im Krafttraining wird dieser bedeutsame und gleichzeitig sensible Bereich meist nur unzureichend und einseitig trainiert. Die Bewegungen besser kontrollieren und stabilisieren zu können, ist aus neuronaler Sicht essenziell, um allgemein hohe muskuläre Spannungen zuzulassen. Erinnern Sie sich? Sind der Kopf-, Hals- und Nackenbereich instabil, ist auch der Rest des Körpers instabil.

Die Halswirbelsäule kontrollierter bewegen zu können, führt zu mehr Rumpfstabilität. Denn Informationen aus der Halswirbelsäule und der Nacken-Hals-Muskulatur werden zu wichtigen Kerngebieten im Mittel-, Stamm- und Kleinhirn gesendet und verbessern häufig deren Stabilisationsleistungen. Ein kräftiger und in seinen Bewegungen stabiler Kopf-Nacken-Bereich ist eines der besten Mittel, Gehirnerschütterungen vorzubeugen beziehungsweise deren Ausmaß zu reduzieren. Die Halswirbelsäule ist ein Bereich, der extremen Belastungen ausgesetzt ist und meist nur unzureichend trainiert wird. Das Kräftigen der Halswirbelsäule kann zu Beginn schwerfallen und als unangenehm empfunden werden. Arbeiten Sie deshalb nicht zu schnell, geben Sie sich Zeit und haben Sie etwas Geduld.

▶ Rotation der Halswirbelsäule

Material: elastisches Band

1. Befestigen Sie das Band linksseitig auf Höhe Ihres Kopfes an einem festen Gegenstand oder bitten Sie einen Trainingspartner, das Band entsprechend zu fixieren. Alternativ können Sie das Band bei dieser Übung auch selbst halten. Nehmen Sie den neutralen Stand ein, halten Sie Halswirbelsäule und Kopf so entspannt wie möglich und rollen Sie das Kinn leicht ein.
2. Rotieren Sie den Kopf Wirbel für Wirbel nach rechts gegen den Widerstand des Bands und Wirbel für Wirbel zurück zur Mitte. Hierbei ist es wichtig, dass Sie den Kopf über die Wirbelbewegungen rotieren und parallel zum Boden halten. Achten Sie darauf, dass Sie auch die etwas unbeweglichen unteren Wirbel miteinbeziehen. Führen Sie die Bewegung 5- bis 15-mal aus und wiederholen Sie die Übung 2- bis 5-mal.

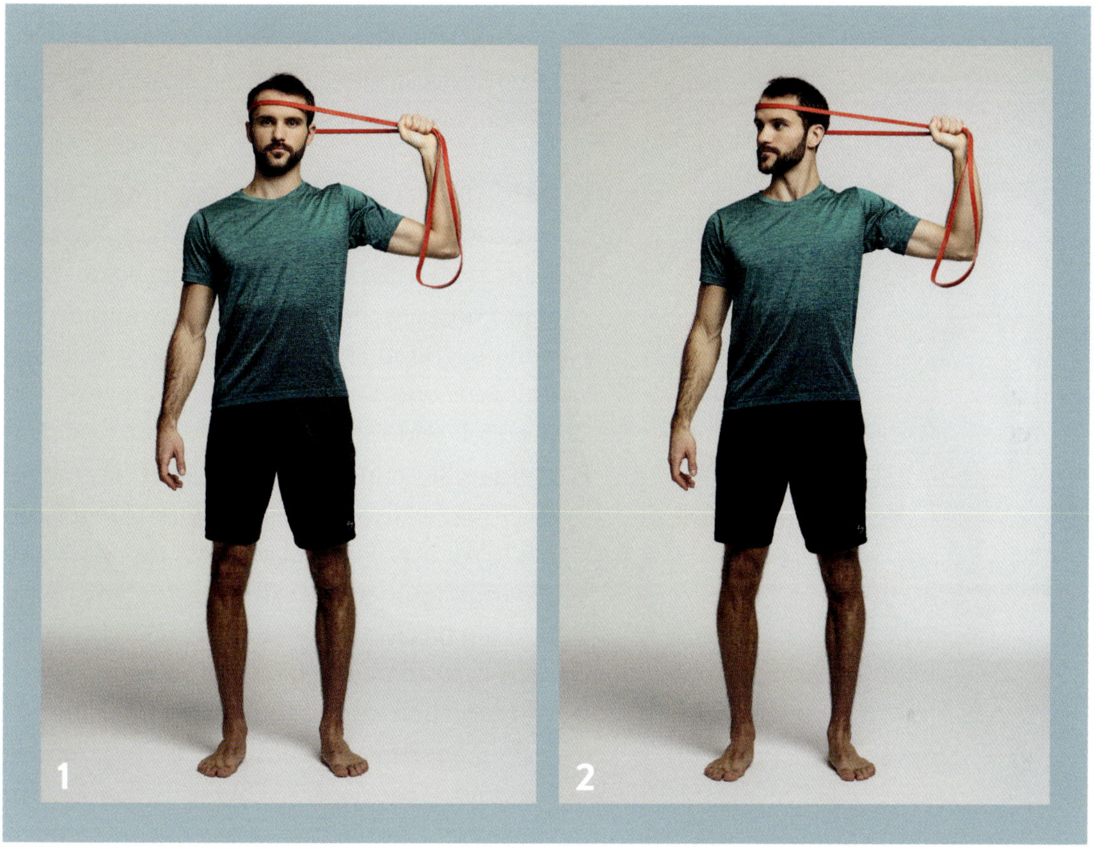

Hinweis: Um den wichtigen Bereich der oberen Halswirbelsäule noch gezielter zu adressieren, sollten Sie diese Übung auch mit stärker eingerolltem Kopf ausführen. Rollen Sie dafür das Kinn in der Ausgangsposition noch stärker ein. Wenn sich ein Doppelkinn zeigt, passt das. Führen Sie die Übung dann wie beschrieben aus. Sollte Ihnen die eingerollte Kopfposition jedoch Unbehagen bereiten oder bei Ihnen Schwindel oder Schmerz auslösen, dann verzichten Sie auf diese Möglichkeit und führen Sie nur die Grundübung aus.

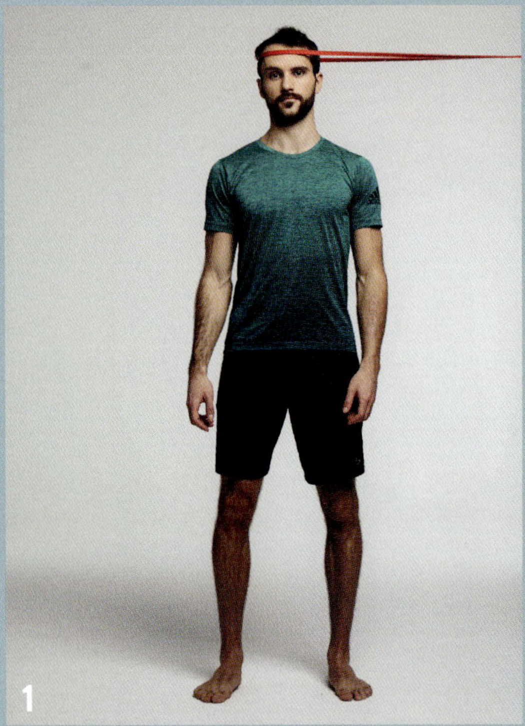
1

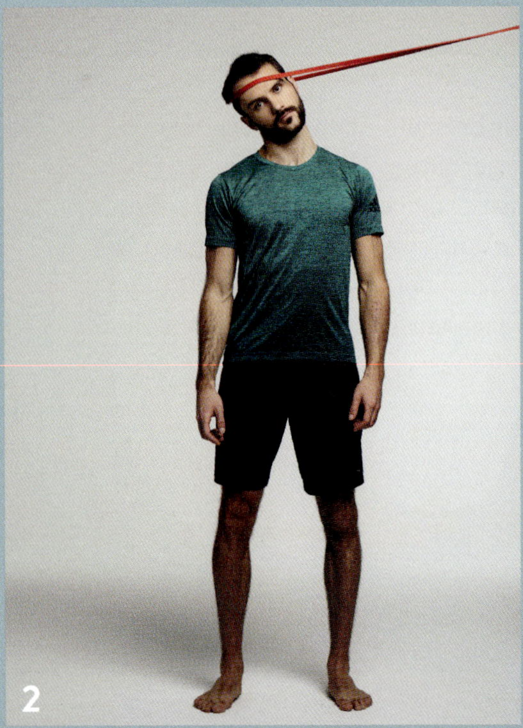
2

▶ Seitneigen der Halswirbelsäule

Material: elastisches Band

1. Befestigen Sie das Band linksseitig auf Höhe Ihres Kopfes an einem festen Gegenstand oder bitten Sie einen Trainingspartner, das Band entsprechend zu halten. Nehmen Sie den neutralen Stand ein, halten Sie Halswirbelsäule und Kopf dabei so entspannt wie möglich und rollen Sie Ihr Kinn leicht ein.
2. Neigen Sie nun den Kopf Wirbel für Wirbel über die Halswirbelsäule gegen das Band nach rechts. Hierbei ist wichtig, dass die Bewegung über die Wirbel eingeleitet wird und Sie das Kinn in einer neutralen Stellung halten, also nicht nach vorn schieben. Achten Sie auch darauf, dass vor allem die etwas unbeweglichen unteren Wirbel miteinbezogen werden. Führen Sie diese Bewegung 5- bis 15-mal aus und wiederholen Sie die Übung 2- bis 5-mal.

Hinweis: Um den wichtigen Bereich der oberen Halswirbelsäule noch gezielter zu adressieren, sollten Sie diese Übung auch mit stärker eingerolltem Kopf ausführen. Rollen Sie dafür in der Ausgangsposition das Kinn noch stärker ein, bis sich ein Doppelkinn bildet. Führen Sie die Übung dann wie beschrieben aus. Sollte Ihnen die eingerollte Kopfposition Unbehagen bereiten oder bei Ihnen Schwindel oder Schmerz auslösen, dann verzichten Sie auf diese Möglichkeit und führen Sie nur die Grundübung aus.

▶ Vor- und Zurückgleiten der Halswirbelsäule

Material: elastisches Band

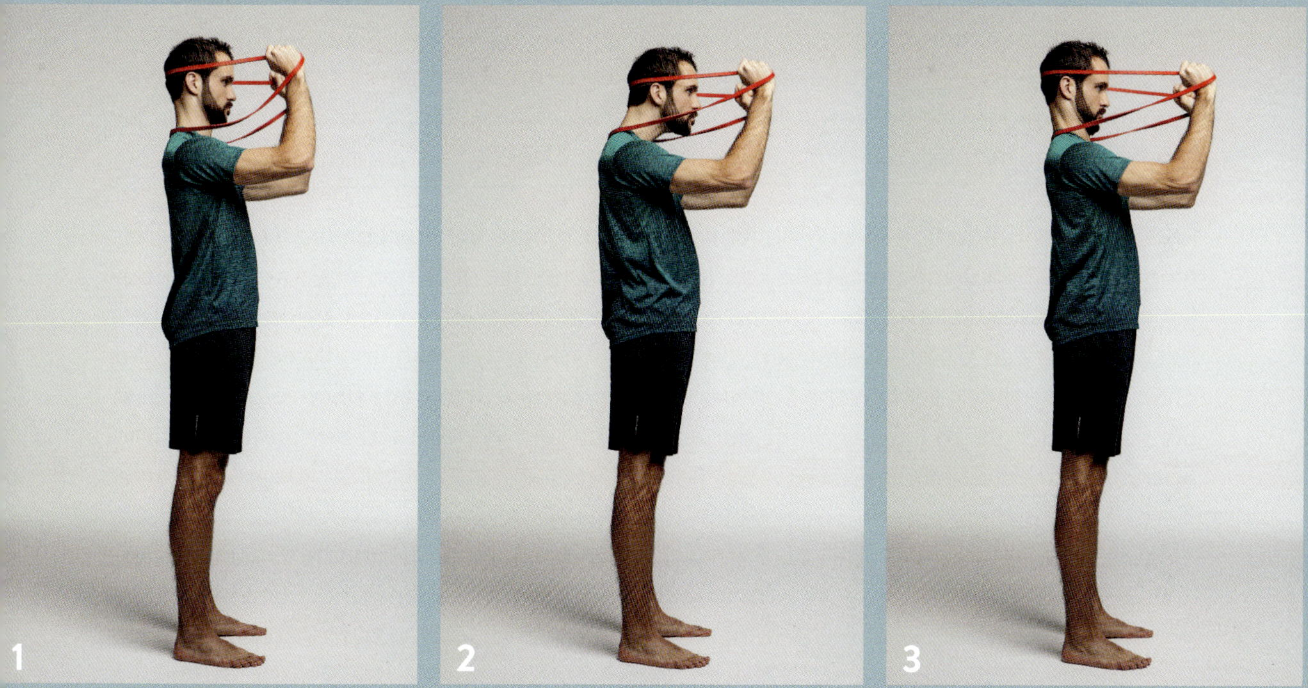

1. Legen Sie das Band um Ihren Hinterkopf. Nehmen Sie den neutralen Stand ein und halten Sie Halswirbelsäule und Kopf so entspannt wie möglich, das Kinn ist leicht eingerollt.
2. Schieben Sie den Kopf nun als Block, wie auf einer Schiene, gerade nach vorn. Achten Sie darauf, dass Sie das Kinn nicht zu weit nach vorn schieben und der Kopf nicht in den Nacken rollt.
3. Ziehen Sie den Kopf anschließend genauso gerade, ebenfalls wie auf einer Schiene, und so weit wie möglich gegen das Band nach hinten. Führen Sie diese Bewegung 5- bis 15-mal kontrolliert aus.

▶ Schulterkreisen

Material: elastisches Band mit geringem Widerstand

Die Schulter besitzt das größte Spektrum an Bewegungsmöglichkeiten und ist in ihren Fähigkeiten, Spannung zu erzeugen, häufig stark eingeschränkt. Auch im Training wird die Schulter selten in ihren Bewegungsmöglichkeiten ausreichend trainiert. Loaded-Mobility-Training ist eine besonders geeignete Methode, diese großen Bewegungsmöglichkeiten abzudecken und zudem sicher und effektiv zu trainieren.

Im Folgenden finden Sie drei Möglichkeiten, mit denen Sie das Loaded-Mobility-Training für Ihre Schultern umsetzen können. Aufgrund der sehr hohen Bewegungsmöglichkeiten dieses Gelenks können und sollten Sie auch in weiteren Positionen arbeiten, besonders in den Gelenkstellungen, die Sie für Ihr Krafttraining und Ihren Sport brauchen oder die Ihnen technische Schwierigkeiten bereiten. In der Praxis zeigt sich, dass Sie für die Schultern ein Band mit nur sehr geringem Widerstand benötigen, um viel Spannung zu erzeugen.

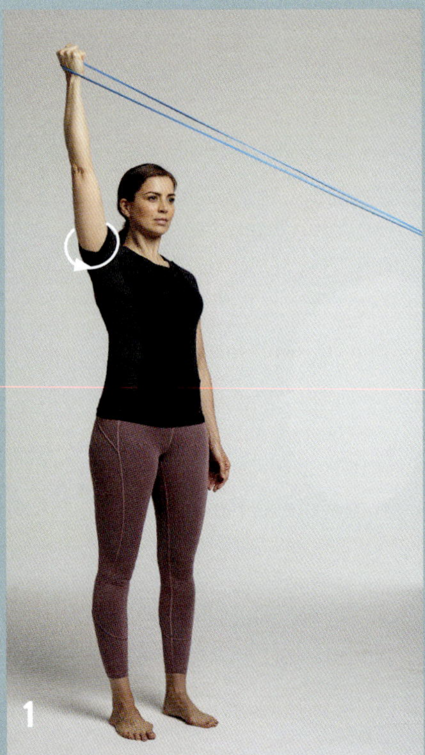

1. Befestigen Sie das Band auf Höhe Ihres Schultergelenks an einem festen Gegenstand oder bitten Sie einen Trainingspartner, das Band entsprechend zu halten. Nehmen Sie den neutralen Stand ein und heben Sie Ihren rechten Arm weit nach oben an. Der Ellenbogen ist gestreckt und der Daumen zeigt nach hinten. Aus dieser Position kreisen Sie Ihren Arm aus dem Schultergelenk heraus jeweils 5- bis 15-mal im und gegen den Uhrzeigersinn. Achten Sie darauf, Ihren Arm so locker wie möglich zu kreisen und die Bewegung wirklich aus dem Schultergelenk heraus zu initiieren und nicht aus dem Arm.

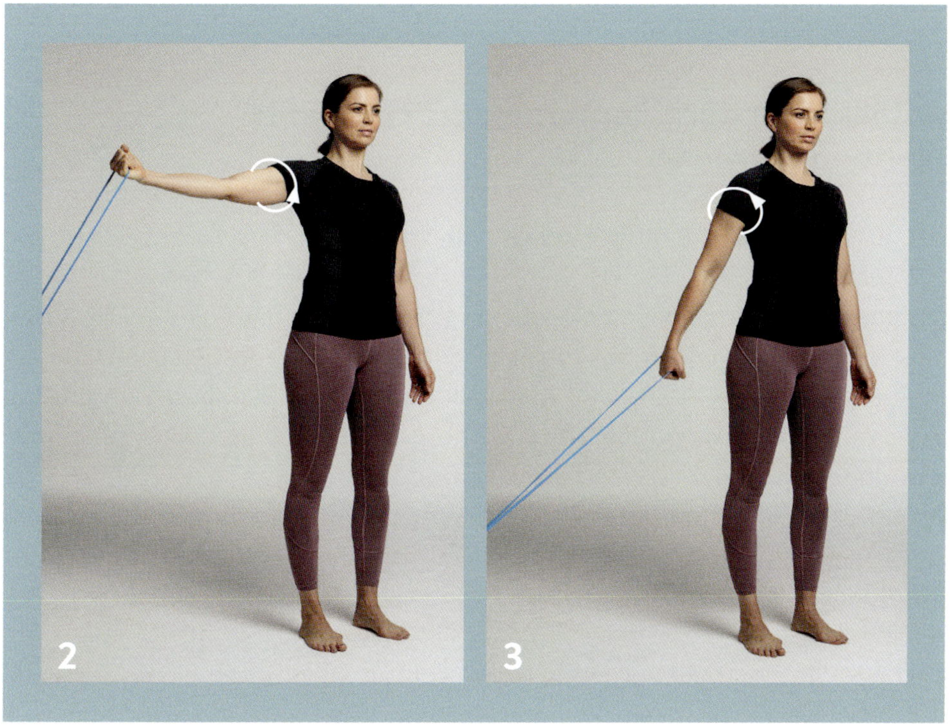

2. Führen Sie das Schulterkreisen auch mit seitlich angehobenem Arm durch.
3. Führen Sie das Schulterkreisen mit etwa 45 Grad angehobenem Arm durch.

Hinweis: Sie können die verschiedenen Positionen auch direkt hintereinander ausführen. Die Ermüdung sollte dabei nur so hoch sein, wie Sie die Übungen noch technisch sauber ausführen können. Integrieren Sie die Armpositionen, die Sie am wenigsten fühlen und kontrollieren können, zusammen mit den vorbereitenden Übungen (Seite 251–253) vermehrt ins Training.

Mein Expertentipp

Um Ihr Schultertraining zu verbessern, empfehle ich Ihnen, die Stabilität des Kopf- und Nackenbereichs zu optimieren. Die einfachste Art ist, den VCR zu verbessern. Hierfür können Sie von den Übungen aus Kapitel 3 auf den Seiten 54 bis 70 ein bis zwei Durchgänge für jeweils 20 bis 30 Sekunden vor Ihrem Schultertraining zur Vorbereitung absolvieren.

▶ Mobilisation der Ellenbogen durch oberes Ellenbogenkreisen

Material: elastisches Band mit geringem Widerstand

Die Ellenbogengelenke sind Gelenke, die im Krafttraining häufig nur sehr einseitig genutzt und deren Bewegungsmöglichkeiten selten ausgeschöpft werden. Daraus ergeben sich oft Mobilitäts-, Kraft- und Kontrolldefizite. Den Ellenbogen in großem Umfang bewegen und gut kontrollieren zu können, verbessert die Vorhersehbarkeit Ihrer Armbewegungen besonders, wenn diese Bewegungen gegen Last erfolgen sollen. Vor allem wenn es im Sport darum geht, in komplexen Situationen hohe Spannungen zu erzeugen, ist dieses Training ausgesprochen hilfreich – Ringen, Judo oder Klettern sind hierfür nur einige Beispiele.

1. Befestigen Sie das Band auf Höhe Ihrer rechten Schulter an einem festen Gegenstand oder bitten Sie einen Trainingspartner, das Band entsprechend zu halten. Nehmen Sie den neutralen Stand ein, greifen Sie das Band und heben Sie Ihren rechten Arm bis auf Schulterhöhe an, der Daumen zeigt nach oben. Aus dieser Position drehen Sie jetzt nur den Unterarm nach innen, sodass die Handfläche nach unten zeigt.
2. Führen Sie von hier Ihren Unterarm in einer Kreisbewegung nach innen, am Hals vorbei nach außen, bis Sie in die Streckung gekommen sind, bei der die Handfläche nach oben zeigt. Drehen Sie Ihren Unterarm nun wieder nach innen in die Ausgangsposition. Halten Sie die Kreisbewegung so groß wie möglich und beugen Sie den Ellenbogen so stark wie möglich, während er am Hals vorbeirotiert. Achten Sie darauf, dass sich der Oberarm während des Ellenbogenkreisens möglichst nicht mitbewegt. Die Bewegung des Unterarms soll wirklich aus dem Ellenbogengelenk heraus stattfinden. Führen Sie diese Bewegung 3- bis 5-mal hintereinander aus und absolvieren Sie zwei bis fünf Durchgänge dieser Übung. Wechseln Sie dann zur Gegenrichtung.

   Für die Kreisbewegung in die Gegenrichtung werden Unterarm und Daumen wieder nach außen gedreht. Nun führt der Unterarm eine Kreisbewegung nach hinten außen am Hals vorbei und nach vorn innen bis zur Streckung weiter. Die Bewegung ist erst abgeschlossen, wenn das Ellenbogengelenk maximal gestreckt und der

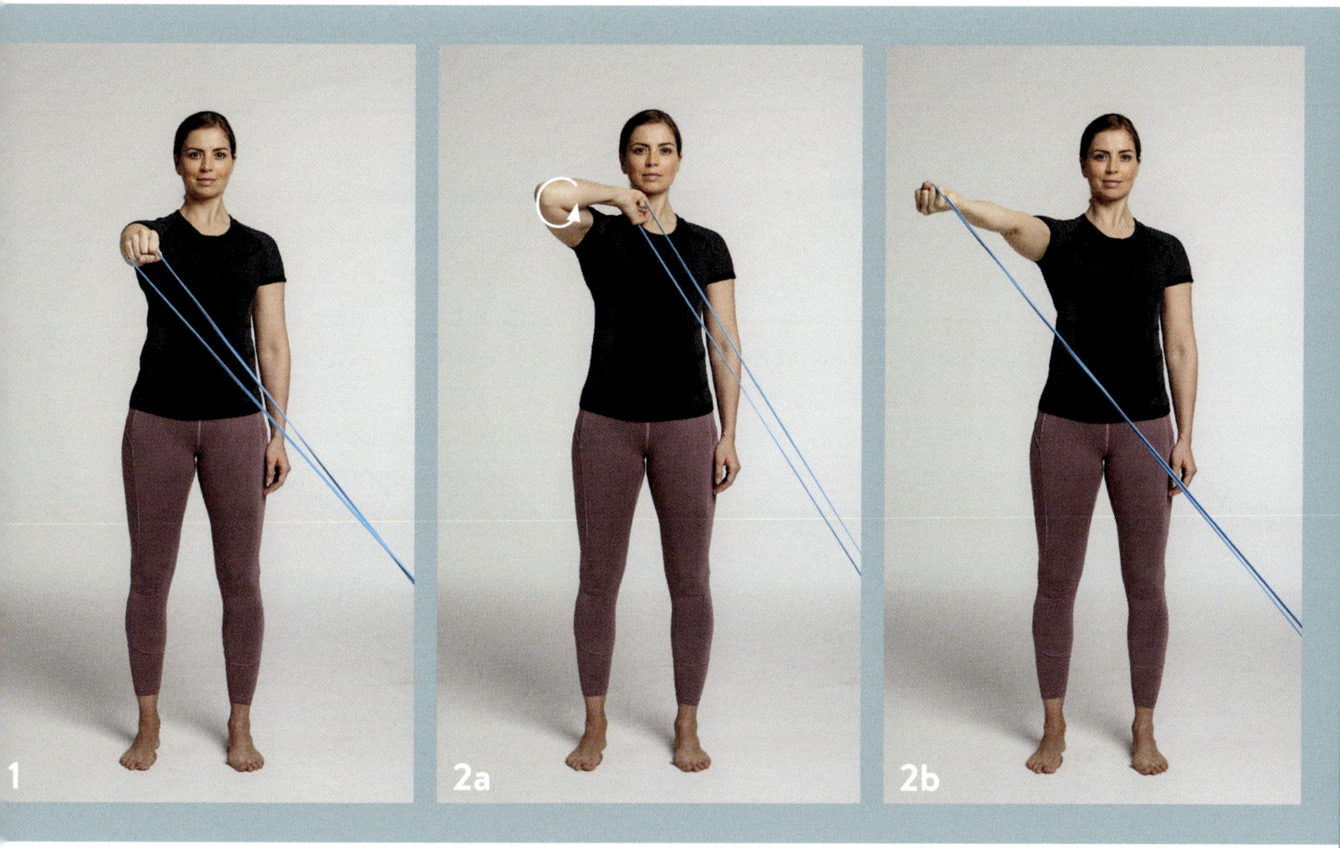

Unterarm wieder in die Ausgangsposition rotiert ist. Ihre Handfläche zeigt dann Richtung Boden. Führen Sie diese Bewegung ebenfalls 5- bis 15-mal hintereinander aus und absolvieren Sie zwei bis fünf Durchgänge.

Hinweis: Meistens ist das Gelenk beim Ellenbogenkreisen nach außen stärker eingeschränkt. Dann sollte dieser Teil der Bewegung bewusster wahrgenommen und ausgeführt werden.

▶ Mobilisation der Handgelenke durch Handgelenkkreisen

Material: elastisches Band mit geringem Widerstand

Im Laufe unseres Lebens wird das Handgelenk häufig gestaucht, im Sport und im Krafttraining meist hoch belastet und im Alltag extrem einseitig benutzt. Egal ob beim Bankdrücken, Kettlebell-Training, bei Liegestützen oder beim Radfahren – ständig komprimieren wir dieses Gelenk. Durch das Handgelenk führen viele periphere Nerven, die wichtige sensorische und motorische Informationen transportieren und daher wichtig für eine gesunde, kräftige Hand sind.

Defizite in der Handkraft führen häufig dazu, dass wir unsere sportlichen Aktivitäten einschränken müssen und inaktiver werden. Durch ein Loaded-Mobility-Training dehnen und mobilisieren Sie nicht nur diese wichtigen Nerven und lösen komprimierte Gelenkflächen, sondern stärken dieses bedeutsame Gelenk zusätzlich. Nur wenn Sie ausreichend Spannung während Ihrer Handgelenkbewegungen erzeugen können, lässt Ihr Gehirn sehr hohe Spannung in Ihren Armen und Schultern zu. Vor allem wenn es im Sport darum geht, in komplexen Situationen in ungewöhnlichen Griff- und Armstellungen Kraft zu erzeugen, zeigt sich ein Loaded-Mobility-Training Ihrer Handgelenke als besonders effektiv – Ringen, Turnen oder Fechten sind hierfür Beispiele.

1. Befestigen Sie das Band auf Höhe Ihrer rechten Schulter an einem festen Gegenstand oder bitten Sie einen Trainingspartner, das Band entsprechend zu halten. Alternativ können Sie das Ende des Bands unter Ihrem Fuß fixieren. Nehmen Sie den neutralen Stand ein, greifen das Band und beugen Sie das rechte Ellenbogengelenk, sodass Ihr Unterarm parallel zum Boden steht. Aus dieser Position drehen Sie die Hand so, dass das Handgelenk parallel zum Boden ausgerichtet ist. Sollte Ihnen das in neutraler Armstellung schwerfallen, können Sie den Ellenbogen zur Erleichterung leicht nach außen schieben.
2. Beugen Sie nun das rechte Handgelenk nach oben und führen Sie es in einer Kreisbewegung nach außen, nach unten, nach innen und wieder nach oben. Hierbei bleibt die Hand quasi auf der Stelle stehen und das Handgelenk kreist um die »fixierte« Hand. Führen Sie diese Bewegung 5- bis 15-mal hintereinander aus und absolvieren Sie zwei bis fünf Durchgänge. Wechseln Sie dann die Bewegungsrichtung.

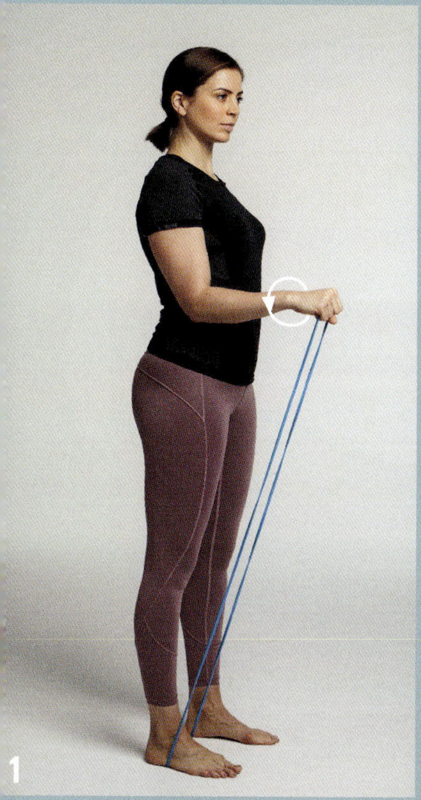
1

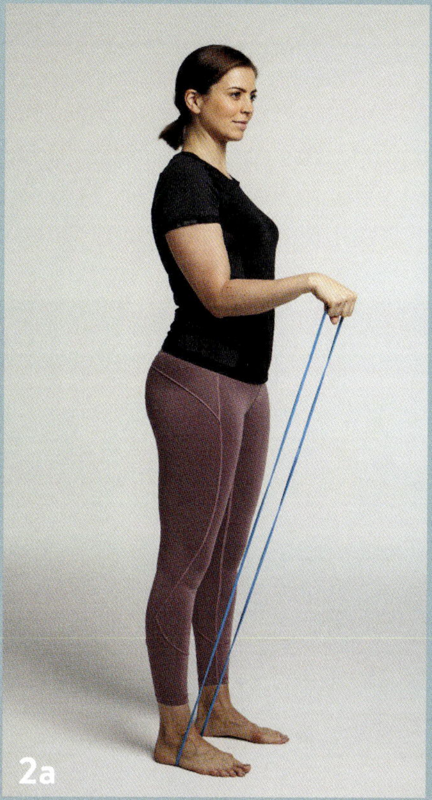
2a

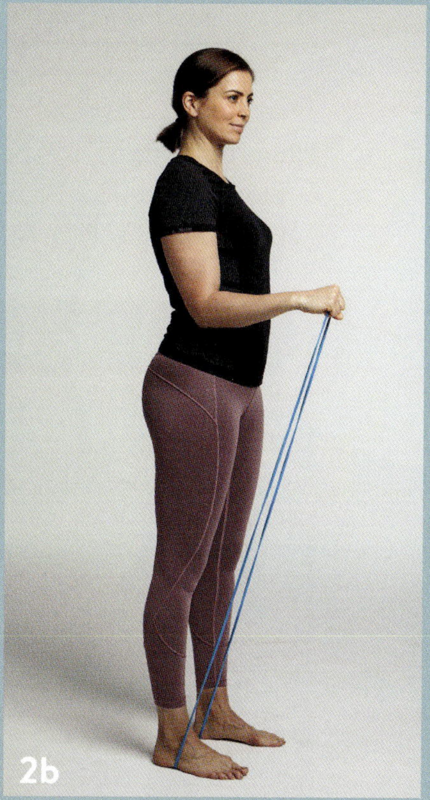
2b

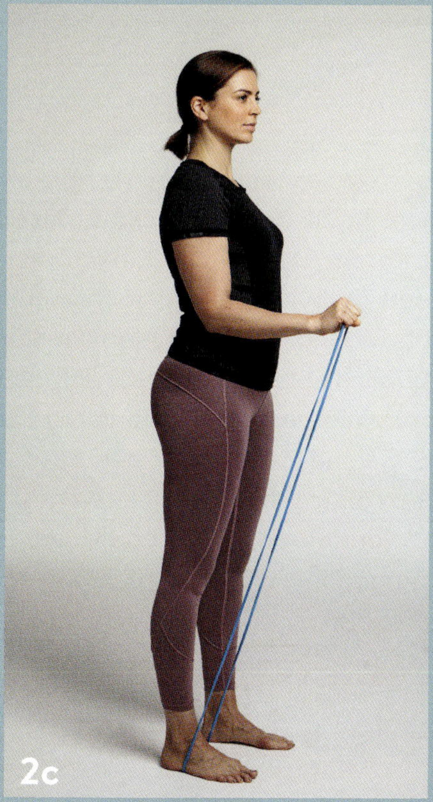
2c

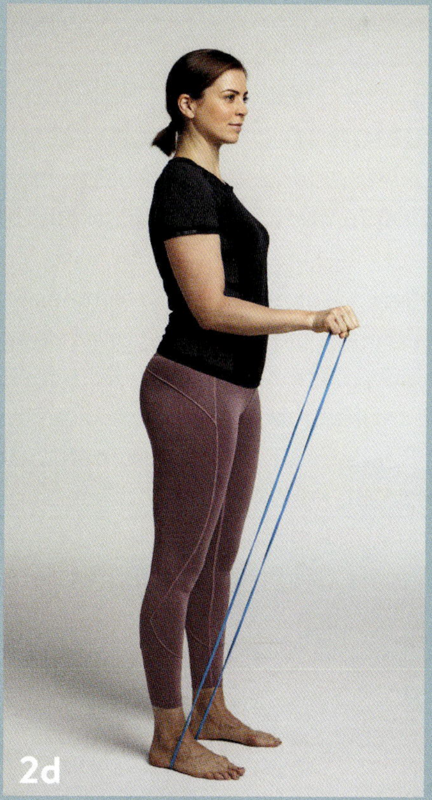
2d

Hinweis: Achten Sie dabei darauf, dass vor allem in den Umkehrpunkten die Bewegung aus dem Handgelenk initiiert wird und der Unterarm sowie das Handgelenk sich nicht verdrehen. Sie sollten möglichst immer parallel zum Boden ausgerichtet bleiben.

Variieren Sie die Geschwindigkeit

Ihre Fähigkeit, Spannung zu erzeugen, ist auch geschwindigkeitsabhängig beziehungsweise geschwindigkeitsspezifisch. Achten Sie, nachdem Sie die Ausführung der Übung grundlegend erlernt haben, darauf, dass Sie Ihr Loaded-Mobility-Training in verschiedenen Geschwindigkeiten ausführen. Hierdurch erhöhen Sie die Sicherheit für Ihr Gehirn deutlich. Über eine Veränderung der Geschwindigkeit verbessern Sie Ihre spezifischen Koordinations- und Kontraktionsprozesse und rekrutieren andere Rezeptoren. Sind Sie nicht in der Lage, in den verschiedenen Geschwindigkeiten ausreichend Spannung und Stabilität zu erzeugen, ist dies natürlich immer eine potenzielle Gefahrensituation. Besonders wenn Sie ein aktiver Sportler sind, ist es ratsam, Ihr Loaded-Mobility-Training auch in den Geschwindigkeiten zu trainieren, die für Ihre Sportart spezifisch sind.

Integration in Sternschritte

Ihre Fähigkeit, Spannung im Muskel zu erzeugen, ist sehr spezifisch. Wenn Sie viel Kraft in einer bestimmten Position erzielen können, heißt das leider nicht, dass Entsprechendes auch in einer anderen Schritt- oder Körperposition gilt. Besonders wenn Sie eine Sportart ausüben, ist es ratsam, Ihr Loaded-Mobility-Training auch in den Positionen zu trainieren, die für Ihre Sportart bedeutsam sind. Hierfür bilden die Sternschritte einen guten Rahmen. Über die Schrittmöglichkeiten des Sterns können Sie die meisten Schrittkombinationen und Varianten trainieren. Sie können durch die Platzierung des Bands zusätzlich bestimmen, ob das Gelenk in der jeweiligen Position bewegungsspezifisch mehr in konzentrischen oder exzentrischen Fähigkeiten gestärkt werden soll. Grundsätzlich empfiehlt es sich, vermehrt die Kontrolle exzentrischer Bewegungen in das positionsspezifische Training zu integrieren.

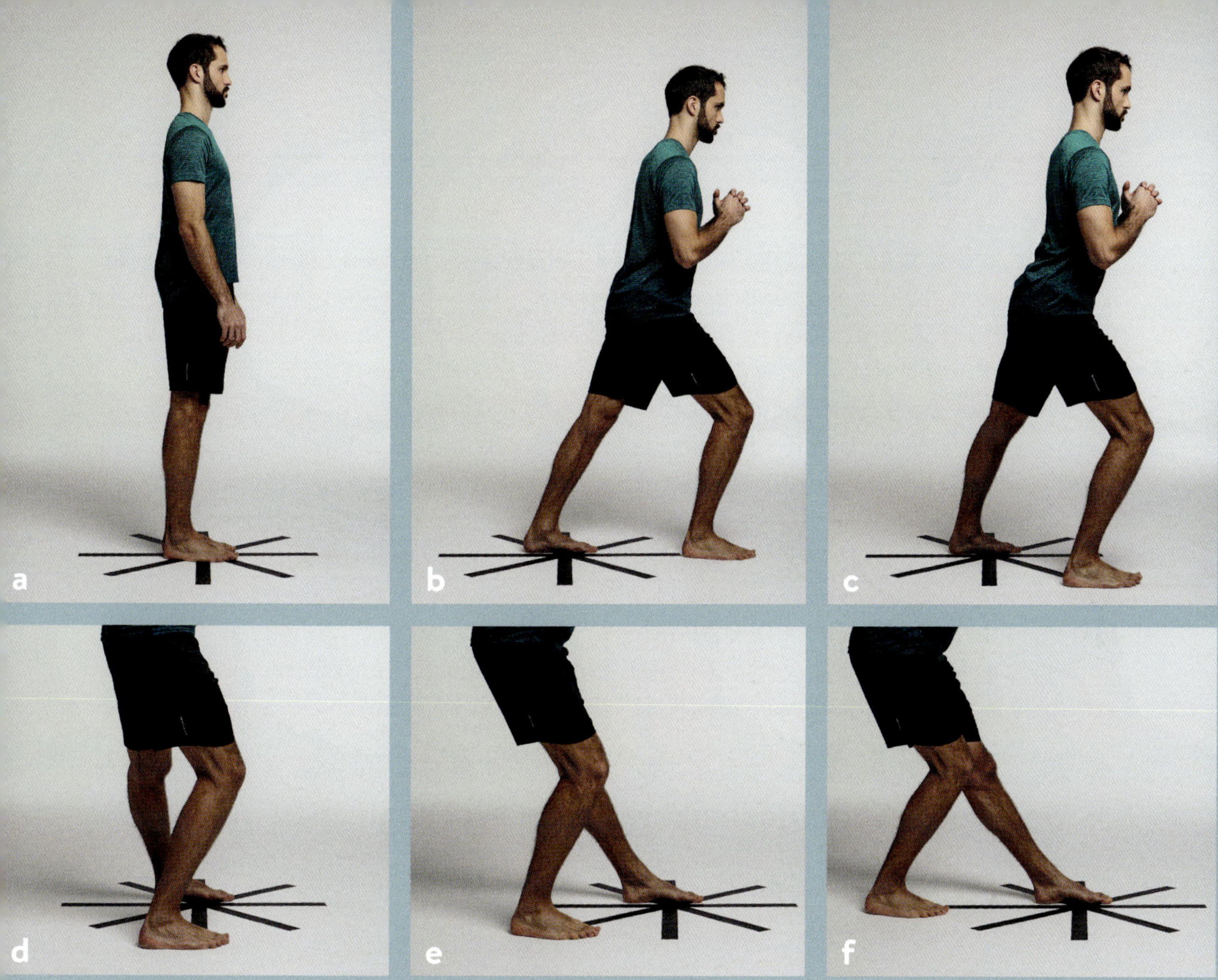

▶ Sternschritte

Über Sternschritte haben Sie die Möglichkeit, ein sehr großes Spektrum an Schritt- und Standmöglichkeiten abzudecken. Das Sternmuster gibt Ihnen ein klares Ziel, wie Sie Ihre Füße positionieren sollen.

Starten Sie in der Mitte des Sterns im neutralen Stand. Ihre Wirbelsäule ist bei allen folgenden Schritten lang nach oben aufgerichtet. Schreiten Sie nun zum Beispiel mit dem rechten Bein die Strahlen des Sterns von vorn über die Seite nach hinten ab und kommen Sie nach jeder Schrittstellung in die Ausgangsposition zurück. Verschieben Sie dabei Ihren Körperschwerpunkt und Ihr Gewicht in die jeweilige Schrittrichtung. Besonders bei der hinteren Schrittposition bedarf dies einiger Übung. Wichtig dabei ist, dass Sie in allen Positionen Ihr Becken parallel halten, ohne es zu verdrehen.

Tipp: Wenn Sie diese Schrittkombinationen beherrschen, haben Sie unendlich viele Möglichkeiten, Ihr Training zu variieren. Innerhalb jeder Schrittposition können Sie die Beinachsen verändern. Bringen Sie das vordere Bein in eine innenrotierte Stellung, sodass das Knie nach innen zeigt, oder variieren Sie Oberkörper- oder Kopfstellung. Je einfallsreicher Sie arbeiten, desto vorhersehbarer wird Ihre eigene Bewegung für Ihr Gehirn. Sie erzeugen damit variantenreiche Repräsentationen Ihrer eigenen Bewegung. Kommen Sie im Sport in eine Situation, für die Ihr Gehirn keine Repräsentation hat, ist diese immer eine Gefahr. Ihr Gehirn wird innerhalb von Millisekunden Schutzreflexe auslösen und die Kraft reduzieren. Die Verletzungsgefahr steigt.

Im Folgenden zeige ich Ihnen zwei Beispiele, wie Sie Ihr Loaded-Mobility-Training für Sprunggelenk und Knie in verschiedenen Positionen ausführen können. Ihr Training erfolgt, wie zuvor beschrieben, aber jetzt in einer anderen Position.

▶ Beispiel 1: Sprunggelenkkreisen in Schrittposition mit Kopfrotation

Material: elastisches Band

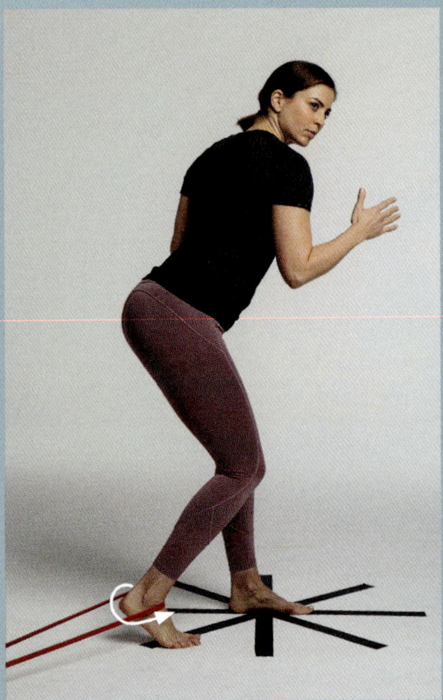

Befestigen Sie das Band auf Höhe Ihres rechten Sprunggelenks an einem festen Gegenstand oder bitten Sie einen Trainingspartner, das Band entsprechend zu halten. Nehmen Sie eine Ausfallschrittposition ein, bei der Ihr rechtes Bein um circa 45 Grad nach hinten zeigt, und legen Sie das Band knapp unter- oder oberhalb Ihres Sprunggelenks an. Aus dieser Position rotieren Sie Ihren Kopf nach rechts. Heben Sie Ihre rechte Ferse etwas und kreisen Sie Ihren Fuß nun über das Sprunggelenk: erst 5- bis 15-mal im Uhrzeigersinn, dann gegen den Uhrzeigersinn. Der Fußballen bleibt während der ganzen Bewegung auf dem Boden. Achten Sie darauf, dass Sie die Körperposition halten und die Bewegung nur aus dem Gelenk erfolgt. Wiederholen Sie die Übung 2- bis 5-mal.

▶ Beispiel 2: Kniekreisen im Ausfallschritt mit rotiertem Oberkörper und Kopf

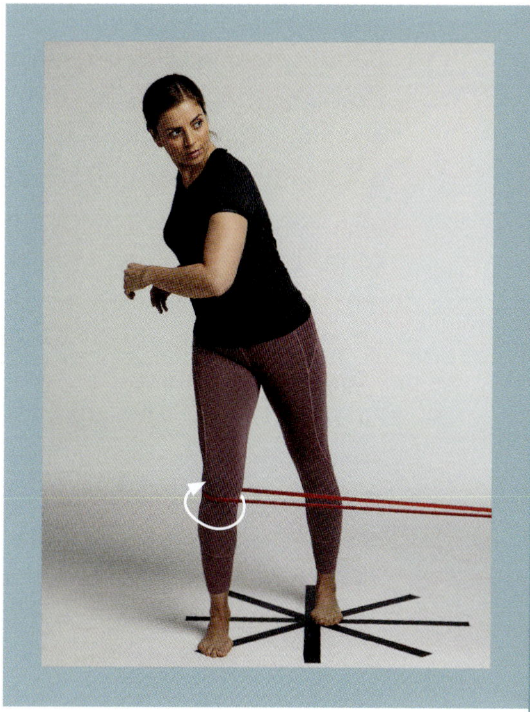

Befestigen Sie das Band auf Höhe Ihres rechten Kniegelenks an einem festen Gegenstand oder bitten Sie einen Trainingspartner, das Band entsprechend zu halten. Nehmen Sie eine Ausfallschrittposition ein, bei der Ihr rechtes Bein um circa 45 Grad nach vorn zeigt, und legen Sie das Band knapp unter- oder oberhalb Ihres Kniegelenks um. Aus dieser Position rotieren Sie Ihren Oberkörper über Ihre Brustwirbelsäule nach rechts und Ihren Kopf nach links. Kreisen Sie Ihr rechtes Knie erst 5- bis 15-mal im Uhrzeigersinn, dann gegen den Uhrzeigersinn. Achten Sie darauf, dass Sie die Körperposition halten und die Bewegung nur aus dem Gelenk erfolgt. Wiederholen Sie die Übung 2- bis 5-mal.

Hinweis: Sie können Ihr Loaded-Mobility-Training auch hervorragend in sportartspezifischen Positionen ausführen. Kommen Sie beispielsweise in die Ausgangsposition des Kugelstoßens oder in die Abwurfposition im Speerwerfen und führen Sie das Loaded-Mobility-Training aus dieser Stellung aus.

Durch Loaded-Mobility-Training die »Kraft« der Knochen verbessern

Haben Sie schon einmal wirklich starke Menschen kennengelernt, die von Natur aus unglaublich viel muskuläre Spannung erzeugen können? Diese Menschen habe nahezu immer ein Merkmal gemeinsam: Sie haben extrem kräftige Knochen und Gelenke, zeigen jedoch keine außergewöhnlich großen Muskelbäuche. Das Kräftigen der Knochen ist in Bezug zu nachhaltigen und grundlegenden Kraftveränderungen sicherlich eines der wichtigeren Ziele, die Sie verfolgen sollten. Ihr Loaded-Mobility-Training führt auch zu positiven Anpassungen der Knochenstrukturen, vor allem in den Bereichen der Knochen direkt an den Gelenken.

Wie eingangs in diesem Kapitel beschrieben, kommt es durch schlechte sensorische Bedingungen und deren negativen Auswirkungen auf die Stabilität und Kontrolle der Bewegungen zu negativen Anpassungen der verschiedenen Gewebestrukturen. Auch einseitige Belastungen haben diesen Effekt. Die Sensoren und verschiedenen Gewebe der Bänder, Sehnen und auch Knochen werden dadurch häufig in ihren Funktionen eingeschränkt. Die degenerativen Prozesse starten üblicherweise mit einem Mangel an sensorischen Informationen und einer umfangreichen Belastung der Knochen und gelenkumgebenden Gewebe. Um die »Kraft« der Knochen zu verbessern, ist es daher empfehlenswert, immer für ausreichend lokalen sensorischen Stimulus während des Trainings zu sorgen.

Neben der Verbesserung der sensorischen Informationen ist der nächste wichtige Aspekt, das Gleichgewichtssystem intensiv in das Loaded-Mobility-Training zu integrieren. Das Gleichgewichtssystem hat großen Einfluss auf die Qualität der Knochenentwicklung und bildet einen wichtigen Rahmen für die strukturelle Belastung und Anpassung. Dies zeigt sich auch darin, dass Menschen mit Knochenerkrankungen meist auch starke Defizite im Gleichgewichtssystem haben. Um positive und nachhaltige Anpassungen an die Knochenstruktur zu bekommen, ist es allerdings notwendig, 12 bis 18 Monate zu investieren. Diese Strukturen passen sich leider nur recht langsam an. Sie sollten sich daher immer die Frage stellen, wie Ihre Leistungsfähigkeit und Ihre Gesundheit in fünf Jahren aussehen sollen. Erweitern Sie Ihre Perspektive und arbeiten Sie an einer nachhaltigen und langfristigen Gesundheit und Leistungsfähigkeit.

Trainingsempfehlungen für das Loaded-Mobility-Training

Sie können die positiven Effekte des Loaded-Mobility-Trainings auf unterschiedliche Weise in Ihr Training einbauen. Dies kann als Flow entlang der Kraftübertragungskette oder in Form von Blocktraining umgesetzt werden. Zusätzlich können Sie das Loaded-Mobility-Training in Ihr Warm-up integrieren und so das weitere Training vorbereiten. Eine andere Möglichkeit besteht darin, das Loaded-Mobility-Training gezielt einzusetzen, um spezifische Anforderungen im Sport zu verbessern.

Loaded-Mobility-Training als eigenständige Trainingseinheit

Das aktive Kräftigen der Gelenke gegen eine elastische Spannung eignet sich hervorragend als eigenständige Trainingseinheit. Hier gibt es verschiedene Möglichkeiten, das Loaded-Mobility-Training auszuführen. Sie können die Gelenke im Wechsel auf beiden Seiten entlang der Kraftübertragungskette von unten nach oben der Reihe nach durchgehen. Es bietet sich aber auch an, nach dem gleichen Prinzip die schlechter gesteuerte Seite in den Fokus zu stellen oder den Körper in mehrere Blöcke unterteilt zu bearbeiten. Nutzen Sie hier die Kleinhirntests aus Kapitel 4 auf Seite 92/93, um zu bestimmen, welche Seite Sie vermehrt trainieren sollten. Das Loaded-Mobility-Training des gesamten Körpers sollte zur Verbesserung der Kraft und der Stabilität der Gelenke 3- bis 5-mal pro Woche erfolgen.

Loaded-Mobility-Training des gesamten Körpers entlang der Kraftübertragungskette

Das Loaded-Mobility-Training aller Gelenke erfolgt hier in einer Einheit am Stück. Die Gelenke beider Seiten werden im Wechsel für je 6 bis 15 Wiederholungen von unten nach oben trainiert. Sie beginnen also mit dem rechten Sprunggelenk, es folgt das linke Sprunggelenk und so weiter, bis Sie an den Handgelenken angekommen sind. Ziel ist es, Bewegungskontrolle, Kraft und Stabilität der Gelenke im Allgemeinen zu verbessern. Sie können auch für jedes Gelenk zwei bis drei Durchgänge hintereinander ausführen, bevor Sie zum nächsten Gelenk in der Kette wechseln. Dies führt meist zu größeren Ermüdungserscheinungen und nachhaltigeren Kraftanpassungen.

Loaded-Mobility-Training mit Fokus auf der schlechter koordinierten Seite

Häufig ist es sinnvoller, statt beide Körperhälften gleich zu trainieren, die Körperhälfte, die schlechter koordiniert und ansteuerbar ist, verstärkt zu trainieren. Nutzen Sie hierzu den Kleinhirntest aus Kapitel 4 auf Seite 92/93 und ermitteln Sie mit ihm, welche Seite Sie in den Fokus setzen sollten. Es empfiehlt sich, zum Beispiel im Verhältnis 2:1 zu arbeiten. Hat zum Beispiel Ihre linke Körperhälfte in den Koordinationstests schlechter abgeschnitten als die rechte, dann beginnen Sie das Training auf der linken Seite. Wechseln Sie nach der Durchführung aller Übungen zur rechten Seite und beenden Sie das Training wieder mit der linken Seite. Falls Sie es einmal ganz eilig haben, können Sie auch nur die etwas schlechter koordinierte Seite trainieren. Ziel dieser Herangehensweise ist, über das Loaded-Mobility-Training Koordinationsdefizite zu reduzieren.

Loaded Mobility als Blocktraining

Wenn Sie entweder nicht ganz so viel Zeit investieren können oder aber bestimmte Bereiche intensiver und isoliert trainieren möchten, bietet es sich an, in Blöcken zu trainieren. Sie können beispielsweise folgende Bereiche bilden: Gelenke der Beine und Füße, Wirbelsäule, Gelenke der Arme und Hände. Wichtig wäre es aber auch hier, dass Sie nach und nach den gesamten Körper abdecken. Ist ein Bereich besonders schwer ansteuerbar oder für Ihren Sport wichtiger, dann sollten Sie diesen Block auch intensiver oder für eine Weile sogar isoliert trainieren. Das Training der Blöcke kann jedoch ebenso nach dem vorher beschriebenen Prinzip der Seitigkeit erfolgen. Sie können sich also auch auf die schlechter angesteuerte Seite fokussieren. Es bietet sich zudem an, einen Block beziehungsweise spezifische Gelenke über mehrere Wochen isoliert und gezielt aufzubauen. Danach geht man zum nächsten Block über. Für eine langfristige Anpassung der Gelenkstrukturen und Knochen sollte das Training 12 bis 18 Monate dauern.

Loaded-Mobility-Training als Vorbereitung

Neben den Möglichkeiten, Loaded Mobility als eigenständigen Trainingsinhalt zu nutzen, können Sie das Loaded-Mobility-Training auch zur Vorbereitung und zum Aufwärmen Ihres klassischen Trainings oder zur Technikunterstützung einsetzen. In der Praxis hat es sich bewährt, vor allem diejenigen Gelenke durch ein Loaded-Mobility-Training kurz anzusteuern, die im anschließenden Training belastet werden. Hierbei ist es nicht wichtig, in eine intensive Ermüdung zu gehen, sondern nur eine bessere Ansteuerung und Kontrolle durch die Vorbereitung zu erzielen. Zur Vorbereitung des Techniktrainings können Sie Loaded Mobility in den Gelenkstellungen ausführen, in denen sich die größten technischen Fehler zeigen. Hier werden die Gelenkbewegungen jeweils nur kurz mit fünf bis acht Wiederholungen und jeweils ein bis drei Durchgängen in das allgemeine Aufwärmen oder vor dem Techniktraining integriert.

Loaded-Mobility-Training sportartspezifisch anwenden

Je nach den Anforderungen Ihrer Sportart können Sie das Loaded-Mobility-Training auch äußerst spezifisch einsetzen. Nehmen Sie dazu die jeweiligen Positionen ein und führen Sie Ihr Loaded-Mobility-Training in dem Vektor der Bewegung aus, der die Anforderungen der jeweiligen Sportart am besten unterstützen kann. Das gilt auch für die Geschwindigkeit und Dauer der Bewegung. Hierdurch verbessert sich die Vorhersehbarkeit der jeweiligen Positionen oft deutlich und Ihr Gehirn lässt mehr Leistung zu. Sie können das sportartspezifische Loaded-Mobility-Training nutzen, um Ihr weiteres Training vorzubereiten, oder Sie setzen gezielt einen Fokus und arbeiten einen Aspekt spezifisch im Blocktraining auf.

<table>
<tr><th colspan="2">Trainingsempfehlungen für das Loaded-Mobility-Training</th></tr>
<tr><td>Loaded-Mobility-Training des gesamten Körpers entlang der Kraftübertragungskette</td><td>3- bis 5-mal pro Woche wiederholen<ul><li>Gelenke beider Seiten im Wechsel</li><li>für je 6 bis 15 Wiederholungen</li><li>2 bis 3 Durchgänge pro Gelenk möglich</li><li>gesamten Körper von unten nach oben trainieren</li></ul></td></tr>
<tr><td>Loaded-Mobility-Training mit Fokus auf der schlechter koordinierten Seite</td><td>3- bis 5-mal pro Woche wiederholen<ul><li>schlechter koordinierte Seite in den Fokus setzen<ul><li>zum Beispiel im Verhältnis 2 : 1 oder</li><li>ausschließlich die schlechter koordinierte Seite trainieren</li></ul></li><li>je 6 bis 15 Wiederholungen pro Gelenk</li><li>gesamten Körper von unten nach oben trainieren</li></ul></td></tr>
<tr><td>Loaded Mobility als Blocktraining</td><td><ul><li>Training in Blöcke aufteilen, zum Beispiel:<ul><li>Gelenke der Beine und Füße</li><li>Wirbelsäule</li><li>Gelenke der Arme und Hände</li></ul></li><li>kann ebenfalls mit Fokus auf der schlechter koordinierten Seite ausgeführt werden</li></ul>Ein Gelenk oder einen Abschnitt über mehrere Wochen gezielt aufbauen sowie für eine langfristige Anpassung 12 bis 18 Monate ausführen</td></tr>
<tr><td>Loaded-Mobility-Training als Vorbereitung</td><td><ul><li>in das allgemeine Aufwärmen oder vor dem Techniktraining integrieren</li><li>1 bis 3 Durchgänge pro Gelenk</li><li>5 bis 8 Wiederholungen</li><li>zum Beispiel in den Gelenkstellungen ausführen, in denen sich die größten technischen Fehler zeigen</li></ul>Keine intensive Ermüdung erwirken, sondern nur eine bessere Ansteuerung und Kontrolle</td></tr>
<tr><td>Loaded-Mobility-Training sportartspezifisch anwenden</td><td>Als Vorbereitung vor dem Training oder als gesondertes Blocktraining<ul><li>Gelenkmobilisation jeweils in<ul><li>der Position</li><li>der Geschwindigkeit</li><li>dem Vektor</li><li>der Dauer der Bewegung ausführen</li></ul></li></ul></td></tr>
</table>

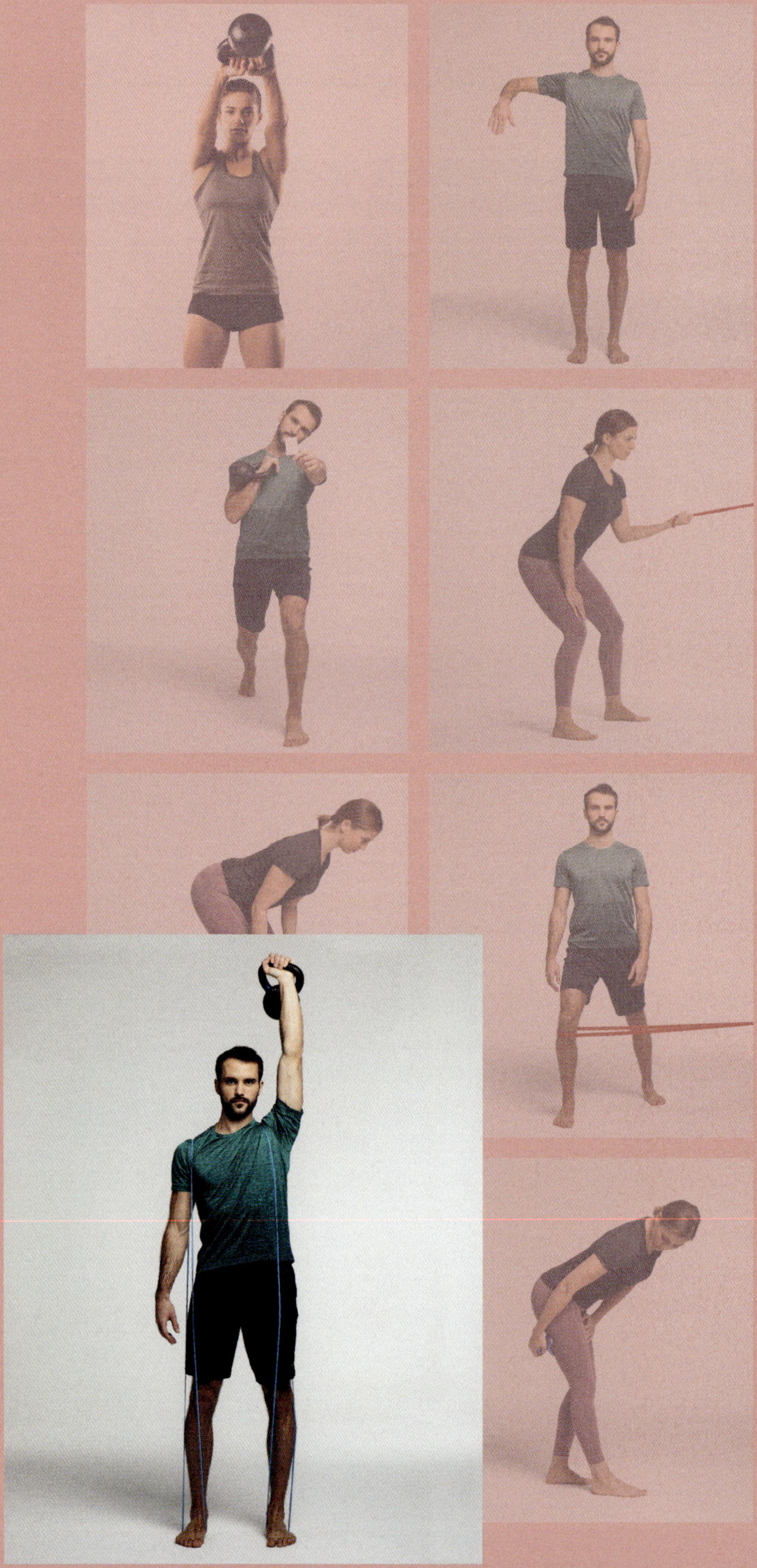

Unilaterales oder bilaterales Training

7

Der neuronale Unterschied

Die menschliche Bewegung ist, was die neuronale Verschaltung der Bewegungssteuerung als auch den Bau und die Arbeitsweise der Muskeln und Muskelketten angeht, zu großen Teilen gegenläufig (kontralateral). Das bedeutet, dass die jeweiligen Körperhälften im Wechsel miteinander agieren. Betrachten wir die Neurologie der Bewegung, so teilt das Gehirn unsere Bewegung ziemlich klar in eine rechte und eine linke Körperseite auf. Die willkürliche Bewegung der rechten Körperseite wird über den linken Kortex reguliert, die willkürliche Bewegung der linken Seite über den rechten Kortex. Gleichzeitig wird der absolut größte Teil der reflexiven Stabilität ebenfalls durch diese Seitigkeit mitbestimmt. Der rechte Kortex ist nicht nur für die Bewegung der linken Körperhälfte verantwortlich, sondern ebenfalls für den größten Anteil der reflexiven Stabilität der rechten Seite und umgekehrt.

Auch bei weiteren wichtigen bewegungssteuernden Arealen finden sich seitigkeitsspezifische Wirkungen. So arbeiten sowohl Großteile des Gleichgewichtssystems als auch das Kleinhirn hauptsächlich nur für eine Körperseite: Das rechte Kleinhirn und das rechte Gleichgewichtssystem wirken in ihren Funktionen also überwiegend auf die rechte Körperseite, für die linke Seite gilt es entsprechend umgekehrt. Ist eines oder sind mehrere dieser Systeme auf einer Seite in ihren Funktionen eingeschränkt, kann es leicht passieren, dass zum Beispiel eine Körperseite besser stabilisiert oder koordiniert ist als die andere. Ein Beispiel aus dem Alltag: Als Rechtshänder führen Sie über den Tag verteilt deutlich mehr Ziel- und feinmotorische Handlungen mit der rechten Seite aus. Diese werden vom rechten Kleinhirn koordiniert, integriert und korrigiert. Die Initiierung und Planung der Bewegungen werden vom linken Kortex ausgeführt, gleichzeitig kommen alle sensorischen und motorischen Informationen aus der rechten Körperseite ebenfalls in den linken Kortex. So besteht allein durch die Händigkeit ein potenzielles Ungleichgewicht im Aktivitätsniveau wichtiger Hirnareale. Ihr rechtes Kleinhirn und der linke Kortex sind wahrscheinlich aktiver, sodass sämtliche Funktionen, die mit diesen Arealen assoziiert werden, besser funktionieren. Das heißt, Ihre rechte Körperseite ist meist besser koordiniert und gesteuert, Ihre linke Körperhälfte ist dafür besser reflexiv stabilisiert. Diese Fakten sind auch im Krafttraining von Bedeutung und sollten nicht unbedacht bleiben.

Ihr Gehirn will immer Sicherheit und eine klare Vorhersehbarkeit erstellen. Sind die bewegungssteuernden und stabilisierenden Systeme von Körperseite zu Körperseite sehr unterschiedlich, sollte ein bilaterales Training, bei dem beide Körperseiten synchron arbeiten, vorerst nicht die dominante Trainingsform sein.

Ein weiterer Punkt, der zu diesem Bezug erwähnt werden muss, ist die Tatsache, dass die in ihrer Aktivität dominanten Kortexareale einer Hirnhälfte die Aktivität der Gegenseite hemmen können. Das bedeutet: Wird ein Kortexbereich, der an sich schon aktiver ist, durch Training zusätzlich aktiviert, sendet er aktivitätsunterdrückende Signale zur Gegenseite, sodass die Disbalancen noch zunehmen. Dieses Phänomen vollzieht sich auch bei einer bilateralen Bewegung, in der beide Gehirnhälften gleichzeitig arbeiten müssen, um die Bewegung auszuführen. Dieses Phänomen tritt besonders dann auf, wenn aus falsch verstandenen Gründen der »Symmetrie« beide Seiten gleich trainiert werden: wenn also trotz ungleicher Voraussetzungen der rechte Arm genauso trainiert wird wie der linke Arm.

Aktivitätsunterschiede im Gehirn äußern sich auch immer im Körper und müssen im Training Beachtung finden. Daher ist es wichtig, Kriterien zu haben, um Folgendes entscheiden zu können: Benötigt Ihr Gehirn zurzeit aus einer Körperseite eventuell mehr Informationen durch ein unilaterales Training, um die Aktivitätsunterschiede innerhalb der bewegungssteuernden Gehirnareale zu reduzieren und so die körperlichen Asymmetrien und Kompensationen zu reduzieren und die Leistungsfähigkeit auf ein neues Niveau zu heben?

Welche Trainingsform ist die richtige?

Die beiden folgenden Möglichkeiten werden Ihnen helfen, die für Sie derzeit optimalste Trainingsform zu finden. Zunächst werden verschiedene Koordinationstests vorgestellt, mit denen Sie die Funktionalität des Kleinhirns beurteilen können. Im Anschluss an die Koordinationstests folgt ein Test zur Überprüfung neuronaler Wechselwirkungen, die über Mustergeneratoren geschaltet werden. Die Mustergeneratoren organisieren einen Großteil der kontralateral verschalteten Bewegung und werden durch die verschiedenen Trainingsformen unterschiedlich beeinflusst. Beide Testmöglichkeiten geben Ihnen wichtige Hinweise auf Asymmetrien relevanter Systeme und eventuell ungewollte Reflexantworten, die Ihr Training verursacht. Es empfiehlt sich, diese Tests alle 10 bis 14 Tage zu wiederholen.

Die Aktivität des Kleinhirns prüfen – Koordination testen

Um eine Antwort auf die Frage zu finden, ob Ihr Gehirn zurzeit auf einer Seite mehr Stimulus benötigt und ein unilaterales Training zu empfehlen ist, sollte der Fokus auf das Kleinhirn gerichtet werden. Dieses ist ein hervorragender Indikator, da das jeweilige Kleinhirn fast ausschließlich nur auf eine Körperseite wirkt: Das rechte Kleinhirn koordiniert und korrigiert die rechte Körperseite, das linke Kleinhirn die linke Seite. Zeigen sich hier markante Unterschiede, empfiehlt es sich, diesen durch ein unilaterales Training entgegenzuwirken. Auf den folgenden Seiten wird auf die Bedeutung der verschiedenen Koordinationstests eingegangen. Zudem werden die Auswirkungen funktioneller Defizite des Kleinhirns aufgezeigt.

Koordinationsdefizite und ihre Auswirkungen

Der rechte Kortex hat in Bezug auf Bewegung, vereinfacht gesprochen, zwei Aufgaben: Er entwirft und initiiert willkürliche Bewegungen der linken Körperhälfte und reguliert gleichzeitig die Stabilisierung und Aufrechterhaltung der autonomen Funktionen der rechten Seite. Dabei ist er abhängig von dem Informationsaustausch mit dem gegenüberliegenden linken Kleinhirn, das die Bewegungskorrektur in Auftrag gibt. Dieser Informationsaustausch ist so intensiv, dass das Kleinhirn einen recht großen Anteil an dem Aktivitätsniveau des Kortex im Allgemeinen und der spezifischen bewegungsregulierenden Areale im Besonderen hat. Funktionseinschränkungen im Kleinhirn führen daher meist auch zu einer geringeren Aktivität im gegenüberliegenden Kortex und mindern dort die Funktionen der Areale, die auf diese Informationen angewiesen sind.

Eine wichtige Aufgabe des Kleinhirns besteht darin, permanent Informationen über die Bewegung zu wichtigen Bereichen des Hirnstamms zu senden, wobei diese Bereiche des Hirnstamms an allen wichtigen motorischen Prozessen beteiligt sind. Die Informationen aus dem Kleinhirn bilden somit eine wichtige Grundlage vieler motorischer Prozesse. Ist Ihr Kleinhirn auf einer Seite nun weniger aktiv, hat das Auswirkungen auf alle mit ihm verbundenen Systeme.

Die neuronalen Verbindungen zwischen Ihrem Kleinhirn und den jeweiligen Gleichgewichtssystemen der gleichen Körperseite sind sehr eng. Diese beiden Systeme bedingen sich in ihrer Funktion. Ist das Kleinhirn in seiner Funktionalität eingeschränkt, hat dies immer auch Auswirkungen auf das Gleichgewichtssystem. Sollten sich im Koordinationstest also größere Unterschiede zeigen, so weist dies auf eine eingeschränkte Funktionalität des Kleinhirns hin. Sie sehen: Über kleine Tests können Sie wertvolle Informationen sammeln, sodass Sie entscheiden können, was die temporär beste Trainingsart ist.

Die Koordinationstests

Ein Weg, um die Funktionalität Ihres Kleinhirns zu testen, besteht darin, sehr schnelle Bewegungen auszuführen. Vor allem schnelle Rotationsbewegungen verlangen ein hohes Maß an Koordination und Bewegungskorrektur, um sie präzise auszuführen.

Die Koordinationstests sollten, wenn möglich, im engen Stand und mit geschlossenen Augen absolviert werden. Diese Situation erschwert die Übungsausführung und kann Koordinationsdefizite schneller offenbaren. Grundsätzlich gibt es immer gewisse Unterschiede in der Ziel- und Feinmotorik der beiden Körperhälften. Diese basieren auf einem Mangel an spezifischem Gebrauch. Da das Durchführen maximal schneller Bewegungen jedoch ein allgemeiner Funktionstest ist, der meist nicht spezifisch erlernt und geübt wurde, sollten sich dabei an sich keine sehr großen Unterschiede zwischen den beiden Seiten zeigen. Das Kleinhirn teilt sich in verschiedene Bereiche: einen inneren Anteil; den Vermis (Seite 138), dem die Koordination der Körpermitte zugeordnet ist; einen Zwischenteil für die Koordination der körpernahen Gelenke wie Schulter, Hüfte, aber auch Ellenbogen und Knie, und schließlich einen äußeren Anteil, bei dem es um die Koordination der Hände und Füße geht. Über Koordinationstests der verschiedenen Gelenke können Rückschlüsse auf die jeweiligen Anteile des Kleinhirns gezogen werden. Als Funktionstest für den äußeren und mittleren Anteil bieten sich vor allem Einwärts- und Auswärtsdrehungen der Hände und Schultern an sowie schnelle Tap-Bewegungen der Füße (»Schnelles Klopfen mit dem Fuß«, Seite 288).

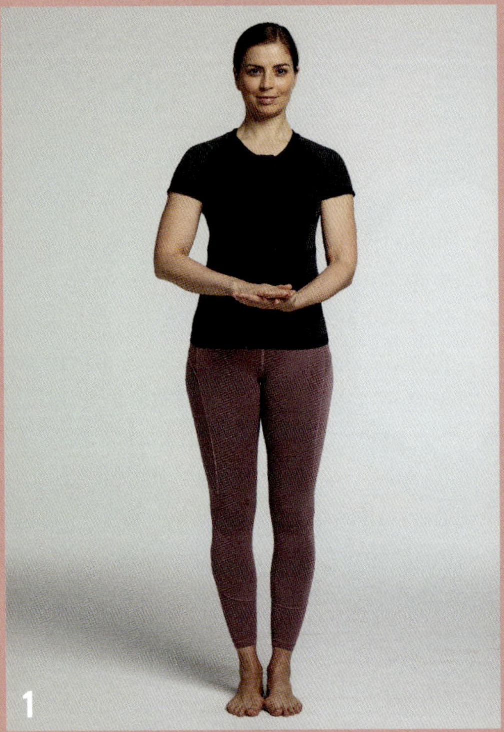

1

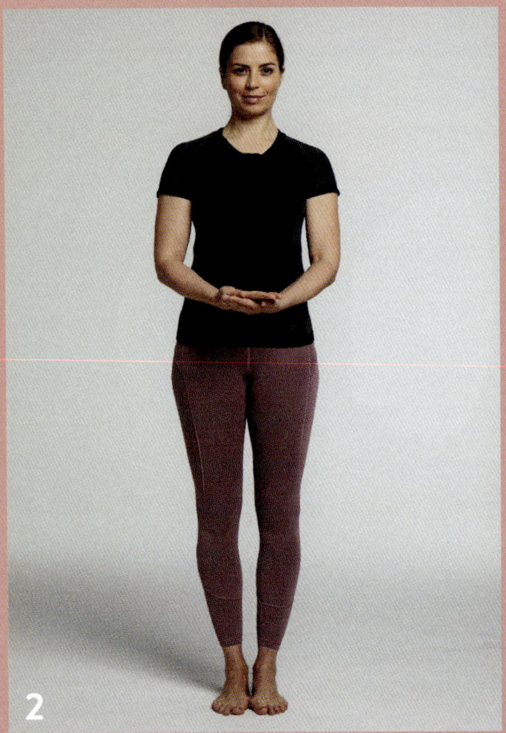

2

▶ Wechsel von Einwärts- und Auswärtsdrehung der Hände

1. Nehmen Sie den neutralen Stand ein und schließen Sie die Füße, die Wirbelsäule ist lang und entspannt. Halten Sie den Kopf neutral und den Blick nach vorn gerichtet. Schließen Sie, falls möglich, die Augen. Legen Sie nun Ihre rechte Hand vor dem Oberkörper mit geschlossenen Fingern in Ihre linke Hand, die Handflächen liegen aufeinander.
2. Wechseln Sie die Handposition jetzt so schnell wie möglich zwischen Handrücken und Handfläche, indem Sie die rechte Hand ein- und auswärtsdrehen. Führen Sie die Bewegung für 5 bis 10 Sekunden durch. Wechseln Sie im Anschluss die Hände, nun liegt die linke Hand auf der rechten Hand, und wiederholen Sie die Übung.

Hinweis: Vergleichen Sie die Ergebnisse der rechten und linken Hand. Die Seite, die nicht so gut koordiniert werden konnte oder bei der Sie früher Ermüdungserscheinungen verspürten, zeigt ein funktionelles Defizit in Ihrem Kleinhirn. Das ist die Seite, auf der Sie Ihr unilaterales Training ausführen sollten.

▶ Wechsel von Einwärts- und Auswärtsrotation der Schulter

1. Nehmen Sie den neutralen Stand ein und schließen Sie die Füße. Ihre Wirbelsäule ist lang und entspannt. Halten Sie den Kopf neutral und den Blick nach vorn gerichtet. Heben Sie die Arme auf Schulterhöhe nach vorn an, strecken Sie die Ellenbogen und schließen Sie die gestreckten Finger. Ihre Handflächen zeigen Richtung Boden. Schließen Sie, falls möglich, die Augen.
2. Wechseln Sie nun für 5 bis 10 Sekunden so schnell wie möglich die Position der Hände, sodass abwechselnd Handrücken und Handfläche zum Boden zeigen. Halten Sie dabei die Arme gestreckt und führen Sie die Bewegung aus den Schultern heraus aus. Achten Sie darauf, dass Sie die Rotation über die komplette Bewegungsweite ausführen.

Hinweis: Vergleichen Sie die Ergebnisse der rechten und linken Hand. Die Seite, die nicht so gut koordiniert werden konnte oder bei der Sie früher Ermüdungserscheinungen verspürten, zeigt ein funktionelles Defizit in Ihrem Kleinhirn. Dies ist die Seite, auf der Sie Ihr unilaterales Training ausführen sollten.

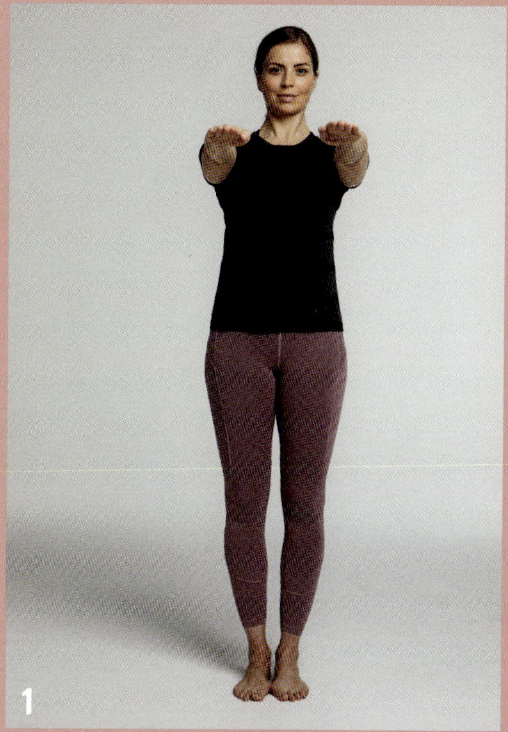
1

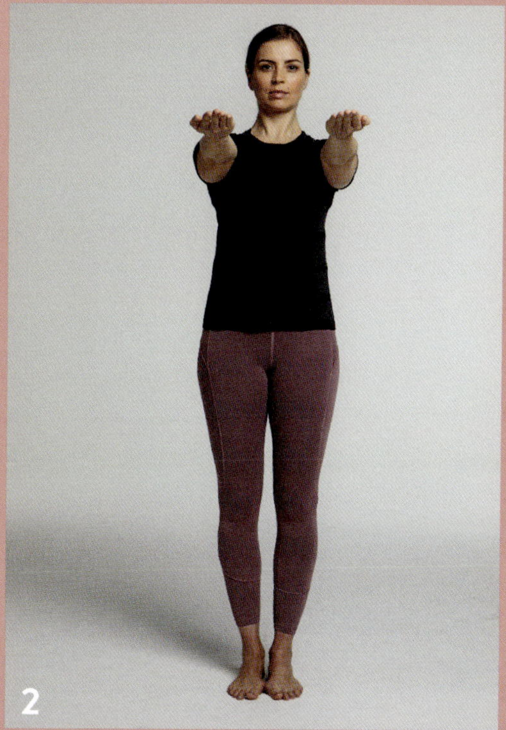
2

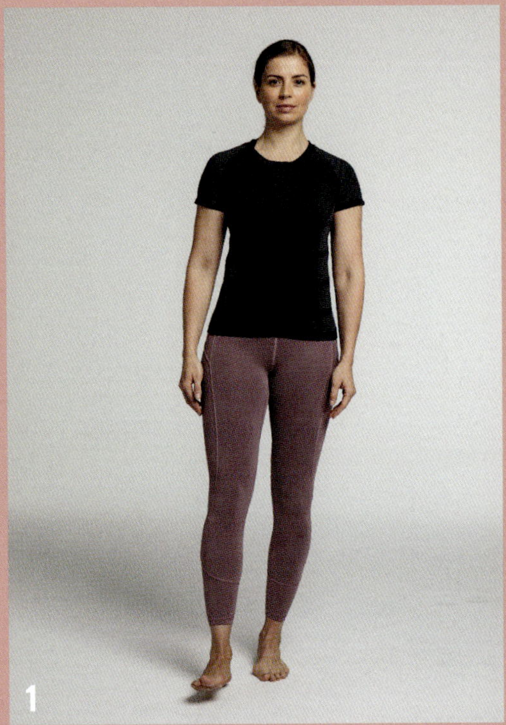

1

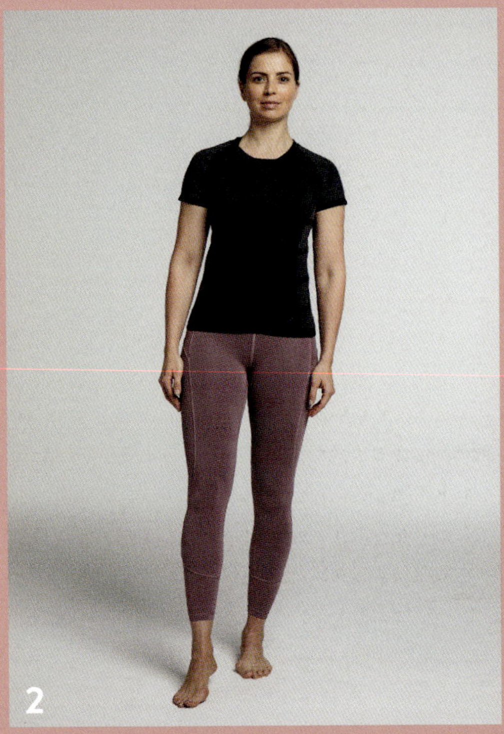

2

▶ Schnelles Klopfen mit dem Fuß

Für den Unterkörper bieten sich sogenannte Tapping-Tests zur Überprüfung der Kleinhirnfunktion an. Tapping-Bewegungen sind maximal schnelle Bewegungen mit einer geringen Bewegungsamplitude. Die Frequenz und der Rhythmus, mit der die Bewegungen ausgeführt werden, stellen das Beurteilungskriterium dar. Beim folgenden Test geht es darum, wie schnell Sie mit Ihrer Fußspitze auf den Boden tappen können.

1. Nehmen Sie den neutralen Stand ein, Ihre Wirbelsäule ist lang und locker. Stellen Sie den rechten Fuß etwas nach vorn und lösen Sie die Ferse vom Boden.
2. Beginnen Sie nun, so schnell wie möglich für 5 bis 10 Sekunden Ihren Vorfuß auf den Boden zu tappen. Führen Sie den Test 1- bis 2-mal hintereinander aus und wechseln Sie dann auf die linke Seite. Vergleichen Sie die beiden Seiten miteinander. Die Seite mit den größeren Schwierigkeiten sollte als Assessment dienen.

Hinweis: Nicht nur die Präzision und Geschwindigkeit der Bewegung geben Hinweise auf die Funktionalität des Kleinhirns, auch wie schnell Sie ermüden, kann als Anhaltspunkt dienen: Ist die Fähigkeit des Kleinhirns, Bewegungen zu korrigieren, reduziert, ermüdet Ihr muskuläres System meist deutlich schneller.

Anmerkungen zur Auswertung

Zeigen sich innerhalb der Koordinationstests stärkere Unterschiede zwischen den Körperseiten, so ist das ein Indikator, dass Sie Ihr Krafttraining für einige Wochen stärker unilateral ausrichten sollten. Hierdurch werden die Asymmetrien in den kortikalen Aktivitätsmustern positiv beeinflusst und wichtige Koordinations- und Stabilisierungsprozesse optimieren sich. In der Folge können Sie symmetrischer und mit weniger Kompensationsleistungen trainieren.
Es kann durchaus vorkommen, dass die Koordinationstests der Arme und Beine unterschiedlich ausfallen. Es könnten sich zum Beispiel Koordinationsprobleme Ihres linken Arms und Ihres rechten Fußes zeigen. Dann empfiehlt es sich, Ihr Training genau nach diesen Testergebnissen auszurichten. Hierfür führen Sie Ihr Oberkörpertraining mehr auf der linken und Ihr Beintraining mehr auf der rechten Seite aus.

Die Aufgabe der zentralen Mustergeneratoren

Der Großteil unserer alltäglichen Bewegungen, wie zum Beispiel das Gehen und Laufen, ist über zentrale Mustergeneratoren verschaltet. Diese Netzwerke von Nervenzellen befinden sich im Rückenmark und veranlassen von dort – fast autonom – die wechselnd rhythmische Muskelarbeit bei zyklischen, automatisch ablaufenden kontinuierlichen Bewegungen. Gehen und Laufen sind Beispiele dafür. Die zentralen Mustergeneratoren bewirken also, dass während des Laufens zeitgleich Ihr linker Arm nach vorn und Ihr rechter Arm nach hinten schwingt. Die Aktivität des linken Bizeps führt hier zu einer Aktivierung des rechten Trizeps mit einhergehender Hemmung des rechten Bizeps, sodass der linke Arm vor und der rechte zurückschwingen kann.

Für eine bilaterale Bewegung, bei der beide Körperseiten die gleiche Bewegung ausführen, muss die Aktivität innerhalb der Mustergeneratoren reduziert beziehungsweise unterdrückt werden. Auf die Funktionalität dieses grundlegenden Musters kann ein ausgeprägtes bilaterales Training nachhaltige Auswirkungen haben. Beim Krafttraining kommt noch eine wichtige Komponente hinzu: Die Intensität eines Reizes bestimmt die neuronale Anpassung an diesen Reiz in hohem Maße mit. Je höher die Intensität des Reizes ist, desto größer ist auch die neuronale Anpassung. Ein intensives Krafttraining mit bilateralen Übungen, wie Kreuzheben, Kniebeuge oder Bankdrücken, kann die Arbeit der zentralen Mustergeneratoren beeinflussen.

▶ Test der reflexiven Hemmung über zentrale Mustergeneratoren

Material: kleiner Gegenstand zum Greifen, etwa ein Griffei oder ein kleiner Gummiball

Durch Krafttests können Sie die Funktionalität der zentralen Mustergeneratoren überprüfen. Dafür brauchen Sie einen Partner sowie einen kleinen Gegenstand, den Sie gut greifen können. Bei der Durchführung wird in einer neutralen Position die Kraft des rechten Bizeps getestet. Diese Kraft ist der Referenzpunkt und quasi das Assessment. Als Nächstes werden die Flexoren der linken Seite aktiviert, währenddessen wird der Bizepstest auf der rechten Seite erneut ausgeführt. Die Aktivierung der linken Flexoren müsste nun zu einer erheblichen Reduzierung der Kraft Ihrer Flexoren (des Bizeps) auf der rechten Seite führen. Ist der rechte Bizeps während der Aktivierung der linken Flexoren weiterhin sehr stark, ist das ein Hinweis, dass die Regulierung der muskulären Spannung über die Mustergeneratoren eingeschränkt ist. Aus trainingstechnischer Sicht sind nun eine Reduzierung des bilateralen Trainings sowie eine vermehrte unilaterale Ausrichtung des Trainings zu empfehlen.

1. Nehmen Sie eine Schrittstellung ein, Ihre Wirbelsäule ist lang und locker. Heben Sie Ihren rechten Arm etwas nach vorn an und beugen Sie ihn um circa 90 Grad. Ihr Partner testet die Kraft Ihres Bizeps, indem er mit der linken Hand Ihren rechten Ellenbogen fixiert und mit der rechten Hand versucht, Ihren auf 90 Grad gebeugten Arm zu öffnen. Merken Sie sich, wie viel Kraft Sie erzeugen konnten.
2. Führen Sie nun Ihren linken Arm nach vorn, ballen Sie die Hand zu einer Faust und spannen Sie den linken Bizeps stark an.
3. Während Sie diese Spannung halten, wiederholt Ihr Partner den Krafttest auf der rechten Seite. Vergleichen Sie die beiden Tests miteinander. Hat sich Ihre Kraft verändert?

Hinweise zur Auswertung: Wenn die Bewegungskopplung über die zentralen Mustergeneratoren normal verläuft, sollte Ihr rechter Bizeps im zweiten Test – während Sie den linken Arm gebeugt halten und die linke Hand zur Faust geballt ist – deutlich schwächer werden. Die reduzierte Kraft signalisiert, dass die Hemmung über die zentralen Mustergeneratoren funktioniert. Zeigt sich jedoch, dass die Kraft während des zweiten Tests nur leicht oder gar nicht nachlässt, signalisiert dies, dass Ihre zentralen

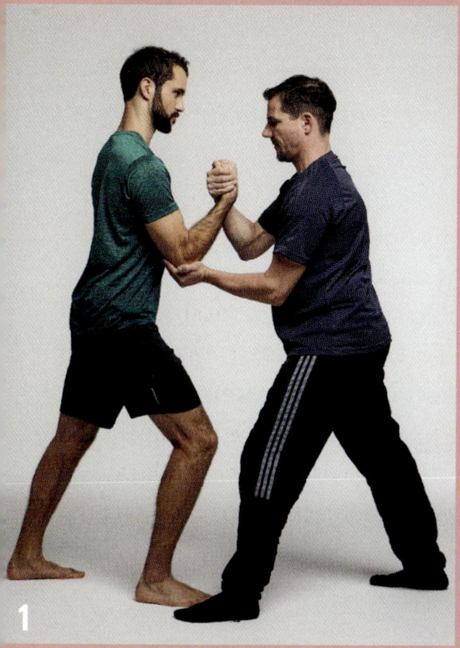

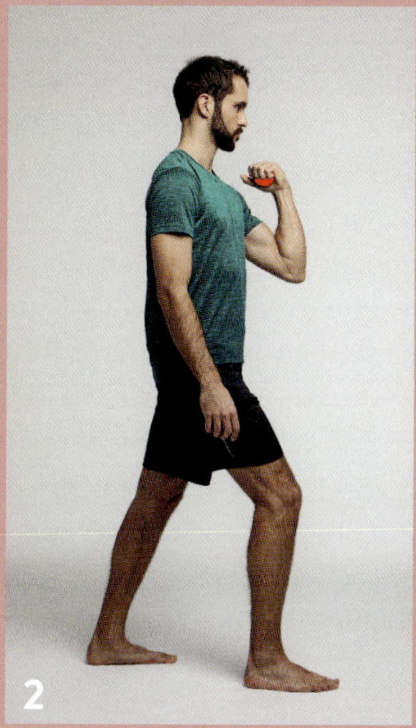

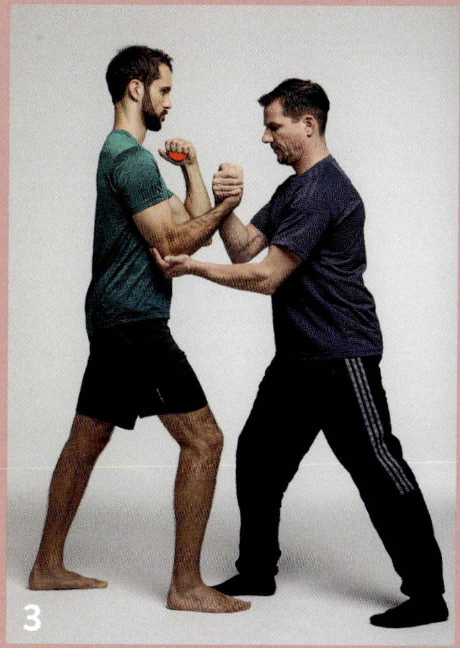

Mustergeneratoren nur reduziert arbeiten. In diesem Fall sollten Sie für einige Wochen Ihr bilaterales Training deutlich reduzieren und den Fokus mehr auf ein unilaterales Training richten. Der Koordinationstest ist sicherlich das geeignetste und einfachste Mittel, um festzustellen, auf welcher Körperseite mehr trainiert werden sollte.

Unilaterales Training

Für die meisten Menschen bringt ein unilaterales Training viele Vorteile und ist aus neuronaler Sicht oft das Mittel der Wahl, um die allgemeine Leistungsfähigkeit nachhaltig zu verbessern. Ihre Fähigkeit, muskuläre Spannung zu erzeugen, wird hierbei auf beiden Seiten besser werden – das mag sich seltsam anhören, aber es ist so.

Eine Asymmetrie verlangt einen Ausgleich, und dieser kann nicht durch eine symmetrische Belastung beider Seiten bewerkstelligt werden. Beide Seiten gleich und ausgeglichen – also bilateral – zu trainieren, erhöht in den meisten Fällen die Disbalance und führt zu Kompensationen und einer Erhöhung des Verletzungsrisikos.

Auswirkungen des unilateralen Trainings

Ein unilaterales Training verbessert die Systeme, mit denen das Kleinhirn in neuronaler Verbindung steht, und sorgt dafür, dass Sie stabiler, besser koordiniert und mit mehr Sicherheit agieren können. Ihre Fähigkeit, muskuläre Spannung zu erzeugen, steigt und die Asymmetrien verringern sich.

Beachten Sie die natürlich angelegten neuronalen Verschaltungen und die gefundenen Defizite innerhalb der Bewegungssteuerung nicht, so hat dies häufig negative Folgen, wenn Sie das System synchron unter Last setzen. Ihr Gehirn nutzt aus Sicherheitsgründen die Systeme immer stärker, die klarere und mehr Informationen geben. Dagegen vernachlässigt es die Bereiche, die schlechter arbeiten oder unzureichende Informationen liefern. Innerhalb einer bilateralen Bewegung wird Ihr Gehirn daher auch diejenigen neuronalen und physischen Strukturen mehr nutzen, die besser arbeiten, klarere Informationen liefern oder stabiler sind. Zudem wird durch intensives bilaterales Training häufig die Regulierung der Mustergeneratoren negativ beeinflusst.

Die auf den folgenden Seiten beschriebenen Maßnahmen, mit denen Sie das unilaterale Training optimieren können, sollten Sie nutzen, um die schlechter koordinierte Seite zu trainieren. Es geht hier also um die Seite mit dem schlechteren Kleinhirntest, wobei dieser zwischen Oberkörper und Unterkörper verschiedene Ergebnisse haben kann.

Unilaterales Training neuronal vorbereiten

Es ist durchaus möglich beziehungsweise kommt regelmäßig vor, dass Ihr unilaterales Training zunächst nicht den gewünschten Erfolg zeigt, obwohl die Kleinhirntests zuvor eindeutig auf eine Aktivierung dieser Seite hingedeutet haben. Die Koordinationstests ab Seite 286 zeigen zunächst einmal nur an, ob eventuell die jeweilige Bewegung über das Kleinhirn nicht optimal koordiniert ist. Sie können jedoch nicht anzeigen, welche Faktoren dort alle mit hineinspielen. Trainieren Sie nun die als »schlechter« identifizierte Körperseite, kann es daher trotzdem zu negativen Ergebnissen kommen, und zwar aus mehreren Gründen. Erinnern Sie sich, dass die Qualität einer willkürlichen Bewegung an bestimmte Rahmenbedingungen geknüpft ist? Es sind vor allem die unterschiedlichen Stabilisationsprozesse, die diesen Rahmen bilden und großen Einfluss auf die Effekte des Trainings besitzen.

Stabilisierung der gegenüberliegenden Seite

Während eines unilateralen Krafttrainings hat die gegenüberliegende Körperseite die größte Stabilisationsleistung zu leisten. Wenn diese Stabilisationsanforderungen der gegenüberliegenden Seite nicht hinreichend gewährleistet sind, ist es möglich, dass, obwohl Sie das unilaterale Training auf der schlechter koordinierten Seite ausführen, das Assessment nicht die gewünschten Ergebnisse zeigt. Sollten Ihre Ergebnisse nun aufgrund eines Stabilisationsdefizits auf der gegenüberliegenden Körperseite negativ beeinflusst werden, sollten Sie das unilaterale Training der schwächeren Seite erst beginnen, wenn Sie die gegenüberliegende Seite stabilisiert haben. Besonders die Formatio reticularis hat hier großen Einfluss.

Nutzen Sie die Übungen aus Kapitel 3 auf den Seiten 118 bis 126, um eine verbesserte Stabilisierung durch die Formatio reticularis zu erreichen. Führen Sie dazu für je 20 bis 30 Sekunden ein bis drei Übungen aus, bei denen Sie positive Assessments hatten. Dann wiederholen Sie Ihr Training. Sind die Ergebnisse nun besser geworden?

Etwas seltener tritt der Fall auf, dass Ihre gegenüberliegende Seite durch das Gleichgewichtssystem ungenügend stabilisiert wird. Um das Gleichgewichtssystem zu aktivieren, nutzen Sie die Übungen aus Kapitel 3 auf den Seiten 43 bis 84, vor allem die Synchronisationsübungen zeigen hier gute Wirkungen. Führen Sie hierfür ein bis zwei Gleichgewichtsübungen auf der gegenüberliegenden Seite aus und wiederholen Sie Ihr Training. Wie fallen die Ergebnisse nun aus?

Stabilisierung der gleichen Seite

Wenn Sie mithilfe der Tests zur Aktivität des Kleinhirns eine Seite ermittelt und trainiert haben und dennoch nicht die gewünschten Resultate erzielen, könnte dafür auch eine ungenügende reflexive Stabilität auf derselben Seite ursächlich sein. Für die reflexive Stabilisierung innerhalb der willkürlichen Bewegung sind vor allem die Reflexe, die über das Gleichgewichtssystem und das Mittelhirn eingeleitet werden, von besonderer Bedeutung. Das bedeutet, dass Sie für das Training der linken Körperhälfte Ihr linkes Gleichgewichtssystem aktivieren müssen beziehungsweise zusätzlich oder alternativ das für die linke Seite zuständige Mittelhirn. Übungen hierfür finden Sie in Kapitel 3 ab Seite 104. Insofern haben Sie also verschiedene Möglichkeiten, optimale Voraussetzungen für ein unilaterales Training mit bestmöglichen Ergebnissen zu schaffen.

Nutzen Sie elastische Kraftbänder

Um mit wenig Aufwand Stabilität zu provozieren und Ihr unilaterales Training effektiver sowie variantenreicher zu gestalten, können Sie elastische Kraftbänder nutzen. Der Zug der Bänder bewirkt einen permanenten Druck, gegen den Sie sich automatisch ausrichten müssen. Wie Sie die Bänder anlegen sollten, damit eine optimale Zusatzstabilisierung gewährleistet ist, wird Ihnen nun anhand von zwei Möglichkeiten vorgestellt. Bei der ersten Variante wird das Band diagonal zwischen Schulter und Fuß um Ihren Körper gespannt. Befestigen Sie hier das Band unter dem Fuß der schlechter koordinierten Seite. Bei der nächsten Variante wird das Band gleichseitig zwischen Schulter und Fuß gespannt, sodass die Stabilisierung nur auf der Seite stattfindet, die schlechter koordiniert war.

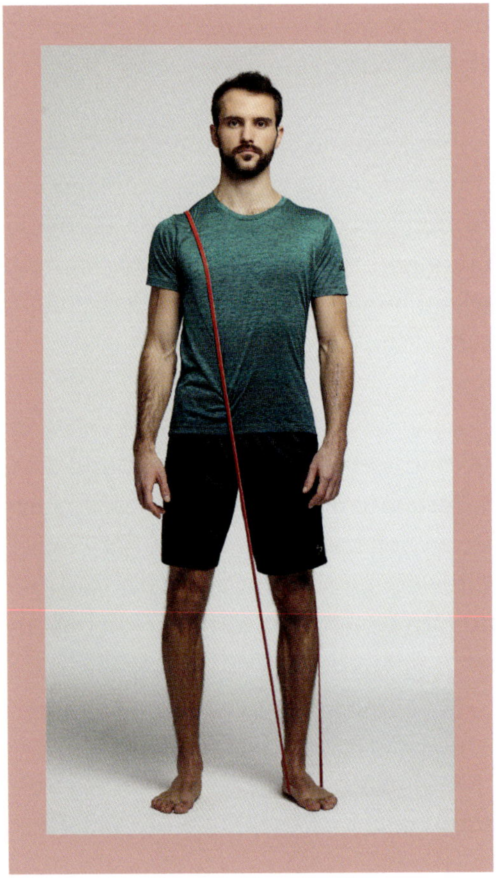

▶ Diagonale Bandführung

Material: breites elastisches Band

Nehmen Sie den neutralen Stand ein und legen Sie das Band über die Schulter der Seite mit dem besseren Ergebnis beim Koordinationstest. Legen Sie anschließend die Schlinge des Bands unter den gegenüberliegenden Fuß und richten Sie sich komplett auf. Stellen Sie sicher, dass die Wirbelsäule lang und locker aufgerichtet ist. Gehen Sie dann in die jeweiligen Positionen für Ihr unilaterales Training und führen Sie dieses durch. Überprüfen Sie die Wirkung durch ein Beweglichkeitsassessment aus Kapitel 2 ab Seite 26.

▶ Gleichseitige Bandführung

Material: breites elastisches Band

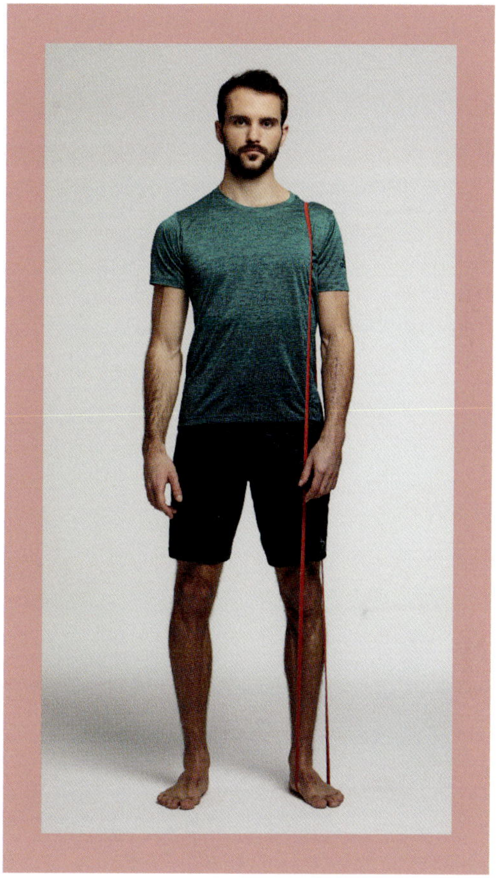

Nehmen Sie den neutralen Stand ein und legen Sie das Band über die Schulter der Seite mit dem schlechteren Ergebnis beim Koordinationstest. Legen Sie anschließend die Schlinge des Bands unter Ihren gleichseitigen Fuß und richten Sie sich komplett auf. Stellen Sie sicher, dass die Wirbelsäule lang und locker aufgerichtet ist. Gehen Sie dann in die jeweilige Ausgangsposition und führen Sie Ihr unilaterales Training durch. Überprüfen Sie die Wirkung durch ein Beweglichkeitsassessment aus Kapitel 2 ab Seite 26.

Aktivieren Sie Ihr Kleinhirn

Wie eingangs in diesem Kapitel beschrieben, ist Ihr Kleinhirn maßgeblich daran beteiligt, dass Bewegungen gut koordiniert und integriert werden können. Aktivieren Sie daher immer das Kleinhirn, bevor Sie Ihr Training beginnen. Für das unilaterale Training der linken Seite aktivieren Sie vorbereitend das linke Kleinhirn, umgekehrt für die rechte Seite das rechte Kleinhirn. Da das Kleinhirn aufs Engste mit dem gleichseitigen Gleichgewichtssystem verbunden ist, empfiehlt es sich, eine Kombination aus Gleichgewichtsübungen und Übungen für das Kleinhirn auszuführen. Die Übungen hierfür finden Sie in Kapitel 4 auf den Seiten 43 bis 84 und 184 bis 202.

Neben den aufgezeigten Komponenten können Sie selbstverständlich sämtliche Aspekte optimieren, die Ihre willkürliche Bewegung verbessern. Sie können den Frontallappen, den Parietallappen, die Basalganglien und den Thalamus adressieren. Besonders empfehlenswert ist, die Medulla – als den Kreuzungspunkt der sensorischen und motorischen Informationen – zu aktivieren. Übungen für alle Aspekte finden Sie in Kapitel 4 auf den Seiten 166 bis 205. Hierfür integrieren Sie ein bis drei derjenigen Übungen, die bei Ihnen die besten Ergebnisse in den Assessments erzielt haben.

Mein Expertentipp

Nutzen Sie, um Ihren Frontallappen zu aktivieren, die Übung »Horizontale Augensprünge« in Kapitel 3 auf Seite 124/125. Damit verbessern Sie die Grundlagen für Ihr unilaterales Training. Die neuronale Schleife für die Bewegung einer Körperhälfte beinhaltet sowohl Ihren Frontallappen, von dem die willkürliche Bewegung startet, als auch das gegenüberliegende Kleinhirn, das die willkürliche Bewegung der jeweiligen Körperseite korrigiert und koordiniert. Beide Komponenten können nun durch die horizontalen Augensprünge« adressiert werden. Für das unilaterale Training auf der linken Seite führen Sie ein bis drei Durchgänge nach links durch. Für das unilaterale Training der rechten Seite entsprechend ein bis drei Durchgänge nach rechts.

Unilaterales Training neuronal vorbereiten

	Unilaterales Training rechts	Unilaterales Training links
Stabilität der gegenüberliegenden Seite verbessern	Formatio reticularis links Gleichgewicht links	Formatio reticularis rechts Gleichgewicht rechts
Stabilität der gleichen Seite verbessern	Gleichgewicht rechts Mittelhirn links	Gleichgewicht links Mittelhirn rechts
Aktivieren des gleichseitigen Kleinhirns	Kleinhirn rechts	Kleinhirn links
Weitere Komponenten der willkürlichen Bewegung optimieren	Frontallappen links Parietallappen links Basalganglien links Thalamus links Medulla rechts	Frontallappen rechts Parietallappen rechts Basalganglien rechts Thalamus rechts Medulla links

Finden Sie die beste Bewegungsebene

Um Ihr unilaterales Training noch effektiver zu gestalten, können Sie die jeweiligen Bewegungsebenen testen, bei denen Sie die besten Ergebnisse durch eines der Assessments aus Kapitel 2 auf den Seiten 26 bis 33 erzielen. Hierfür wählen Sie ein Assessment, zum Beispiel der Kategorie »Kraft« oder »Beweglichkeit«, und führen dann jeweils eine Zug- und eine Druckbewegung in einer horizontalen (vor und zurück) und einer vertikalen (hoch und runter) Richtung aus. Testen Sie die Auswirkungen durch Ihr Assessment. Fällt Ihr Assessment immer positiv aus, können Sie nahezu uneingeschränkt Ihr unilaterales Training in sämtlichen Ebenen ausführen. Zeigt sich jedoch, dass Sie durch das Nutzen einer bestimmten Ebene während Ihrer Zug- oder Druckübung deutlich bessere Ergebnisse innerhalb der Assessments erzielen, sollten Sie zunächst Ihr Training vermehrt in diesen Ebenen ausrichten. Wiederholen Sie alle ein bis zwei Wochen den Test, um bestmögliche Trainingsentscheidungen zu treffen. Im Folgenden finden Sie eine Druck- und eine Zugübung, die in beiden Ebenen ausgeführt werden können. Beide Übungen eignen sich gut als Test.

Vergleichen Sie die Wirkungen und merken Sie sich, aus welchen Richtungen Sie die besten Ergebnisse erzielen konnten. In diesen Ebenen sollte nun vermehrt Ihr unilaterales Training ausgeführt werden.

▶ Zugbewegung horizontal und vertikal testen

Material: elastisches Band

1. Befestigen Sie das Band horizontal vor Ihnen. Nehmen Sie den neutralen Stand ein. Greifen Sie das Band mit der rechten Hand, die Handfläche zeigt nach außen.
2. Ziehen Sie das Band in einer Ruderbewegung zum Brustkorb, drehen Sie dabei die Hand nach innen. Wiederholen Sie diese Bewegung 5- bis 6-mal nacheinander und testen Sie über Ihr Assessment die Wirkung dieser Bewegungsebene.
3. Wechseln Sie im Anschluss die Zugrichtung und befestigen Sie das Band vertikal.
4. Ziehen Sie nun das Band in einer Zugbewegung von oben nach unten. Wiederholen Sie diese Bewegung 5- bis 6-mal hintereinander und testen Sie über Ihr Assessment die Wirkung dieser Bewegungsebene.

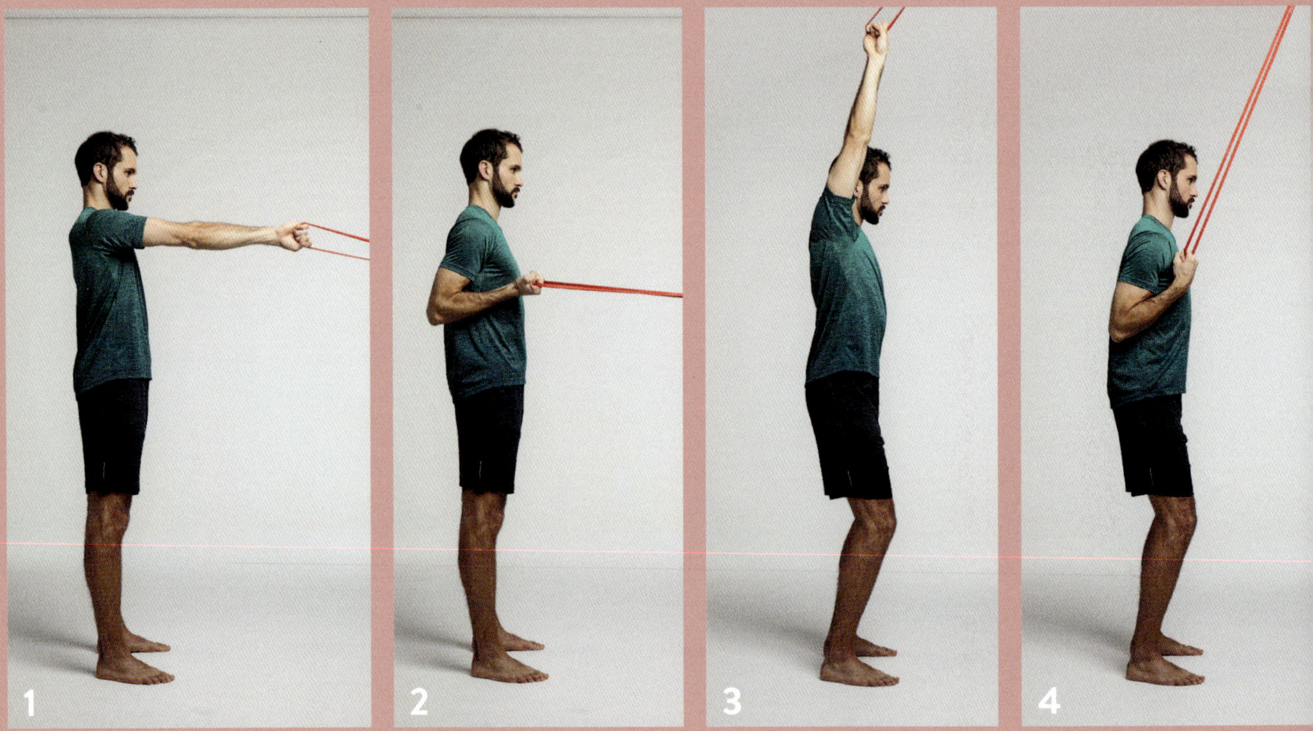

▶ Druckbewegung horizontal und vertikal testen

Material: elastisches Band

1. Befestigen Sie das Band horizontal hinter Ihnen. Nehmen Sie den neutralen Stand ein. Greifen Sie das Band mit der rechten Hand, die Handfläche zeigt nach außen.
2. Drücken Sie das Band in einer Druckbewegung nach vorn, drehen Sie dabei die Hand nach innen. Wiederholen Sie diese Bewegung 5- bis 6-mal nacheinander und testen Sie über Ihr Assessment die Wirkung dieser Bewegungsebene.
3. Wechseln Sie im Anschluss die Zugrichtung und befestigen Sie das Band vertikal.
4. Drücken Sie nun das Band in einer Druckbewegung von unten nach oben. Wiederholen Sie diese Bewegung 5- bis 6-mal hintereinander und testen Sie über Ihr Assessment die Wirkung dieser Bewegungsebene.

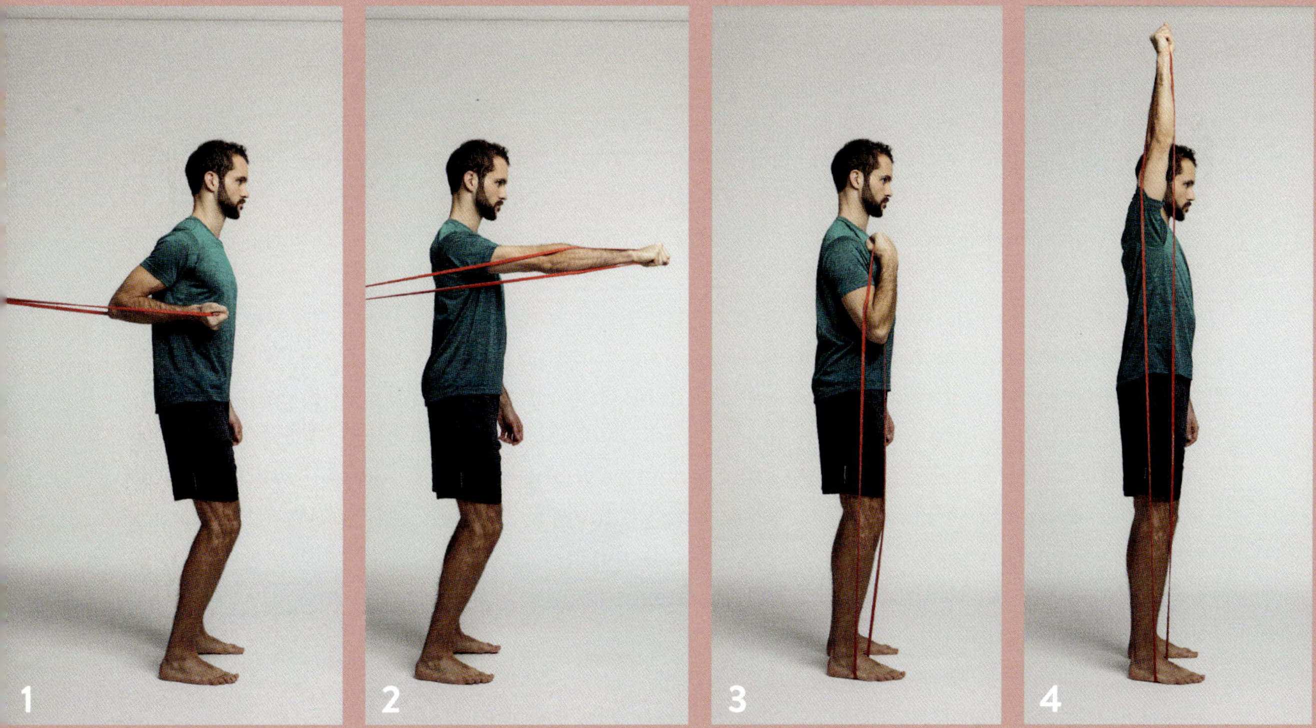

Variieren Sie Ihr unilaterales Training

Nutzen Sie die Möglichkeiten, die sich durch die Sternschritte (Seite 273) bieten, um Ihr unilaterales Training variantenreicher und motivierender zu gestalten. Führen Sie Ihr unilaterales Training in den unterschiedlichen Schrittpositionen aus.

Trainingsempfehlungen für das unilaterale Training

Entschließen Sie sich, ein unilaterales Training zu beginnen, sollten Sie dieses möglichst gut vorbereiten. Dabei geht es darum, sowohl die wichtigsten Stabilisationsprozesse als auch eine Optimierung der wichtigsten Aspekte willkürlicher Bewegungssteuerung in das Training zu integrieren. Hierfür testen Sie zum einen die zuvor beschriebenen Stabilisationskomponenten, die Ihr unilaterales Training in ihrer Wirkung optimieren, und wählen zwei bis drei Komponenten aus, bei denen Sie ein positives Assessment hatten (Seite 293–295). Zum anderen testen Sie die verschiedenen Komponenten, die Ihre willkürliche Bewegung optimieren können (Kapitel 4, Seite 166–205) und wählen hiervon ebenfalls zwei bis drei Komponenten aus, die gute Wirkungen zeigten. Aus der Praxiserfahrung empfiehlt es sich, hier eine Kombination aus Aspekten des gleichseitigen Gleichgewichtstrainings und Aspekten zur Aktivierung des gleichseitigen Kleinhirns zu nutzen.

Es bietet sich an, die neuronale Vorbereitung des unilateralen Trainings zum einen in das allgemeine Aufwärmen zu integrieren. Hierfür nutzen Sie die ausgewählten Aspekte der Kategorien »Stabilität« und »willkürliche Bewegung« (siehe vorhergehender Absatz) und führen diese nach dem allgemeinen Aufwärmen für 4 bis 6 Minuten aus, bevor Sie Ihr Training beginnen. Zum anderen ist es wichtig, die Übungen unmittelbar gut vorzubereiten. Diese kürzere Vorbereitung können Sie in den Satz- oder Übungspausen absolvieren. Hierfür nehmen Sie jeweils ein bis zwei Aspekte beider Kategorien und führen Sie für insgesamt 20 bis 40 Sekunden aus. Die Kombination der Aspekte kann gern variieren.

Ein rein unilaterales Training ist sehr ermüdend. Es empfiehlt sich daher, Ihr Training im Verhältnis 3:1, 5:2 oder ähnlich zu absolvieren. Das bedeutet, nach drei unilateralen Übungen folgt entweder eine Übung der anderen Körperseite oder eine bilaterale

Übung. Ihr unilaterales Training sollte zwischen vier bis acht Wochen dauern und sich 2- bis 3-mal im Jahreszyklus wiederholen.

Trainingsempfehlungen für das unilaterale Training	
Neuronale Vorbereitung ins allgemeine Aufwärmen integrieren	• 4 bis 6 Minuten ins allgemeine Aufwärmen integrieren • 2 bis 3 Aspekte zur Verbesserung der reflexiven Stabilität • 2 bis 3 Aspekte zur Verbesserung der willkürlichen Bewegung
Unmittelbare Vorbereitung in den Satz- oder Übungspausen	• insgesamt für 20 bis 40 Sekunden ausführen • 1 bis 2 Aspekte zur Verbesserung der reflexiven Stabilität • 1 bis 2 Aspekte zur Verbesserung der willkürlichen Bewegung
Weitere Möglichkeiten zur Optimierung	• Bewegungsebene testen • unilaterales Training im Verhältnis 3 : 1, 5 : 2 oder Ähnliches absolvieren

Bilaterales Training

Die menschliche Bewegung ist nicht nur kontralateral. Auch bilaterale Bewegungen sind natürliche grundlegende Bewegungen des Menschen und sollten entsprechend Raum im Training bekommen. Nicht nur viele Alltagsbewegungen sind bilateral, sondern auch einige Sportarten werden bilateral ausgeführt. Bei verschiedenen Kraftsportarten wie dem Kraftdreikampf oder dem olympischen Gewichtheben sowie in den meisten Disziplinen moderner Fitnessformen (etwa CrossFit) ist der bilaterale symmetrische Stand die Position, aus der heraus Spannung erzeugt werden muss. Hier ist das Training bilateraler Bewegungen eine spezifische Notwendigkeit, um den Anforderungen der Sportart bestmöglich Rechnung tragen zu können.

Bilaterales Training neuronal vorbereiten

Bilaterales Training sollte neuronal immer gut vorbereitet werden. Hierfür kommen verschiedene Möglichkeiten infrage. Sie können Aspekte der Komponenten der reflexiven Stabilität in das Aufwärmen integrieren. Vor allem Übungen, die Kopf und Wirbelsäule stabilisieren, zeigen sich hier als besonders effektiv. Berücksichtigen Sie bei der Auswahl der Übungen die Aspekte, bei denen Ihre Stabilität eingeschränkt war.

Bei bilateralen Übungen arbeiten die bewegungssteuernden Areale beider Hirnhälften gleichzeitig an einer Bewegung. Asymmetrien innerhalb dieser Areale wirken sich auf die Leistungsfähigkeit aus. Daher sollte besonders das koordinationsschwächere Kleinhirn im Vorfeld des bilateralen Trainings gezielt aktiviert werden. Es empfiehlt sich, ein bis zwei Durchgänge ausgewählter Übungen, entweder aus dem unilateralen Training oder ein bis zwei Übungen zur Aktivierung des Kleinhirns (Seite 187–202), zur Vorbereitung des bilateralen Trainings auszuführen.

Neben dem Optimieren der reflexiven Stabilisierung und dem Aktivieren eines in seiner Funktion reduzierten Kleinhirns können und sollten Sie vor allem auch diejenigen Hirnareale gezielt ansprechen, die an der Koordination und Stabilisierung bilateraler Prozesse beteiligt sind. Ein Aktivieren zeigt sich in der Praxis als besonders effektiv.

Koordination und Stabilisation bilateraler Bewegungen

Um bilaterale Bewegungen vorzubereiten und zu koordinieren, ist ein kleines Hirnareal im Frontallappen von besonderer Wichtigkeit. Es ist das supplementär-motorische Areal, das Sie bereits kennengelernt haben, das insbesondere bei der Koordination bilateraler Bewegungen von großer Bedeutung ist, etwa beim Kreuzheben, bei der Kniebeuge oder beim Bankdrücken. Denn bei diesen Bewegungen müssen beide Körperseiten gut zusammenarbeiten, um gemeinsam eine harmonische Bewegung zu erschaffen. Zusätzlich sind die supplementär-motorischen Areale stark daran beteiligt, Ihre Körpermitte zu stabilisieren, um hierdurch eine bessere Grundlage für die bilaterale Koordination zu gewährleisten.

▶ Zähne vibrieren

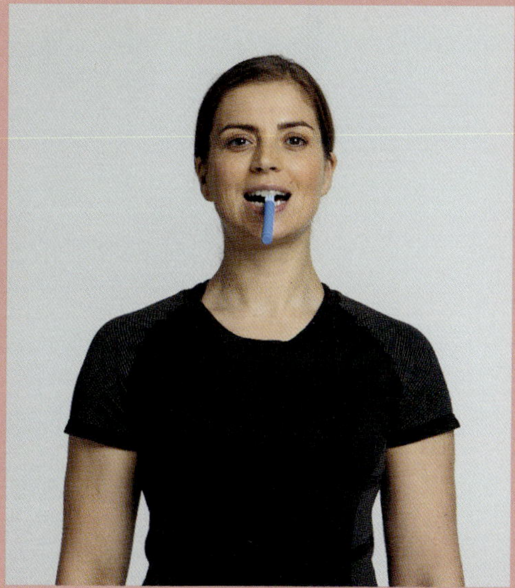

Material: Z-Vibe oder elektrische Reisezahnbürste

Eine der schnellsten und effizientesten Methoden, die supplementär-motorischen Areale zu aktivieren, bietet sich durch die Vibration der vorderen Schneidezähne.

Nehmen Sie den neutralen Stand ein und schalten Sie das Z-Vibe (oder die elektrische Reisezahnbürste) ein. Platzieren Sie es zwischen Ihren vorderen Schneidezähnen und schließen Sie die Zähne leicht, sodass Sie die Vibration an den Zähnen spüren. Vibrieren Sie Ihre Zähne für circa 20 Sekunden. Wiederholen Sie die Übung 1- bis 3-mal.

▶ Hände abwechselnd öffnen und schließen

Mit komplexen Übungen der Hände können Sie ideal die supplementär-motorischen Areale aktivieren, die für die Stabilisation und Koordination der Körpermitte sorgen. Das Aktivieren dieses Hirnareals über die Koordination der Hände ist daher ein wunderbares Hilfsmittel, um Ihr bilaterales Training vorzubereiten und zu erleichtern.

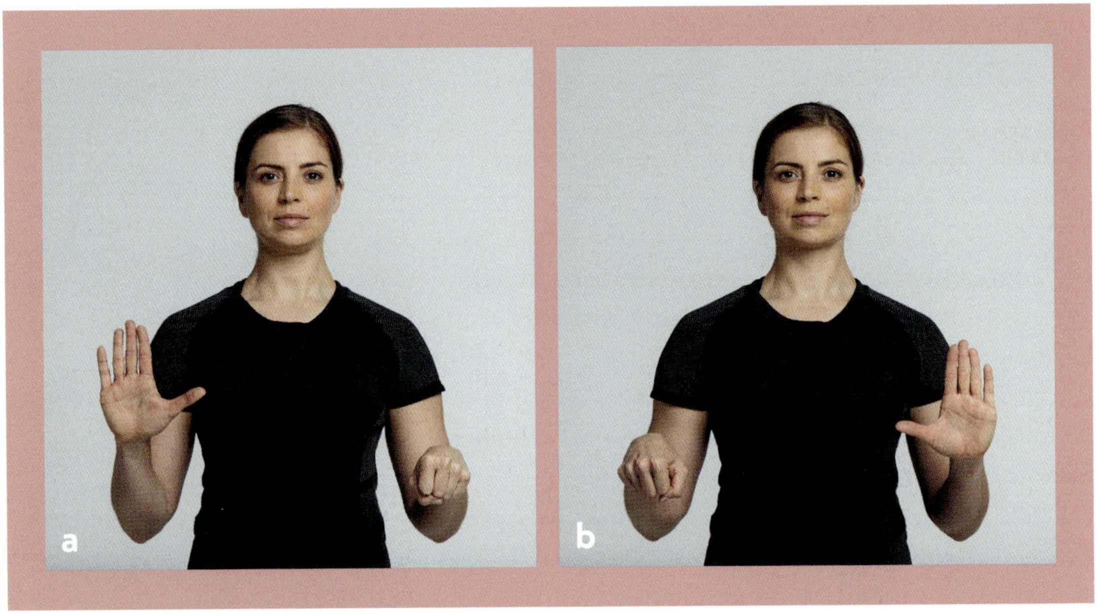

Nehmen Sie den neutralen Stand ein und beugen Sie Ihre Ellenbogen um 90 Grad, sodass Ihre Unterarme parallel zum Boden sind. Beugen und strecken Sie nun im Wechsel Handgelenke und Finger, indem Sie auf der einen Seite Ihr Handgelenk anziehen und die Finger Richtung Decke strecken und gleichzeitig auf der anderen Seite Ihre Hand einrollen und Richtung Boden beugen. Beginnen Sie diese Übung zunächst ruhig und eher langsam und steigern Sie die Bewegungsgeschwindigkeit mit zunehmender Kontrolle und Fähigkeiten. Ziel ist, den Wechsel der Handbewegungen so schnell wie möglich zu vollziehen. Führen Sie diese Übung für 20 bis 30 Sekunden aus und wiederholen Sie sie 1- bis 3-mal.

▶ Kombination aus Zähnevibrieren und komplexen Handbewegungen

Material: Z-Vibe oder elektrische Reisezahnbürste

Um die Aktivität der supplementär-motorischen Areale zu maximieren, können Sie Übungen zeitgleich oder kurz hintereinander kombinieren. In der Praxis zeigt sich, dass eine Kombination aus Zähnevibrieren und der alternierenden Handbewegungen eine gute Kombination ist, um Ihr bilaterales Training optimal vorzubereiten.

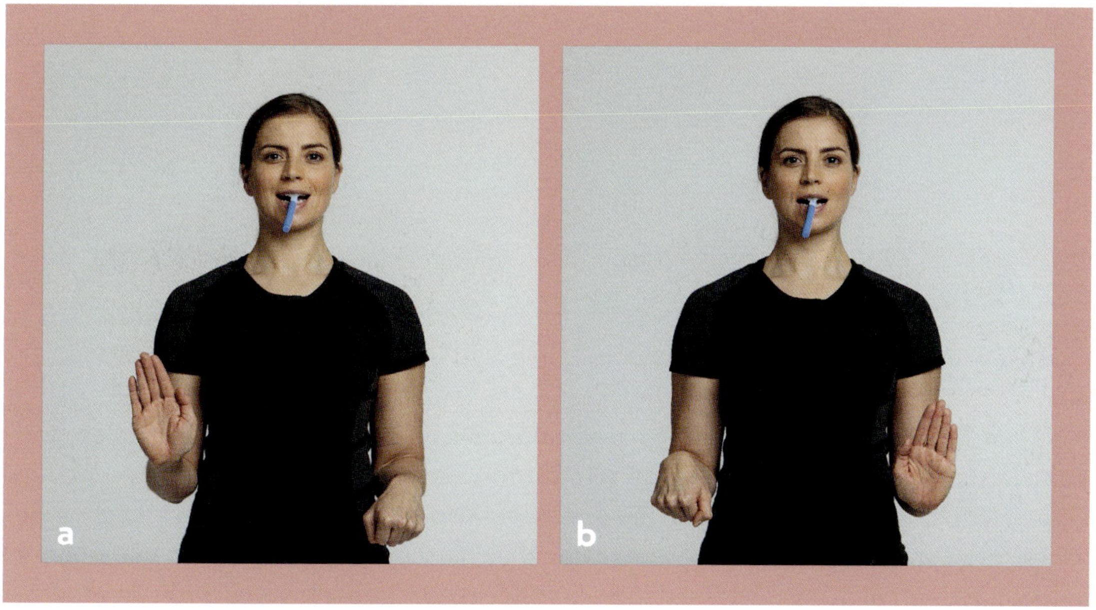

Öffnen und schließen Sie Ihre Hände wie in der vorangegangenen Übung beschrieben, während Sie Ihre Zähne vibrieren.

▶ Zungenkreisen

Das Zungenkreisen ist eine einfache und hocheffektive Übung, um die supplementär-motorischen Areale zu aktivieren. Denn hierbei müssen die beiden Zungenhälften, die durch zwei verschiedene Nerven innerviert werden, gemeinsam koordiniert werden.

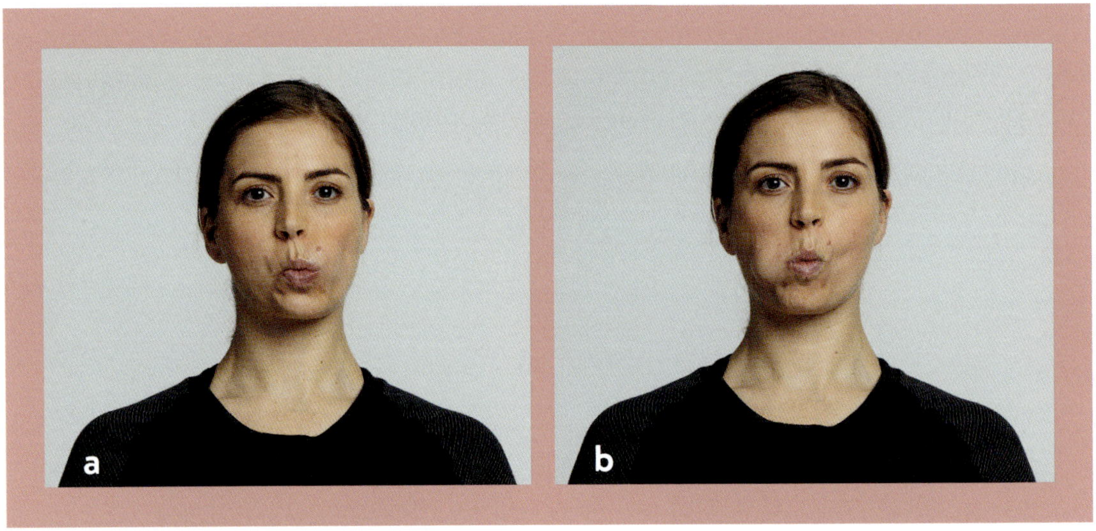

Nehmen Sie den neutralen Stand ein und halten Sie Ihren Kopf in einer neutralen Position, Gesicht und Nacken sind entspannt. Öffnen Sie Ihren Kiefer leicht, halten Sie Ihre Lippen jedoch geschlossen. Legen Sie Ihre Zungenspitze vorn an die oberen Schneidezähne. Kreisen Sie nun die Zunge hinter den geschlossenen Lippen an den Zähnen entlang, und zwar für 10 bis 20 Sekunden im und gegen den Uhrzeigersinn. Achten Sie darauf, den Kiefer während des Zungenkreisens möglichst wenig mitzubewegen.

▶ Schlucken

Neben dem Zungenkreisen ist der Schluckvorgang eine weitere Möglichkeit, schnell und effektiv Ihre supplementär-motorischen Areale zu aktivieren. Das Schlucken ist von Natur aus ein bilateral verschalteter Vorgang. Er kann daher gut zur Vorbereitung Ihres bilateralen Trainings genutzt werden.

Nehmen Sie den neutralen Stand ein und führen Sie ein bis zwei Durchgänge aus, in denen Sie mehrere Male schlucken, bevor Sie das bilaterale Training beginnen. Es bietet sich an, den Schluckvorgang zu erleichtern, indem Sie etwas Wasser im Mund halten und dieses in kleinen Portionen schlucken. Das Schlucken lässt sich auch hervorragend mit anderen Übungen kombinieren. Führen Sie das Schlucken zum Beispiel unmittelbar nach dem Zungenkreisen oder der Vibration der Zähne durch.

Mein Expertentipp

In der Praxis zeigt sich, dass ein bilaterales Training, das aus dem beidbeinigen Stand heraus startet, hervorragend über das Aktivieren des Sacculus (ab Seite 64) vorbereitet werden kann. Um Kniebeugen, das Kreuzheben oder beidbeinige Sprungvarianten vorzubereiten, aktivieren Sie Ihre Sacculus-Organe 1- bis 3-mal für je 20 bis 30 Sekunden wie beschrieben.

Trainingsempfehlungen zur Optimierung des bilateralen Trainings

Um Ihr bilaterales Training möglichst gut vorzubereiten, sollten Sie sowohl die wichtigsten Stabilisationsprozesse als auch eine Aktivierung desjenigen Kleinhirns, das mehr koordinative Schwächen zeigte, kurz vorbereitend in Ihr Training integrieren.

Nutzen Sie ein bis zwei Komponenten für die Verbesserung der Formatio reticularis und weitere ein bis zwei Komponenten derjenigen Stabilitätskomponenten in Kapitel 3, die Ihnen die größten Schwierigkeiten bereiteten und bei denen Sie positive Assessments hatten. Bauen Sie diese für jeweils 20 bis 30 Sekunden vorbereitend in Ihr Training ein. Aktivieren Sie im Anschluss durch ein bis zwei Übungen Ihr Kleinhirn auf Ihrer schlechter koordinierten Seite (Seite 187–202). Abschießend sollten die Funktionen der supplementär-motorischen Areale kurz durch ein bis zwei Übungen für jeweils 15 bis 20 Sekunden verbessert werden. Führen Sie diese Übungen unmittelbar vor Ihrem bilateralen Training aus, da dies die beste Wirkung zeigt.

Es bietet sich an, die Vorbereitungen in das allgemeine Aufwärmen zu integrieren. Hierfür führen Sie die Übungen der soeben genannten Bereiche für insgesamt 4 bis 6 Minuten aus, bevor Sie Ihr Training beginnen. Des Weiteren ist es wichtig, die Übungen unmittelbar gut vorzubereiten. Solche kürzeren Vorbereitungen können Sie in den Satz- oder Übungspausen absolvieren. Hierfür kombinieren Sie eine Übung aus dem Training des Kleinhirns mit einer Gleichgewichtsübung. Nehmen Sie noch eine kurze Übung zur Aktivierung der supplementär-motorischen Areale dazu und führen Sie diese für insgesamt 30 bis 40 Sekunden aus. Die Kombination der Aspekte kann gern variieren.

Trainingsempfehlungen für das bilaterale Training	
Neuronale Vorbereitung ins allgemeine Aufwärmen integrieren	4 bis 6 Minuten ins allgemeine Aufwärmen integrieren • 1 bis 2 Übungen zur Verbesserung der Formatio reticularis • Weitere 1 bis 2 Übungen zur Verbesserung derjenigen Stabilitätskomponenten, die Ihnen besondere Schwierigkeiten bereitet haben • 1 bis 2 Übungen, um das Kleinhirn der schlechter koordinierten Seite zu aktivieren • 1 bis 2 Übungen, um die supplementär-motorischen Areale zu aktivieren
Unmittelbare Vorbereitung in den Satz- oder Übungspausen	Insgesamt für 30 bis 40 Sekunden ausführen • 1 Übung, um das Gleichgewicht der schlechter koordinierten Seite zu aktivieren • 1 Übung, um das Kleinhirn der schlechter koordinierten Seite zu aktivieren • 1 Übung, um die supplementär-motorischen Areale zu aktivieren
Weitere Möglichkeiten zur Optimierung	Über vertikale (Hoch-tief-)Bewegungen den Sacculus aktivieren
Neuronale Nachbereitung des bilateralen Trainings	Insgesamt für 1 bis 2 Minuten ausführen • Kleinhirn der schlechter koordinierten Seite aktivieren • Gleichgewicht der gleichen Seite aktivieren

Neuronale Nachbereitung des bilateralen Trainings

Neben der Notwendigkeit, Ihr bilaterales Training gut vorzubereiten, steht auch die Frage im Raum, wie das Training nachzubereiten ist. Tatsächlich ist die Nachbereitung sinnvoll, um sicherzustellen, dass Ihr bilaterales Training sich nicht negativ auf die Funktionalität der zentralen Mustergeneratoren auswirkt. Hierfür eignet sich besonders das Training des Kleinhirns in Kombination mit einer Aktivierung des gleichseitigen Gleichgewichtssystems. Führen Sie dazu für 1 bis 2 Minuten eine Kombination des Kleinhirntrainings (Seite 187–202) und des gleichseitigen Gleichgewichtssystems (Seite 84 und 184–186) durch.

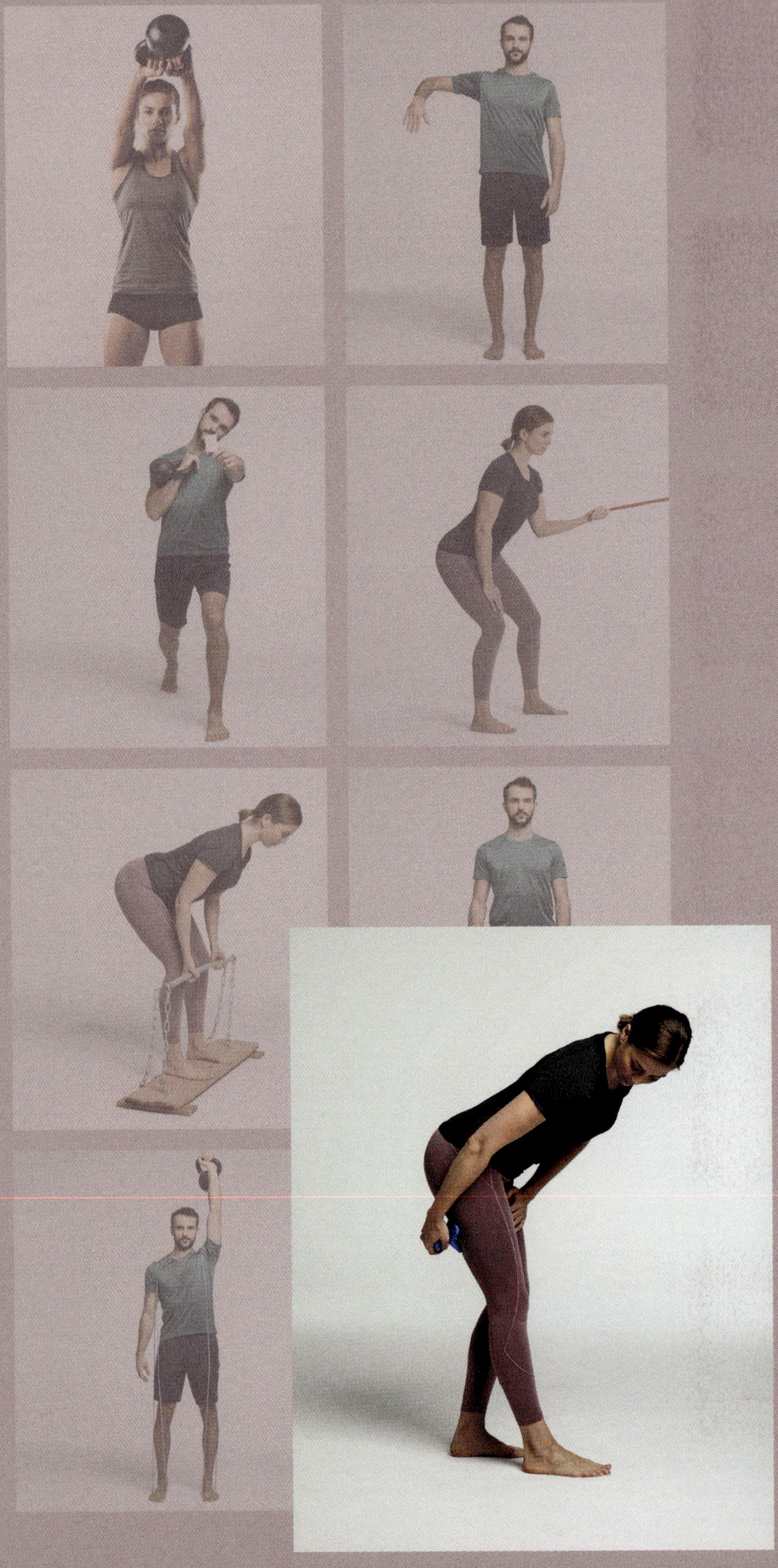

8 Ausgewählte Aspekte für besondere Anforderungen im Krafttraining

Das Training spezifisch vorbereiten

Um optimale Ergebnisse im Training zu erzielen, ist es notwendig, das zentrale Nervensystem gut auf die neuronalen Anforderungen, die das Training an Sie stellt, vorzubereiten. In diesem abschließenden Kapitel möchte ich Ihnen ein paar Hilfestellungen an die Hand geben, wie Sie die Übungen und Empfehlungen in den vorangegangenen Kapiteln nutzen können, um spezifische Aspekte des Krafttrainings zu optimieren. Die Anforderungen, die der jeweilige Aspekt des Krafttrainings an das zentrale Nervensystem stellt, werden durch die folgenden ausgewählten Übungen neuronal vorbereitet. Jede Bewegung verlangt unterschiedliche Kontroll- und Steuerungsvorgänge von Ihrem zentralen Nervensystem und muss unterschiedliche sensorische Informationen verarbeiten. Eine Bewegung, die geradlinig hoch und runter erfolgt, stellt gänzlich andere Anforderungen als ein Wurf oder ein Ausfallschritt nach vorn. Exzentrische Bewegungen werden anders reguliert als konzentrische und so weiter. Die folgenden ausgewählten Aspekte des Krafttrainings werden Ihnen helfen, Ihr Training sicherer und effektiver auszuführen:

- Besonderheiten des Techniktrainings
- Die Bedeutung exzentrischer Bewegungen
- Die Bedeutung konzentrischer Bewegungen
- Explosiv- und Schnellkraft verbessern
- Vertikale Bewegungen vorbereiten
- Horizontale Bewegungen vorbereiten
- Kraft in Armen und Beinen verbessern
- Für eine starke Rumpfmuskulatur
- Griffkraft erhöhen
- Überkopfarbeit verbessern

Grundsätzlich gilt weiterhin, dass es notwendig ist, diejenigen Aspekte aufzuarbeiten, bei denen sich Defizite gezeigt haben. Dies hat positive Auswirkungen auf alle Trainingsinhalte.

Besonderheiten des Techniktrainings

Wie in Kapitel 3 der willkürlichen Bewegung beschrieben, sind das Kleinhirn, die Basalganglien und der Thalamus stark in die motorischen Lernprozesse involviert. Daher empfiehlt es sich, zum Erlernen neuer Übungen und Techniken sowie zum Umstrukturieren und Optimieren alter fehlerhafter Bewegungsmuster diese Areale verstärkt zu aktivieren. Integrieren Sie zwei bis drei Übungen, die zum einen das Kleinhirn, die Basalganglien und besonders den Thalamus (Recognise-App, Seite 180/181) aktivieren, für insgesamt 30 bis 60 Sekunden in die Vorbereitung des Techniktrainings. Für das Bewegungslernen auf der linken Körperseite aktivieren Sie das linke Kleinhirn, den rechten Thalamus und die rechten Basalganglien. Für das Bewegungslernen auf der rechten Körperseite aktivieren Sie das rechte Kleinhirn, den linken Thalamus und die linken Basalganglien.

Die Bedeutung exzentrischer Bewegungen

Schaut man sich an, welche Gehirnareale während exzentrischer, also abbremsender, Bewegungen aktiv werden, ist vor allem der Parietallappen hervorzuheben. Vereinfacht ausgedrückt sagt uns der Parietallappen, wo sich Dinge befinden. Er liefert quasi eine räumliche Zuordnung sensorischer Informationen. Diese ist bei exzentrischen Belastungen besonders wichtig, da diese meist hinter oder unter dem Körper stattfinden, wie beim Gehen, Laufen oder bei der Kniebeuge und dem Liegestütz. Daher ist es aus neuronaler Sicht wichtig, so viele Informationen wie möglich darüber zu bekommen, wo genau sich die Gliedmaßen während einer Bewegungsausführung befinden, insbesondere, wenn die Intensität der exzentrischen Belastung sehr hoch ist. Die Funktion des Parietallappens ist daher prädestiniert, die bestmögliche Ortung der belasteten Strukturen zu gewährleisten. Umgekehrt führt eine Voraktivierung des Parietallappens zu einer verbesserten Kontrolle der exzentrischen Bewegung.

Exzentrische Muskelarbeit vorbereiten

Die wohl einfachste Möglichkeit, ein exzentrisches Training beziehungsweise den exzentrischen Bereich einer Bewegung zu verbessern, ist eine Kombination aus sensorischem Vorbahnen der involvierten Gelenke und Muskeln sowie eine Aktivierung des Parietallappens über Augenfolgebewegungen. Beachten Sie dabei: Augenfolgebewegungen nach links führen zur Aktivierung des linken Parietallappens und Augenfolgebewegungen nach rechts aktivieren den rechten Parietallappen. Der rechte Parietallappen erhält weiterhin die sensorischen und motorischen Informationen aus der linken Körperseite und der linke Parietallappen erhält die Informationen aus der rechten Körperseite. Wollen Sie daher Ihre rechte Seite mit exzentrischen Methoden trainieren, stimulieren Sie die beteiligten Strukturen der rechten Seite und bereiten Sie den linken Parietallappen vor.

Bei bilateralen exzentrischen Bewegungen ist es wichtig, neben der allgemeinen Vorbereitung (Seite 303–307) speziell den Parietallappen zu stimulieren, der für die sensorische und motorische Zuordnung Ihrer schlechter koordinierten Körperseite (Seite 285–287) zuständig ist.

Frontallappenaktivität bei exzentrischen Belastungen

Da exzentrische Bewegungen mehr Aufmerksamkeit und Fokus vom Athleten verlangen, ist bei deren Ausführung und Kontrolle der Frontallappen involviert. Dabei ist der rechte Frontallappen für die Bewegung der linken Körperseite verantwortlich, der linke Frontallappen für die Bewegung der rechten Körperseite. Bei bilateralen konzentrischen Bewegungen ist es wichtig, neben der allgemeinen Vorbereitung (Seite 303–307) speziell den Frontallappen zu aktivieren, der für die Bewegung Ihrer schlechter koordinierten Körperseite (Seite 285–287) zuständig ist.

Exzentrische Muskelarbeit vorbereiten		
Bilateral	**Rechte Seite**	**Linke Seite**
• supplementär-motorische Areale aktivieren • Frontallappen- und/oder Parietallappen der schlechter koordinierten Seite aktivieren (kontralateral)	• linken Parietallappen aktivieren • linken Frontallappen aktivieren	• rechten Parietallappen aktivieren • rechten Frontallappen aktivieren

Die Bedeutung konzentrischer Bewegungen

Um die konzentrische Muskelarbeit zu verbessern, sollten Sie sich auf das Training der willkürlichen Bewegung konzentrieren. Die in Kapitel 4 auf Seite 166 aufgelisteten Aspekte führen alle dazu, dass sich die Rahmenbedingungen Ihrer konzentrischen Arbeit verbessern. Um schnell positive Wirkungen zu erhalten, fokussieren Sie sich auf alles, was den Frontallappen und das Kleinhirn aktiviert. Zusätzlich führt ein Voraktivieren der Medulla sehr schnell zu Verbesserungen Ihrer konzentrischen Muskelarbeit.

Konzentrische Muskelarbeit vorbereiten		
Bilateral	**Rechte Seite**	**Linke Seite**
• supplementär-motorische Areale aktivieren • Frontallappen der schlechter koordinierten Seite aktivieren (kontralateral) • Medulla bilateral aktivieren	• linken Frontallappen aktivieren • rechtes Kleinhirn aktivieren • rechte Medulla aktivieren	• rechten Frontallappen aktivieren • linkes Kleinhirn aktivieren • linke Medulla aktivieren

Explosiv- und Schnellkraft verbessern

Es gibt aus neuronaler Perspektive verschiedene Aspekte, die, sollten sie nicht hinreichend funktionieren, eine schnelle oder explosive Muskelarbeit als nicht sicher und vorhersehbar erscheinen lassen. Ist das Gehirn nicht in der Lage, die Körpermitte optimal zu koordinieren und zu stabilisieren, wäre es nicht sicher, einen explosiven schnellen Kraftstoß zuzulassen. Maximal schnelle Bewegungen können daher gut durch ein Aktivieren des Vermis verbessert werden. Dieser tonusmusterregulierende mittlere Anteil des Kleinhirns ist stark an der Koordination und Bewegungskorrektur der Körpermitte beteiligt. Des Weiteren sollte das Gehirn in der Lage sein, während explosiver oder sehr schnell ausgeführter Bewegungen die muskuläre Spannung optimal zu regulieren. Ist vor allem die Muskelspannung der Streckmuskulatur hoch, ist die Fähigkeit, schnell zu kontrahieren, deutlich reduziert. Diese entscheidende Grundlage des An- und Entspannens während maximal schneller Bewegungen wird stark von der Medulla mitreguliert. Zusätzlich kann jedoch auch über den Tractus rubrospinalis (Seite 90/91) im Mittelhirn positiv auf diese Spannungsregulation eingegriffen werden.

Um ein schnellkräftiges oder gar explosives Training vorzubereiten, aktivieren Sie Medulla (Seite 133/134) und Vermis (ab Seite 142) 1- bis 2-mal für je 30 bis 120 Sekunden, bevor Sie Ihr Explosiv- oder Schnellkrafttraining beginnen. Um das Schnellkrafttraining der Arme beziehungsweise des Oberkörpers zu optimieren, etwa durch Würfe, können Sie zusätzlich den Tractus rubrospinalis für 15 bis 20 Sekunden aktivieren.

Tipp: Je nach Bewegungsrichtung sollten Sie zusätzlich den passenden Anteil des Gleichgewichtssystems mit integrieren. Erfolgt die Kraft vertikal, wie bei einem Jump-and-Reach-Test, einem Hock-Streck-Sprung oder Ähnlichem, sollten Sie zusätzlich zur

Aktivierung von Medulla und Vermis auch den Sacculus in die Vorbereitung involvieren. Bei horizontalen Bewegungen, wie Sprints oder Wechselsprüngen, sollte der Utriculus im Vorfeld des Trainings aktiviert werden.

Explosiv- und Schnellkraft verbessern		
Bilateral	**Rechte Seite**	**Linke Seite**
• supplementär-motorische Areale aktivieren • Medulla und/oder Nucleus ruber der schlechter koordinierten Seite aktivieren • Vermis der schlechter koordinierten Seite aktivieren	• Medulla rechts aktivieren • Tractus rubrospinalis über Nucleus ruber links aktivieren • Vermis rechts aktivieren	• Medulla links aktivieren • Tractus rubrospinalis über Nucleus ruber rechts aktivieren • Vermis links aktivieren

Vertikale Bewegungen vorbereiten

Um überwiegend vertikale Bewegungen, wie Kniebeugen oder Hock-Streck-Sprünge, optimal zu unterstützen, müssen die Gleichgewichtssysteme, die die vertikale Beschleunigung während der Hoch-tief-Bewegungen messen, klare Informationen liefern, um die notwendigen Stabilisierungsprozesse einzuleiten. Ist die Funktionalität dieser Organe eingeschränkt, bekommt das Gehirn während der Bewegung unzureichende Signale über die Situation. Die Sicherheit, die das Gehirn benötigt, ist nicht ausreichend gewährleistet. Dadurch reduzieren sich die Leistungsfähigkeit und die Stabilität oft erheblich.

Die Sacculus-Organe wirken überwiegend ipsilateral. Das bedeutet: Wenn Sie vertikale Bewegungen auf der linken Körperseite trainieren möchten, sollten Sie den linken Sacculus aktivieren, und umgekehrt aktivieren Sie den rechten Sacculus für das Training auf der rechten Körperseite. Bei bilateralen Bewegungen empfiehlt es sich, immer denjenigen Sacculus in den Fokus der Vorbereitung zu nehmen, der in seiner Funktionalität eingeschränkt ist. In Kapitel 3 auf den Seiten 66 bis 69 finden Sie Möglichkeiten, dies zu überprüfen. Um vertikale Übungen vorzubereiten, führen Sie das jeweilige Sacculus-Training 1- bis 2-mal für jeweils 20 bis 30 Sekunden durch.

Vertikale Bewegungen vorbereiten		
Bilateral	**Rechte Seite**	**Linke Seite**
• supplementär-motorische Areale aktivieren • den Sacculus aktivieren, der größere Defizite aufweist	rechten Sacculus aktivieren	linken Sacculus aktivieren

Horizontale Bewegungen vorbereiten

Um horizontale, lineare Bewegungen nach vorn, zur Seite und nach hinten, wie das bei unterschiedlichen Varianten des Ausfallschritts, bei Richtungswechseln oder Sprints der Fall ist, optimal vorzubereiten, müssen die Utriculus-Organe, die diese horizontale Beschleunigung messen, klare Informationen liefern, um die notwendigen Stabilisierungsprozesse einzuleiten. Ist jedoch die Funktionalität dieser Organe eingeschränkt, bekommt das Gehirn während der Bewegung unzureichende Informationen über die Situation und die Leistungsfähigkeit wird reduziert.

Die Utriculus-Organe wirken ipsilateral. Das bedeutet, wenn Sie horizontale Bewegungen auf der linken Körperseite trainieren möchten, sollten Sie den linken Utriculus aktivieren, und umgekehrt. Bei wechselnden Bewegungen empfiehlt es sich, denjenigen Utriculus in den Fokus zu nehmen, der in seiner Funktionalität eingeschränkt ist. Möglichkeiten, das zu testen, finden Sie in Kapitel 3 auf den Seiten 72 bis 75. Führen Sie das Utriculus-Training 1- bis 2-mal für jeweils 20 bis 30 Sekunden durch.

Horizontale Bewegungen vorbereiten		
Bilateral, wie Laufen, Sprinten, Schlittenarbeit, Ausfallschritte	**Bewegungen nach rechts**	**Bewegungen nach links**
• supplementär-motorische Areale aktivieren • den Utriculus aktivieren, der größere Defizite aufweist	rechten Utriculus aktivieren	linken Utriculus aktivieren

Kraft in Armen und Beinen verbessern

Bei Sportlern, denen es extrem schwerfällt, Kraft in Armen oder Beinen zu erzeugen, hilft es, meist den mittleren Anteil des Kleinhirns, den Vermis, zu aktivieren (ab Seite 137). Die zusätzliche Stabilität aus der Körpermitte erlaubt die Kraftentfaltung in den Extremitäten. Um schneller positive Effekte zu erwirken, führen Sie vor Ihrem Arm- oder Beintraining ein bis drei Übungen aus dem Training des Vermis für 1 bis 2 Minuten aus. Wichtig dabei ist, dass Sie zunächst nur mit dem Teil des Vermis arbeiten, dessen Testung schlechter ausfiel.

Für eine starke Rumpfmuskulatur

Die Effizienz von Bauch- und Rückenübungen hängt immer auch davon ab, wie gut Ihre reflexive Stabilität in der Körpermitte ausgeprägt ist. Es ist daher immer sinnvoll, vor dem Rumpftraining die wichtigsten Komponenten dafür zu aktivieren, die im Folgenden vorgestellt werden.

Trainingsvorbereitung der Bauch- und Hüftbeugemuskulatur

Die Bauch- und Hüftbeugemuskulatur gehört zur Gruppe der Flexoren. Die Spannungsmuster der Flexoren werden von zwei Bereichen des Gehirns reguliert: dem Mittelhirn und der Medulla. Das Aktivieren dieser Areale ist eine hervorragende neuronale Vorbereitung für das Training der Bauch- und Hüftbeugemuskulatur. Besonders effektiv ist die Regulierung der Flexorenaktivität über das Mittelhirn, wenn es darum geht, Ihr Bauch- und Hüftbeugertraining zu unterstützen.

Für ein bilaterales Bauchtraining eignen sich insbesondere das Aktivieren der supplementär-motorischen Areale (Seite 303–307) und eine bilaterale Aktivierung des Mittelhirns (Seite 104–109).

Trainingsvorbereitung der Bauch- und Hüftbeugemuskulatur		
Bilateral	**Rechte Seite**	**Linke Seite**
• supplementär-motorische Areale aktivieren • bilaterale Aktivierung des Mittelhirns	• linkes Mittelhirn aktivieren • rechte Medulla aktivieren	• rechtes Mittelhirn aktivieren • linke Medulla aktivieren

Trainingsvorbereitung der Rückenstrecker- und Gesäßmuskulatur

Wie in Kapitel 3 auf den Seiten 144 und 154 beschrieben, besitzt das Gehirn zwei Areale, die die Tonusmuster der Streckmuskulatur regulieren können: den Vermis und den Pons. Das Aktivieren dieser Areale stellt eine gute Vorbereitung für das Training der Rückenstrecker und Gesäßmuskulatur dar. Zusätzlich zeigt sich eine Verbesserung des VSR (Seite 71) als äußerst effektiv, um Ihr Rückenstrecker- und Gesäßtraining zu optimieren. Da der VSR überwiegend Signale aus dem Utriculus bekommt, zeigt vor allem die Kombination von Utriculus- und Vermis-Aktivierung gute Ergebnisse. Aktivieren Sie als direkte Vorbereitung ein bis drei Komponenten der angegebenen Aspekte für insgesamt 30 bis 60 Sekunden, bevor Sie Ihr eigentliches Training starten.

Für ein bilaterales Training des unteren Rückens und des Gesäßes eignen sich das Aktivieren der supplementär-motorischen Areale (Seite 303–307) und eine bilaterale Aktivierung der Vermis über vertikale Augenfolgebewegungen (Seite 146/147) und isometrische Augenhaltearbeit (Seite 145).

Trainingsvorbereitung der Rückenstrecker- und Gesäßmuskulatur		
Bilateral	**Rechte Seite**	**Linke Seite**
• supplementär-motorische Areale aktivieren • den Teil des Vermis aktivieren, der größere Defizite aufweist	• rechten Utriculus aktivieren • rechten Teil des Vermis aktivieren • rechten Teil des Pons aktivieren	• linken Utriculus aktivieren • linken Teil des Vermis aktivieren • linken Teil des Pons aktivieren

Griffkraft erhöhen

Die Griffkraft ist ein kritischer Aspekt, wenn es darum geht, externe Lasten zu heben. Ist die Fähigkeit, Spannung in den Händen zu erzeugen, reduziert, ist die Wahrscheinlichkeit hoch, dass die zu greifenden Lasten schneller als notwendig eine Bedrohung für das Gehirn darstellen. Eine sehr wichtige Rolle bei der Koordination der Hände spielt der laterale (seitliche) Teil des Kleinhirns, speziell die Dentatus-Kerne (Seite 92). Daher sind sämtliche Übungen, deren sensorische Signale dazu führen, dass diese Kerne aktiv werden, prädestiniert, die Griffkraft zu verbessern. Dazu gehören Bewegungsvorstellungen. Stellen Sie sich vor, Sie würden mit der Hand, bei der Sie Ihre Griffkraft erhöhen wollen, aktiv etwas greifen, beispielsweise Gewichte hochheben, Klavier spielen oder Ähnliches. Allein die Vorstellung, Sie bewegten die linke Hand, verbessert bereits ihre Griffkraft. Umgekehrt gilt dasselbe für die Bewegungsvorstellung rechts. Des Weiteren können sowohl über Armschwungbewegungen zur Aktivierung des Tractus rubrospinalis (Seite 96/97) als auch über horizontale Augensprünge (Seite 124/125), vertikale Augenfolgebewegungen (Seite 146/147) und Koordinationsübungen der Hände (Seite 196) die Dentatus-Kerne im Kleinhirn angesprochen werden.

Griffkraft erhöhen		
Bilateral	**Rechte Seite**	**Linke Seite**
• Bewegungen mit beiden Händen vorstellen • vertikale Augenfolgebewegungen	• Bewegungen mit der rechten Hand vorstellen • Nucleus ruber links durch Armschwung rechts aktivieren • horizontale Augensprünge nach rechts • vertikale Augenfolgebewegungen	• Bewegungen mit der linken Hand vorstellen • Nucleus ruber rechts durch Armschwung links aktivieren • horizontale Augensprünge nach links • vertikale Augenfolgebewegungen

Überkopfarbeit verbessern

Vielen Kraftsportlern fallen Überkopfübungen schwer, beispielsweise die Schulterpresse oder das Ausstoßen mit der Langhantel. Aus neuronaler Sicht gibt es verschiedene Möglichkeiten, diese Überkopfarbeit positiv zu beeinflussen.

Der VCR (Seite 48) stabilisiert und koordiniert den Kopf-Nacken-Halswirbelsäulen-Bereich sowie den oberen Bereich der Brustwirbelsäule. Sowohl Funktionalität als auch Stabilität dieser wichtigen Bereiche sind entscheidend, eine optimale muskuläre Spannung zuzulassen, während Sie mit den Armen über Kopf arbeiten. Viele der Muskeln, die hier angesteuert werden, haben einen funktionellen Bezug zu Schulter-, Schulterblatt- und Brustkorbbewegungen. Sie können schnelle Verbesserungen erzielen, indem Sie die Qualität der muskulären Spannung erhöhen. Stimmt das Verhältnis der muskulären Spannung zwischen Beuge- und Streckmuskulatur nicht, ist es schwierig, eine optimale und stabile Gelenkposition zu erlangen. Um die Spannungsmuster zu überprüfen, nutzen Sie den Test der initialen Bewegungsstrategien (Seite 150–152). Um Ihr Training zu verbessern, nutzen Sie die jeweiligen Korrekturstrategien.

Schließlich können Sie auch über das Loaded-Mobility-Training der Schultern (Seite 266/267) mehr Sicherheit in dieser extremen Gelenkstellung erzeugen. Das Loaded-Mobility-Training führt nicht nur zu einer besseren Spannungsentwicklung in den jeweiligen Gelenkpositionen, sondern erhöht auch die Sicherheit enorm. Um Bewegungen, die über dem Kopf stabilisiert werden sollen, vorzubereiten, sollten Sie ein bis zwei Aspekte aus dem Training des VCR auf den Seiten 54 bis 70 und eventuell zusätzlich der muskulären Spannungsregulation für je 20 bis 30 Sekunden ausführen. Testen Sie, welcher Ansatz die besten Ergebnisse liefert. Das Loaded-Mobility-Training sollte ebenfalls 1- bis 2-mal für je 10 bis 15 Sekunden positionsnah ausgeführt werden. Wichtig hierbei ist, dass Sie nicht vor dem eigentlichen Training ermüden.

Überkopfarbeit verbessern		
Bilateral	**Rechte Seite**	**Linke Seite**
• VCR durch Nein-Nein-Bewegungen optimieren • initiale Bewegungsstrategien der schlechter koordinierten Seite verbessern • Loaded-Mobility-Training für beide Seiten gleichzeitig	• VCR rechts • initiale Bewegungsstrategien der rechten Seite verbessern • Loaded-Mobility-Training für die rechte Schulter	• VCR links • initiale Bewegungsstrategien der linken Seite verbessern • Loaded-Mobility-Training für die linke Schulter

Autorenvita

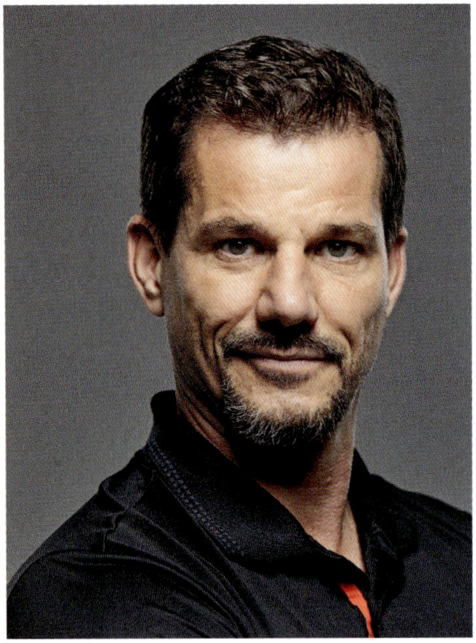

Lars Lienhard, Sportwissenschaftler und ehemaliger Leistungssportler, ist der Pionier des Neuroathletiktrainings und einer der führenden Experten für neurozentriertes Training in Europa. Er arbeitet als Trainer, Berater und Ausbilder im Spitzensport, hat bereits zahlreiche Athleten auf olympische Spiele vorbereitet und unterstützt Vereine und Verbände bei sportlichen Großveranstaltungen und in konzeptionellen Fragen. So war er unter anderem als Trainer 2014 bei der FIFA Fußballweltmeisterschaft in Brasilien und 2016 bei den olympischen Sommerspielen in Rio de Janeiro. 2018 erschien von ihm im riva Verlag das Standardwerk *Training beginnt im Gehirn* zum neurozentrierten Training.

Weiterführende Literatur und Links

Empfehlenswerte deutschsprachige Bücher

Freiwald, J.; Greiwing, A. (2016): *Optimales Krafttraining: Sport – Rehabilitation – Prävention.* Spitta, Balingen

Lienhard, L. (2019): *Training beginnt im Gehirn. Mit Neuroathletik die sportliche Leistung verbessern.* riva Verlag, München

Mechling, H.; Neumaier, A. (2002): *Koordinative Anforderungsprofile ausgewählter Sportarten.* Verlag Sport & Buch Strauß, Köln

Rippetoe, M. (2015): *Starting Strength: Einführung ins Langhanteltraining.* riva Verlag, München

Schmid-Fetzer, U. (2018): *Neuroathletiktraining. Grundlagen und Praxis des neurozentrierten Trainings.* Pflaum Verlag, München

Trepel, M. (2015): *Neuroanatomie: Struktur und Funktion.* 6. Auflage, Urban & Fischer, München

Weineck, J. (2019): *Optimales Training. Leistungsphysiologische Trainingslehre unter besonderer Berücksichtigung des Kinder- und Jugendtrainings.* 17., überarbeitete und erweiterte Auflage, Spitta, Balingen

Wirth, K.; Schlumberger, A.; Zawieja, M.; Hartmann, H. (2013): *Krafttraining im Leistungssport. Theoretische und praktische Grundlagen für Trainer und Athleten.* 2. Auflage, Bundesinstitut für Sportwissenschaft (Hrsg.), Sportverlag Strauß, Köln

Zatsiorsky, V.; Kraemer, W. (2016): *Krafttraining: Praxis und Wissenschaft.* Meyer & Meyer Verlag, Aachen

Empfehlenswerte englischsprachige Bücher

Beck, R. W. (2011): *Functional Neurology for Practitioners of Manual Medicine.* 2. Auflage, Elsevier Health Sciences, London

Bosch, F. (2015): *Strength Training and Coordination: An Integrative Approach.* ten Brink: 2010 Publishers, Rotterdam

Breadsley, C. (2018): *Strength is Specific: The Key to Optimal Strength Training for Sports.* Strength and Conditioning Research Limited

Carr, J., Shepherd, R. (2010): *Neurological Rehabilitation: Optimizing Motor Performance.* 2. Auflage, Churchill Livingstone/Elsevier, London

Dietz, C.; Peterson, B. (2012): *Triphasic Training: A Systematic Approach to Elite Speed and Explosive Strength Performance.* Band 1, Bye Dietz Sport Enterprise, Hudson/Wisconsin

Enoka, R. M. (2015): *Neuromechanics of Human Movement.* 5. Auflage, Human Kinetics, Champaign, Illinois

Gutman, Sh. A. (2017): *Quick Reference Neuroscience for Rehabilitation Professionals: The Essential Neurologic Principles Underlying Rehabilitation Practice.* 3. Auflage, Slack Incorporated, Thorofare/New Jersey

Herdman, S. J.; Clendaniel, R. A. (2014): *Vestibular Rehabilitation.* 4. Auflage, Jaypee Brothers, Neu-Delhi

Kandel, E. R. (2013): *Principles of Neural Science.* 5. Auflage, McGraw Hill Professional, New York

Lederman, E. (2010): *Neuromuscular Rehabilitation in Manual and Physical Therapies.* Churchill Livingstone/Elsevier, Edinburgh

Lundy-Ekman, L. (2018): *Neuroscience. Fundamentals for Rehabilitation.* 5. Auflage, Elsevier, St. Louis/Missouri

Moseley, L. G.; Butler, D. S. (2017): *Explain Pain Supercharged.* Noigroup Publications, Adelaide

Pennartz, C. M. A. (2015): *The Brain's Representational Power: On Consciousness and the Integration of Modalities.* The MIT Press, London

Siff, M. C. (2003): *Supertraining.* 6. Auflage, Supertraining Institute, Denver/Colorado

Verkhoshansky, Y.; Verkhoshansky, N. (2011): *Special Strength Training Manual for Coaches.* Verkhoshansky SSTM, Rom

Wilson-Pauwels, L. (2010): *Cranial Nerves: Function and Dysfunction.* 3. Auflage, People's Medical Publishing House, Shelton/Connecticut

Interessante und wichtige englischsprachige Journals

Beith, I. D. (2012): *Reflex Control of Ipsilateral and Contralateral Paraspinal Muscles.* Experimental Brain Research, 218 (3), S. 433-440

Bosch-Bouju, C.; Hyland, B. I.; Parr-Brownlie, L. C. (2013): *Motor Thalamus Integration of Cortical, Cerebellar and Basal Ganglia Information: Implications for Normal and Parkinsonian Conditions.* Frontiers in Computational Neuroscience, Band 7, S. 163

Di Vico, R.; Ardigò, L. P.; Salernitano, G.; Chamari, K.; Padulo, J. (2013): *The Acute Effect of the Tongue Position in the Mouth on Knee Isokinetic Test Performance: A Highly Surprising Pilot Study.* Muscles, Ligaments and Tendons Journal, 3(4), S. 318–323

Gaerlan, M. G. (2010): *The Role of Visual, Vestibular, and Somatosensory Systems in Postural Balance.* Doktorarbeit der University of Nevada, Las Vegas.

Kim, K.; Cha, K. J.; Fell, D. W. (2011): *The Effect of Contralateral Training: Influence of Unilateral Isokinetic Exercise on One-Legged Standing Balance of the Contralateral Lower Extremity in Adults.* Gait and Posture, 34 (1), S. 103-106

Marin, P. J.; Hazell, T. J.; Garcia-Gutierrez, M. T.; Cochrane, D. J. (2014): *Acute Unilateral Leg Vibration Exercise Improves Contralateral Neuromuscular Performance.* Journal of Musculoskeletal Neuronal Interactions, 14(1), S. 58–67

Munn, J.; Herbert, R. D.; Hancock, M. J.; Gandevia, S. C. (2005): *Training with Unilateral Resistance Exercise Increases Contralateral Strength.* Journal of Applied Physiology (Bethesda, Md.: 1985), 99 (Juli 2005), S. 1880–1884

Saeterbakken, A. H.; Firmland, M. S. (2012): *Muscle Activity of the Core During Bilateral, Unilateral, Seated and Standing Resistance Exercise.* European Journal of Applied Physiology, 112(5), S. 1671–1678

Sander, M.; Macefield, V. G.; Henderson, L. A. (2010): *Cortical and Brain Stem Changes in Neural Activity During Static Handgrip and Postexercise Ischemia in Humans.* Journal of Applied Physiology, 108 (6), S. 1691–1700

Sayenko, D. G.; Atkinson, D. A.; Mink, A. M.; Gurley, K. M.; Edgerton, V. R.; Harkema, S. J.; Gerasimenko, Y. P. (2018): *Vestibulospinal and Corticospinal Modulation of Lumbosacral Network excitability in Human Subjects.* Frontiers in Physiology, Band 9, S. 1746

Schepens, B.; Stapley, P.; Drew, T. (2008): *Neurons in the Pontomedullary Reticular Formation Signal Posture and Movement Both as an Integrated Behavior and Independently.* Journal of Neurophysiology, 100(4), S. 2235–2253

Stoodley, C. J.; Valera, E. M.; Schmahmann, J. D. (2012): *Functional Topography of the Cerebellum for Motor and Cognitive Tasks: An fMRI Study.* NeuroImage, 59(2), S. 1560–1570

Takakusaki, K. (2017): *Functional Neuroanatomy for Posture and Gait Control.* Journal of Movement Disorders, 10(1), S. 1

Takakusaki, K.; Chiba, R.; Nozu, T.; Okumura, T. (2016): *Brainstem Control of Locomotion and Muscle Tone with Special Reference to the Role of the Mesopontine Tegmentum and Medullary Reticulospinal Systems.* Journal of Neural Transmission, 123(7), S. 695–729

Van Delden, A. E. Q.; Peper, C. E.; Beek, P. J.; Kwakkel, G. (2012): *Unilateral Versus Bilateral Upper Limb Exercise Therapy After Stroke: A Systematic Review.* Journal of Rehabilitation Medicine

Vignaux, G.; Besnard, S.; Ndong, J.; Philoxene, B.; Denise, P.; Elefteriou, F. (2013): *Bone Remodeling is Regulated by Inner Ear Vestibular Signals.* American Society for Bone and Mineral Research. Oktober 2013, 28(10): S. 2136–2144

Walz, D. A.; Doppl, K.; Kaza, E.; Roschka, S.; Platz, T.; Lotze, M. (2015): *Changes in Cortical, Cerebellar and Basal Ganglia Representation After Comprehensive Long-Term Unilateral Hand Motor Training.* Behavioural Brain Research 278, 2015, S. 393–403

Wildenberg, J. C.; Tyler, M. E.; Danilov, Y. P.; Kaczmarek, K. A.; Meyerand, M. E. (2013): *Altered Connectivity of the Balance Processing Network After Tongue Stimulation in Balance-Impaired Individuals.* Brain Connectivity, 3(1), S. 87–97

Yoon, T.; Noven, M. L. V.; Nielson, K. A.; Hunter, S. K. (2014): *Brain Areas Associated with Force Steadiness and Intensity During Isometric Ankle Dorsiflexion in Men and Women.* Experimental Brain Research, 232(10), S. 3133–3145

Verwendetes Material

Die in diesem Buch verwendeten Trainingskarten, Bänder, das Z-Vibe, der Massagepilz, der Vision Stick und viele weitere Materialien können bei jedem Online-Händler erworben werden. Wenn Sie tiefer in das Neuroathletiktraining einsteigen möchten, lesen Sie mein Standardwerk *Training beginnt im Gehirn.*

Bildnachweis

Alle Fotos im Innenteil von Nils Schwarz, www.nilsschwarz.com, außer:
Seite 6, 22, 34, 164, 206, 246, 280, 310: Shutterstock/Jacob Lund (li. o.)
Seite 10: Shutterstock/Aleks Melnik, Paper Teo, VladisChern
Seite 12: Shutterstock/SciePro
Seite 14, 41, 44, 46: riva Verlag
Seite 91: Shutterstock/Vasilisa Tsoy
Seite 145: riva Verlag, verändert nach Dr. Eric Cobb
Seite 157: riva Verlag/Maria Wittek, verändert nach Shutterstock/Teguh Mujiono
Seite 215: Shutterstock/design36
Seite 217, 219, 221, 225, 227, 229: Shutterstock/decade3d - anatomy online
Seite 223: Shutterstock/VectorMine

Übersicht der Übungen

Kapitel 2: Assessments – kleine Tests zur Qualitätssicherung Ihres Trainings

Kapitel 3: Reflexive Kraft –der stabilisierende Faktor im Hintergrund

Teil 1: Die Gleichgewichtsreflexe

Kapitel 5: Isometrie – die Kunst, Spannung zu erzeugen

Kapitel 6: Loaded-Mobility-Training

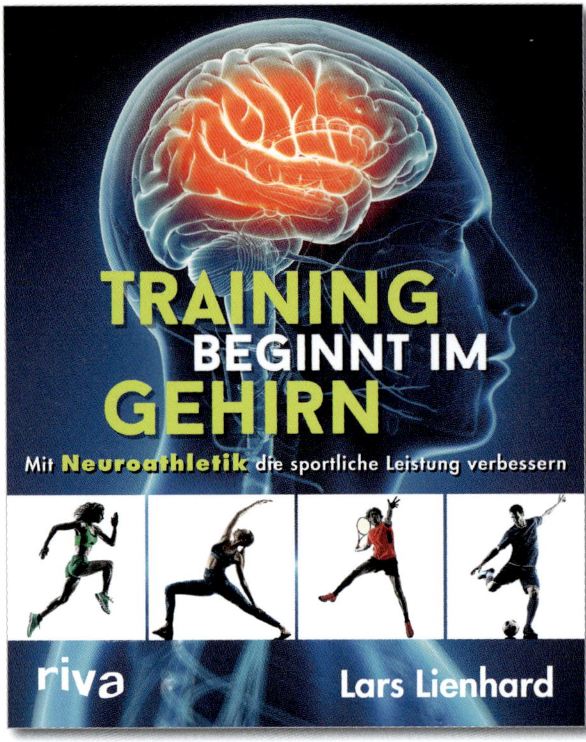

Auch als **E-Book** erhältlich

272 Seiten
24,99 € (D) | 25,70 € (A)
ISBN 978-3-7423-0762-0

Lars Lienhard

Training beginnt im Gehirn

Mit Neuroathletik die sportliche Leistung verbessern

Neurowissenschaftliche Erkenntnisse revolutionieren derzeit die Trainingslehre und den Spitzensport. Eine optimale körperliche Leistung ist nur dann möglich, wenn das Gehirn hochwertige Informationen von Augen, Gleichgewichtssystem und Körper erhält. Mit diesem revolutionären Ansatz der Neuroathletik lassen sich die Informationsaufnahme und -verarbeitung gezielt trainieren und die sportliche Leistung erheblich verbessern. In diesem Buch zeigt der führende deutsche Experte Lars Lienhard, wie Neuroathletik in jedes sportliche Training integriert werden kann. Über 90 bebilderte Übungen sind leicht verständlich dargestellt und können überall mit geringem Aufwand trainiert werden. Egal ob Profi- oder Freizeitsportler – dieses neue Training bringt jeden Athleten entscheidend voran.

riva